新 심에코도 판독 POINT

개정3판

著 Yoshihisa Matsumura
Makoto Okawa
Yoshinori Doi

譯 김 형 묵

金芳堂

KOREA 고 려 의 학

서 문

「심에코도법 판독포인트」 초판은 일상임상에 쓰이는 알기쉬운 심에코도의 입문서로 일반임상의사, 연수의사, 학생, 생리검사기사를 위해 간행되었다. 다행히 여러분들에게 활용되었으나 근년들어 의학, 의료의 진보에 따라 진료법, 치료법, 모두 급속히 진화되면서 심에코도법도 M-모드법 중심시대에 훨씬 더 진보되어서 현재는 단층법, 도플러법은 일상 검사법이 되었다. 따라서 알기쉬운 입문서였던 구판의 개념을 계승하면서 그밖의 새것을 아울러 「새로운 심에코도 판독포인트」(개정3판)를 간행하게 되었다. 이 책은 기초편과 증례편으로 나누어졌다.

기초편에서는 심에코도법을 충분히 이해할 수 있도록 하려고 기본적인 중요사항을 Key point로 간추려서 간결히 설명하기 위해서 그림, 사진, 도표를 새로 넣고, 단층법, 도플러법 및 각 질환 항목에 따라 현재 일상 진료에 쓰이는 스탠더드를 생각해서 새로 설명했다. 특히 도플러법의 임상응용 및 판막증의 중증도 평가애 대해서는 심장내압추정, 심박출량이나 폐, 체혈류비율 계측, 판구면적이나 판막 역류량 계측 등 정량평가법에 대해서도 해설했다. 또, 새로운 심장기능평가 및 심부전 항목을 두어서 좌심실수축 · 확장기능평가법과 심부전에 대한 심에코도 검사의 역할에 대해서도 해설하였다. 새로 마련한 Side Memo에는 임상요점이나 더욱 전문적인 지식을 간추렸다.

■ Key point : 각장(1~11장) 마다 기본적이고 또한 중요한 포인트를 간결하게 간추렸다.
(1장에서는 각 항목마다)

■ Side Memo : 임상에서 중요한 사항이어서 더 자세한 전문지식 · 정보 등에 대한 해설을 더 했다.

증례편에서는 증례는 새로 간추려서 30증례를 따로 엄선하였다. 실제 임상 현장에 알맞게 심에코도를 바르게 판독하여 진단 · 치료에 활용할 수 있도록 병력, 신체소견, 심전도와 흉부 X선 소견을 제시하고, Question and Answer 형식으로 진단과 치료방침 결정에 이르는 과정을 해설하였다. 심에코도법 진단은 적절한 진단과 치료방침 결정에 이르는 과정을 해설하였다. 심에코도법 진단은 적절한 그림영상을 그려내는데만 끝나는 게 아니다. 임상소견에서 어떤 질환이 의심되는지를 미리 예측하는가, 따라서 심에코도의 결과를 어떻게 해석하여 실제 진료에 도움이 되는가를 생각하면 이 두가지가 맞아 떨어져서 비로소 임상에 유용한 심에코도법 진단이 가능하게 된다.

감별진단이나 수술적응 등 심에코도법 검사결과를 임상에 활용하도록 최신 정보도 간추려서 Clinical point, ECG point, Echo point 요점정리를 보면 종합 지식을 가지게 되도록 배려하였다. 증례는 비교적 쉬운 것부터 좀더 어려운 것으로 차츰 학습되도록 배열했지만 차례를 보아서 특정질환을 찾아보는 것도 가능하다.

■ Question : 증례마다 문제를 들었다. 우선 첫 페이지에 증례 제시만을 보고 해답을 하고, 다음 페이지의 해설을 읽고, 끝머리의 정답에 맞춰 알아보기 바란다.

■ Clinical Point : 심에코도 검사를 할 때 알고 있어야 할 일반지식, 임상정보에서 어떤 질환을 의미하여 심에코도 검사를 하는지 검사결과를 진료에 어떻게 활용하는지를 간결하게 간추렸다.

■ ECG point : 심에코도법 검사를 할 때 알고 있어야 할 심전도 지식, 심전도 소견에서 어떤 질환을 의심하여 심에코도 검사를 하는지를 간결하게 간추렸다.

■ Echo point : 각 증례의 심에코도를 이해하여 지식을 깊게 하려면 심에코도에서 이상을 찾아냈을 때의 감별질환, 판독포인트나 주의점을 간결하게 간추렸다.

심에코도법 검사에서는 의뢰목적에 관련되는 병태를 충분히 이해하고, 검사를 시작하기 전에는 반드시 청진을 해서 감별진단을 염두에 두고 검사를 해야한다. 기초편 12장 [심에코도 검사법의 흐름]과 13장 [심에코도법 검사의뢰 목적별 체크항목]은 실제로 심에코도 검사를 할 때 알맞은 도움이 되도록 하기 바란다.

끝으로, 지금까지 우리들 서로가 만나서 토의하는 가운데 우리를 지도해주신 여러분들에게 감사를 드리고, 이 책을 만드는데 도와주신 각과의 스탭 및 검사부 생리검사 스탭일동과 이책을 제작 출판해주신 金芳堂의 小崎徹也를 비롯한 제작스텝들에게 깊은 감사를 드린다.

松村 敬久

大川 眞理

大居 義典

목 차

기초편

약어일람 · · · · · 1
첫머리에 · · · · · 2

1 장 심에코도의 기본

① 단층심에코도-법 · · · · · 3

Key point

원리 · · · · · 3
기록방법 · · · · · 3
기본 단층도 · · · · · 5
(1) 흉골좌연 어프러치 · · · · · 6
• 장축 단층도 6 • 단축 단층도 7
(2) 심첨부 어프러치 · · · · · 10
• 장축 단층도 10 • 2강 단층도 11 • 4강 단층도 11
(3) 그외의 단층도 · · · · · 14
• 흉골좌연 4강 단층도 14 • 우심실 유입로 장축 단층도 14
• 우심실 유출로 장축 단층도 14 • 흉골좌연 단축 단층도 16
• 흉골하부 어프러치 16 • 흉골위패임 어프러치 18
(4) 심장 각부의 정상 단층 심에코도 소견 · · · · · 19
• 좌심실 19 • 좌심방 19 • 승모판 19
• 대동맥판 21 • 삼첨판 22 • 폐동맥판 23
• 좌심방 · 우심실 23

② M모드 심에코법 · · · · · 24

Key point

원리 · · · · · 24
기록방법 · · · · · 25
정상 M모드 그림 · · · · · 25

③ 도플러 심에코도법 · · · · · 29

Key point

원리 · · · · · 29

도플러 심에코법의 종류와 특징 ····· 29
(1) 칼라 도플러법 ····· 29
(2) 펄스 도플러법 ····· 31
(3) 연속파 도플러법 ····· 32
도플러 심에코법의 임상응용 ····· 34
(1) 압교차의 계측 ····· 34
(2) 혈류량의 계측 ····· 34
(3) 우심실수축기압(폐동맥수축기압)의 추정 ····· 35
(4) 좌심실확장말기압 · 좌심방압의 추정 ····· 37
(5) 심박출량의 계측
(6) 판협착의 검출과 중증도 평가 ····· 39
(7) 판역류의 검출과 중증도 평가 ····· 41
(8) 심내 션트 혈류의 검출 ····· 44
(9) 폐 · 체혈류비(Qp/Qs)의 추정 ····· 45
(10) 그외의 응용 ····· 45

2 장 심기능평가

Key point
(1) 좌심실 수축능 ····· 47
(2) 좌심실 확장능 ····· 48
(3) 우심실기능 ····· 52

3 장 허혈성 심질환

Key point
(1) 좌심실벽운동 이상 ····· 53
(2) 관동맥병변의 검출 ····· 55
(3) 급성심근경색의 합병증 ····· 55

4 장 판막질환

Key point
1 승모판질환 ····· 59
(1) 승모판협착증 ····· 59
(2) 승모판폐쇄부전증(승모판 역류증) ····· 64

2 대동맥판질환 · · · 72

(1) 대동맥판협착증 · · · 72

(2) 대동맥판폐쇄부전증(대동맥판역류증) · · · 78

3 삼첨판질환 · · · 82

(1) 삼첨판협착증 · · · 82

(2) 삼첨판폐쇄부전증(삼첨판 역류증) · · · 82

4 폐동맥판질환 · · · 84

(1) 폐동맥판협착증 · · · 84

(2) 폐동맥판폐쇄부전증(폐동맥판 역류증) · · · 84

5 인공판 · · · 85

6 감염성 심내막염 · · · 87

5 장 심근증

Key point

(1) 비대형 심근증 · · · 89

(2) 확장형 심근증 · · · 94

(3) 구속형 심근증 · · · 95

(4) 부정맥원성 우심실 심근증(우심실이형성증) · · · 96

6 장 심근염 · 심막질환

Key point

(1) 급성심근염 · · · 99

(2) 심막(심낭)액 저류 · · · 99

(3) 심낭압전 · · · 101

(4) 수축성 심막염 · · · 102

7 장 심강내 이상 에코

Key point

(1) 점액종 · · · 105

(2) 혈전 · · · 106

(3) 증식 · · · 108

(4) 심강내 유치 카테터 · · · 108
(5) 정맥동판 잔류 · · · 108
(6) 좌심방내 폐정맥 개구부 에코 · · · 108
(7) 우심실내 육주와 조절대 · · · 109
(8) 좌심실내 가성건삭 · · · 109
(9) 심방중격류 · · · 109

8 장 폐고혈압증

Key point

9 장 대동맥질환

Key point
(1) 대동맥해리 · · · 113
(2) 대동맥판윤확장증 · · · 113
(3) 대동맥류 · · · 114

10 장 선천성 심질환

Key point
(1) 심방중격결손증 · · · 115
(2) 심실중격결손증 · · · 118
(3) 팔로 4징증 · · · 119
(4) 엡스타인 기형 · · · 120
(5) 동맥관개존증 · · · 121
(6) Valsalva 동맥류 · · · 122

11 장 심부전

Key point
(1) 심부전의 원인 검색 · · · 123
(2) 심장기능과 심장내압의 평가 · · · 123
(3) 치료 효과 판정 · · · 123
(4) 예후평가 · · · 124

12 장 심에코 검사의 흐름

스텝 1 탐촉자를 대기전에 ······ 125
스텝 2 탐촉자를 댄다(흉골좌연 어프로치) ······ 125
스텝 3 탐촉자를 댄다(심첨부 어프로치) ······ 126
스텝 4 탐촉자를 댄다(흉골하 어프로치) ······ 126
스텝 5 마지막에 ······ 126

13 장 심에코 검사 : 의뢰 목적별 체크 항목

의뢰목적별로 관찰해야 할 포인트

의뢰목적 ······ 127
1. 심기능평가 ······ 127
2. 호흡곤란 ······ 127
3. 부종 ······ 127
4. 흉통 ······ 128
5. 실신 · 저혈압 · 쇽 ······ 128
6. 심잡음 ······ 128
7. 심전도 이상 ······ 128
8. 심흉곽비 확대 ······ 129
9. 심장이외의 수술전의 검사 ······ 129
10. 뇌 · 말초색전증 ······ 129
11. 고혈압 ······ 129

증례편

성인정상값

증례 1. 건강 진단에서 심전도 이상이 지적된 58세 남성 · · · 132
우각블록, 심실성 기외수축
ECG Point ① 우각블록의 심전도
Echo Point ① 심전도이상과 심에코도

증례 2. 운동시에 흉부 압박감을 호소하는 78세 남성 · · · 134
협심증
Clinical Point ① 불안정 협심증의 진단
Echo Point ② 협심증 환자의 심에코도
Echo Point ③ 노령에 동반되는 심에코도의 변화

증례 3. 건강 진단에서 심전도 이상이 지적된 39세 남성 · · · 136
확장형심근증
ECG Point ② 좌각블록의 심전도
Echo Point ④ 좌심실수축기능장해를 초래하는 심장질환
Clinical Point ② 심근증의 병형분류

증례 4. 무증상인 65세 남성 · · · 138
진구성 심근경색
ECG Point ③ 진구성 심근경색의 심전도진단
Echo Point ⑤ 심에코도에 의한 진구성 심근경색의 진단

증례 5. 심잡음이 지적된 46세 여성 · · · 140
심실중격결손증
Clinical Point ③ 심잡음의 감별
Echo Point ⑥ 심실중격결손증의 심에코도에서 주의점

증례 6. 심전도이상과 심잡음이 지적된 67세 남성 · · · 142
대동맥판폐쇄부전증
ECG Point ④ 좌실비대의 심전도와 심에코도
Clinical Point ④ 만성 고도 AR의 수술 적응
Echo Point ⑦ 고도 AR의 심에코도 진단

증례 7. 노작시 흉부 압박감으로 진찰받은 55세 여성 · · · 144
대동맥판협착증
ECG Point ⑤ 좌실비대의 심전도
Echo Point ⑧ 좌실비대(벽비후)를 초래하는 질환
Clinical Point ⑤ AS의 수술적응

증례 8. 심부전으로 입원한 68세 남성 · · · 146
승모판막협착증
Clinical Point ⑥ 고령자에게 많은 판막증
Clinical Point ⑦ 만성 고도 MR에 대한 수술적응

증례 9. 심 확대를 보이는 46세 여성 · · · 148
심막액저류
Clinical Point ⑧ 흉부X선으로 심 흉곽비 확대를 보이는 경우
Echo Point ⑨ 심막액 저류의 감별

증례 10. 건강 진단에서 이상이 지적된 51세 여성 · · · 150
심방중격결손증
Echo Point ⑩ 우심실확대의 감별

증례 11. 노작시 헐떡임을 주로 호소하는 28세 여성 · · · 152
원발성폐고혈압증
ECG Point ⑥ 우심실비대의 심전도진단
Echo Point ⑪ 우심실부하의 진단
Echo Point ⑫ 간편한 우심실압의 추측법

증례 12. 노작시 헐떡임을 자각하는 63세 여성 · · · 154
승모판협착증
Echo Point ⑬ MS의 심에코-도에 있어서의 주의점
Clinical Point ⑨ MS의 치료 방침
Clinical Point ⑩ PTMC를 부적응이라고 생각할 수 있는 병태

증례 13. 노작시의 두근거림과 헐떡임을 자각하는 62세 여성 · · · 156
승모판협착증, 삼첨판폐쇄부전증
Clinical Point ⑪ 흉부X선(선자세 정면상)의 심방확대 소견
Clinical Point ⑫ MS에 대한 판막치환수술의 적응

증례 14. 심전도 이상이 지적된 76세 남성 · 158
심방세동, 좌심방내 혈전
Clinical Point ⑬ 심방세동의 원인질환
Echo Point ⑭ 비판막증성 심방세동에서의 와파린의 적응

증례 15. 노작시 호흡 곤란으로 입원한 75세 남성 · 160
폐색전증
ECG Point ⑦ 폐색전증의 심전도
Echo Point ⑮ 삼첨판역류(TR)에서 폐동맥압의 추정
Clinical Point ⑭ 호흡곤란의 심에코-도 진단

증례 16. 가슴이 답답하고 부종으로 진찰받은 58세 남성 · · · · · · · · · · · · · · · · · · 162
심부전, 고혈압성 심질환
Clinical Point ⑮ 심부전의 NYHA (New York Heart Association)심기능 분류
Echo Point ⑯ 심부전환자의 혈행동태의 심에코-도에 의한 추정

증례 17. 노작시 헐떡임을 호소하는 59세 남성 · 164
진구성 심근경색, 심실 리모델링
Clinical Point ⑯ 심근경색의 심기능장해
Echo Point ⑰ 심에코도에 의한 심실 리모델링의 진단

증례 18. 일과성 뇌허혈발작으로 입원한 52세 여성 · 166
심방점액종
Clinical Point ⑰ 뇌색전증을 일으키는 심장 질환

증례 19. 실신을 일으킨 31세 남성 · 168
폐색성 비대형심근증
Clinical Point ⑱ 실신의 진단
Echo Point ⑱ 폐색성 비대형심근증의 심에코도 포인트

증례 20. 발열과 뇌경색을 나타낸 37세 여성 · 170
감염성 심내막염
Clinical Point ⑲ 감염성 심내막염(IE)의 진단(Duke 임상적 진단기준)
Clinical Point ⑳ 감염성 심내막염의 수술적응
Echo Point ⑲ 감염성 심내막염(IE)의 심에코-도에서 주의점

증례 21. 입원 중에 혈압 저하를 일으킨 76세 남성 · 172
Clinical Point ㉑ 쇽의 감별진단

증례 22. 흉통을 자각한 75세 여성 · 174
대동맥해리
Clinical Point ㉒ 흉통 환자의 감별진단

증례 23. 서맥으로 입원한 42세 여성 · 176
급성심근염, 완전방실블록
Clinical Point ㉓ 부정맥의 환자에서 심에코-도로 감별해야 할 심장 질환

증례 24. 호흡곤란으로 입원한 80세 여성 · 178
급성심근경색, 심실중격결공
Echo Point ⑳ 급성심근경색의 합병증

증례 25. 건강 진단에서 심전도 이상이 지적된 56세 남성 · · · · · · · · · · · · · · · · · 180
심첨부비대형심근증
ECG Point ⑧ 심전도 흉부유도에서 깊은 음성 T파를 인정했을 때의 심에코-도

증례 26. 부종과 야간 호흡 곤란을 호소한 56세 여성 · · · · · · · · · · · · · · · · · · 182
심장 Amyloidosis
ECG Point ⑨ 고전위가 눈에 띄지 않는 좌심실비대의 심전도
Echo Point ㉑ 심장 아미로이도시스를 의심하는 경우

증례 27. 발열, 전신 권태감으로 입원한 73세 여성 · · · · · · · · · · · · · · · · · · · 184
인공판막 감염성심내막염
Echo Point ㉒ 인공판 치환 수술 후 증례의 심에코-도에서 주의점

증례 28. 빈혈과 호흡 곤란을 보이는 판막치환 수술 후의 79세 남성 · · · · · · · · · · · · 186
인공판막 주위역류
Clinical Point ㉔ 인공판 기능부전을 의심하는 경우
Echo Point ㉓ 승모판자리 인공판막 기능부전의 진단

증례 29. 식은 땀과 의식 장해로 진찰받은 71세 남성 · · · · · · · · · · · · · · · · · · 188
심근경색후 좌실류, 좌심실내 혈전
Clinical Point ㉔ 고령자의 심근경색의 특징
Echo Point ㉓ 좌실내 혈전을 찾을 때의 주의점

증례 30. 심확대와 심잡음을 나타내는 69세 남성 · 190
Valsalva 동맥류파열
Echo Point ㉕ 연속성 잡음의 감별

[Side Memo]일람

[Side Memo 1] 세컨드 하모닉 이메징(second harmonic imaging) 3
[Side Memo 2] 심첨부 어프로치 5강단층도(apical five-chambers view) 12
[Side Memo 3] 정상 승모판운동 26
[Side Memo 4] 혈류반전현상(aliasing) 30
[Side Memo 5] 우심실 · 우심방간 압력교차측정의 요령 35
[Side Memo 6] 우심방압(정맥압)의 추정 36
[Side Memo 7] 판막역류의 정량적 중증도평가(quantitative analysis) 43
[Side Memo 8] 도플러병 43
[Side Memo 9] 폐정맥혈류속파형(pulmonary venous flow) 50
[Side Memo 10] 조직 도플러법(tissu Doppler imaging) 51
[Side Memo 11] 승모판륜속도(mitral annular velocity) 51
[Side Memo 12] Tei 인덱스(total ejection isovolume index; Tei index) 52
[Side Memo 13] 가성류(pseudoaneurysm) 55
[Side Memo 14] 부하심에코법(stress echocardiography) 56
[Side Memo 15] 경식도심에코도(transesophageal echocardiography; TEE) 62
[Side Memo 16] Wilkins 등의 승모판 스코아 인덱스 64
[Side Memo 17] 판첨깃발(scallop)과 일탈 · 건삭단열 부위 진단 68
[Side Memo 18] 약제성 판막질환 70
[Side Memo 19] PISA (proximal isovelocity surface area)법 71
[Side Memo 20] 연속식(continuity equation) 76
[Side Memo 21] 카테터법과 도플러법으로 계측한 대동맥판 압력교차와의 관계 77
[Side Memo 22] 대동맥판상 · 판하협착 77
[Side Memo 23] 삼첨판폐쇄 부전증의 중증도와 폐고혈압 83
[Side Memo 24] 음향음영(acoustic shadow) 86
[Side Memo 25] 좌실비대(left ventricular hypertrophy; LVH) 97
[Side Memo 26] S자모양 중격(sigmoid septum) 98
[Side Memo 27] 문어잡이통형 심근장해(takotsubo cardiomyopathy or ampulla cardiomyopathy) 98
[Side Memo 28] 심외막하지방조직(subepicardial fat) 99
[Side Memo 29] 심막액과 흉수의 감별 101
[Side Memo 30] 수축성심막염의 좌심실 · 우심실 유입혈류속파형의 호흡성변동의 기전 104
[Side Memo 31] 뭉게뭉게 에코(smoke-like echo or spontaneous echo contrast) 108
[Side Memo 32] 동맥관개존증의 폐 · 체혈류비(Qp/Qs) 121

약어 일람

좌심방	=	lfte atrium ; LA
우심방	=	right atrium ; RA
좌심실	=	left ventricle; LV
우심실	=	rght ventricle; RV
승모판	=	mitral valve; MV
전첨	=	anterior mitral leaflet ; AML
후첨	=	posteror mitral leaflet ; PML
대동맥판	=	aortic valve; AoV
우관첨	=	right coronary cusp ; RCC
좌관첨	=	left coronary cusp ; LCC
무관첨	=	noncoronary cusp ; NCC
삼첨판	=	tricuspid valve ; TV
전첨	=	anterior tricuspid leaflet ; ATL
후첨	=	posterior tricuspid leaflet ; PTL
중격첨	=	septal tricuspid leaflet ; STL
폐동맥판	=	pulmonary (pulmonic) valve ; PV
대동맥	=	aorta ; Ao
폐동맥	=	pulmonary artery ; PA
상대정맥	=	superior vena cava ; SVC
하대정맥	=	inferior vena cava ; IVC
심방중격	=	interatrial septum ; IAS
심실중격	=	interatrial septum ; IVS
좌심실후벽	=	left ventricular posterior wall ; LVPW
좌심실유출로	=	left ventricular outflow tract ; LVOT
우심실유출로	=	right ventricular outflow tract; RVOT

첫머리에

초음파검사법(ultrasonography)은 생체내부의 정보를 비관혈(비침습적) 방법으로 실시간에 맞춰 수집할 수 있고, 반복검사가 쉬운게 특징이다. 심장에코법(echocardiography)은 1954년 Edler 등에 의한 승모판 전첨의 기록에서 시작하여 현재는 M-모드 심에코도법, 단층 심에코도법, 도플러 심에코도법은 확립된 검사법으로 심장병 검사에 중요한 역할을 맡고 있다.

초음파는 인간의 가청영역(20~2000 Hz) 이상의 주파수를 가지고 생체조직속을 통과한다. 이런 초음파 빔은 통과하는 심장조직에서 반사되면서 이것이 혈액과 심내막과 판막조직사이, 심근과 심외막 사이등에 충분한 음향임피던스의 차이가 있기 때문이다. 초음파 빔의 반사파를 화상그림으로 만든것이 M-모드 그림과 단층도이다. 도플러 법은 초음파의 도플러 효과를 이용한 것이다.

M-모드도와 단층도에서 얻는 정보로는 (1) 심장 대혈관의 위치와 크기, (2) 판막의 변화, (3) 심방 심실의 크기, (4) 심실벽 두께, (5) 심실벽 운동, (6) 이상 에코도(심막액, 혈전, 증식물 등)를 들 수 있다. 이러한 형태상의 정보에 더해서 도플러법을 이용하여 혈류정보나 혈압정보를 얻을 수 있다. 즉, 판막역류나 션트같은 이상혈류의 검출이나 심내압력 및 압력교차 평가가 비침습성으로 가능하게 된다.

1장 심 에코도의 기본

1 단층심에코도 법 Two-dimensional Echocardiography

Key Point

- ☐ 단층도를 선명히 그려내는 것이 심에코도의 기본이다.
- ☐ 흉골좌연 어프로치 장축 단층도가 가장 중요하고도 기본적인 단층도이다.
- ☐ 흉골좌연 어프로치에서는 피검사자에게 확실히 옆으로 눕게 한다.
- ☐ 단축 단층도는 세로로 긴 타원형 좌심실이 아니고 정원형 좌심실로 그려진다.
- ☐ 심첨부 어프로치에서는 심첨부에 올바르게 탐촉자를 댄다.
- ☐ 화상으로 그려지고 있는 구조물 모든 것을 잘 관찰한다.

원 리

탐촉자(프로브, probe)를 심장을 향해서 초음파를 투입하면서 초음파 빔의 방향을 일정한 범위 안에서 연속적으로 변화시키면 그 스캔(주사)할 방향과 동일면에서 심장을 잘랐을 때의 이차원 화상이 모니터 화면에 그려진다. 이것이 단층 심에코도이다.

기록방법

- **탐촉자의 선택** : 심장용 탐촉자는 섹터 프로브라 하고, 화상은 부채형으로 표시된다(그림 1-1). 성인에서는 2.5~3.5 MHz, 소아에서는 5 MHz가 일반적이다. 고주파일수록 화상은 선명하지만, 초음파가 먼 곳까지 닿지 않고 감쇠되므로 성인에서는 5 MHz는 사용하지 않는다. 단, 세컨드 · 하-모닉 이메징(second harmonic imaging) 법이 탑재된 장치에서는 광대역 주파수(중심 주파수 2.0~5.0 MHz)의 탐촉자가 이용되고 주파수의 변환이 가능하다. 보통 세컨드 · 하-모닉 이메징을 켜 두면 단층도는 명료하다.

세컨드 · 하-모닉 이메징 second harmonic imaging Side Memo 1

티슈 하-모닉 이메이징(tissue harmonic imaging)이라고도 불린다. 종래의 장치와 같이 기본 반사파를 화상화하는 것이 아니라 두번째에 발생하는 2차 고조파(second harmonics)를 화상화하는 방법이다. 노이즈 경감이나 조직 경계의 명료화에 효과가 있어서 현재는 대부분의 장치에 탑재되어 일상으로 사용되고 있다.

● **탐촉자와 화상의 방향**(그림 1-1) : 탐촉자의 다른 쪽 측면에는 방향을 나타내기 위한 표적(선, 요철 등)이 있다.

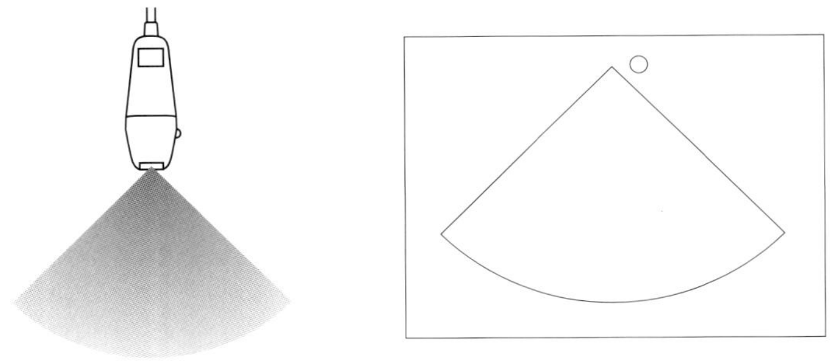

그림 1-1 심장용 탐촉자(섹터 프로브)와 화상
심장용 탐촉자에서는 부채꼴로 초음파가 발사되어 얻어지는 화상도 부채꼴이 된다. 통상 탐촉자의 표적(선, 요철 등)이 있는 것이 모니터 화면상의 우측이 되도록 설정되어 있다.

● **탐촉자 잡는 방법**(그림 1-2) : 탐촉자는 피검사자에게 아프지 않는 범위에서 흉벽에 꽉 눌러 밀착시키는 것이 선명한 화상을 얻을 수 있다. 게다가 호기 멈춤으로 화상을 기록하면 좋다.

● **탐촉자를 두는 위치**(그림 1-3) : 일반적으로, 흉골좌연, 심첨부, 흉골아래 및 흉골위패임에 탐촉자를 두어 단층도를 기록한다.

● **피검사자의 체위** : 피검사자를 좌측와위(바로 옆 방향)로 좌상지를 거상시키고, 흉골좌연 제3~4 늑간(parasternal position)에 탐촉자를 두어 초음파 빔을 투입해서 흉골좌연 어프로치에 따른 단층도를 얻는다(그림 1-4). 좌상지를 거상하면 늑간이 펴져 초음파 빔을 투입하는 윈도우가 커지므로 보다 양호한 화상을 얻을 수 있다. 이어서 심첨부(심첨 박동 부위)(apical position)에 탐촉자를 두고 심첨부 어프로치에 의한 단층도를 얻는다(그림 1-5). 심첨부 어프로치에서는 피검사자에게 검자의 허리에 기대어 걸리도록 하고, 바로 옆 심첨부 어프로치에서는 피검자에게 기대도록 하기 위해 바로 옆방향에서 조금 비스듬하게 된

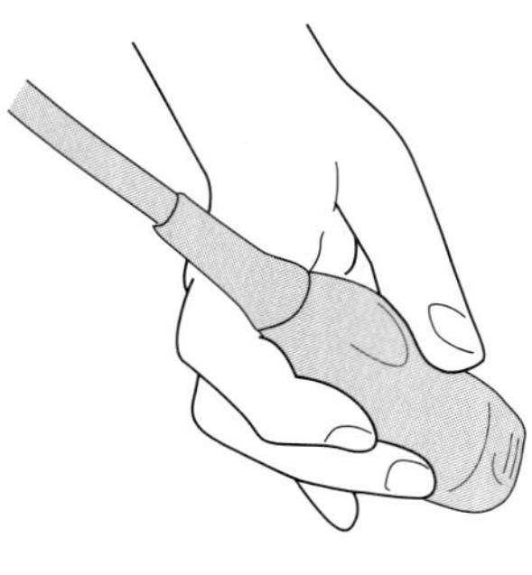

그림 1-2 탐촉자 잡는 방법
제1~3(4) 손가락으로 탐촉자를 잡고 새끼손가락은 피검사자의 흉벽에 붙여 고정하면 탐촉자를 보관 유지하기 쉬워진다.

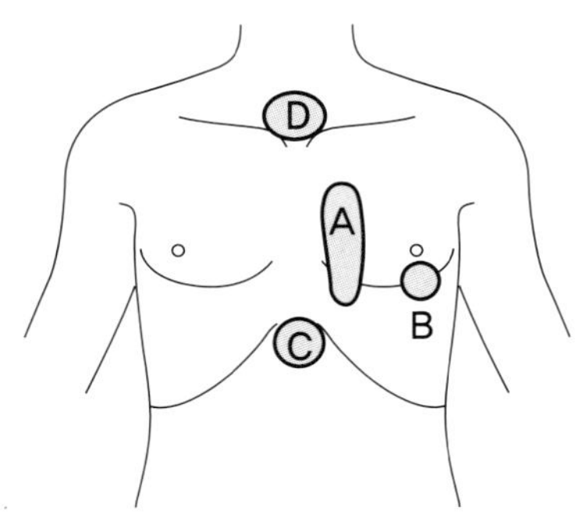

그림 1-3 탐촉자의 위치
A : 흉골좌연 B : 심첨부
C : 흉골하 D : 흉골위패임

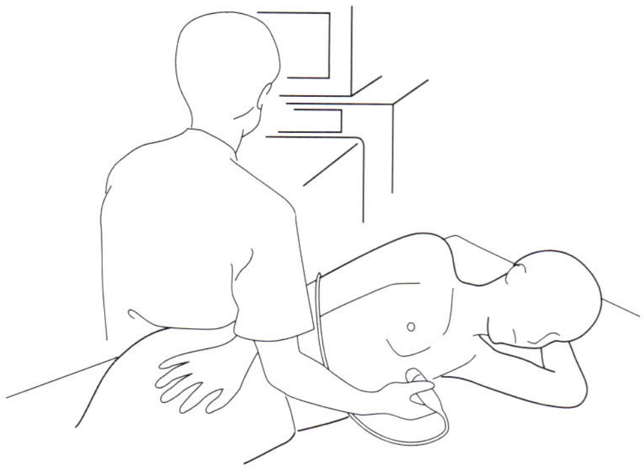

그림 1-4 피검자의 체위(흉골좌연 어프로치)
피검자를 좌측와위(바로 옆 방향)로 좌상지를 거상시키고 흉골좌연 제3~4 늑간에 탐촉자를 둔다.

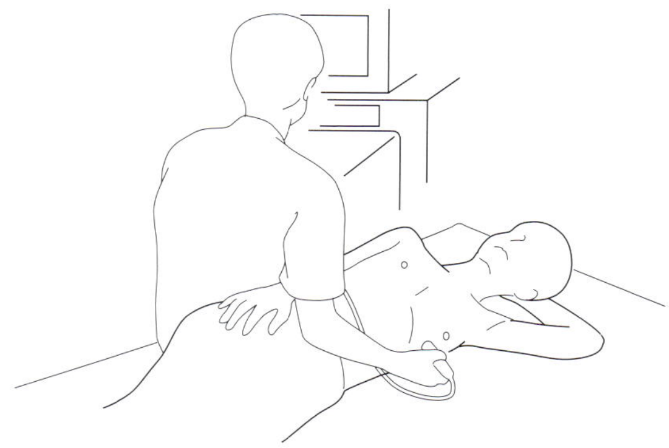

그림 1-5 피검사자의 체위(심첨부 어프로치)
피검자는 검자의 허리에 기대어 걸리게 된다. 바로 옆 방향보다 조금 비스듬하게 된 체위로 한다. 앙와위가 되어 버리면 심장은 흉벽에서 멀어지기 때문에 심첨부 단층도는 나타나지 않는다.

체위로 한다. 이때, 완전한 앙와위로 해 버리면 심장은 흉벽에서 멀어지기 때문에 심첨부 단층도는 나타낼 수 없게 된다. 통상 심첨부 어프로치에서는 탐촉자를 가진 오른손은 검사용 침대에 닿는 위치에 온다. 초심자는 탐촉자를 안쪽(흉골측)에 두는 경향이 있으므로 주의한다. 앙와위에서는, 흉골하, 흉골위패임에 탐촉자를 두고 단층도를 기록한다.

- **게인의 조절** : 게인에 따라 화상의 밝기를 조절한다. 심실이나 판막 등의 구조물은 선명히 보이고, 심강내의 노이즈가 보이지 않는 상태가 알맞은 게인이다.

기본 단층도

(1) 흉골좌연 어프로치(parasternal approach)

- 장축 단층도(parasternal long-axis view)(☞p.6 그림 1-6)
- 단축 단층도(parasternal short-axis view)(☞p.8, 9 그림 1-7 A~D)

(2) 심첨부 어프로치(apical approach)

- 장축 단층도(apical long-axis view)(☞p.10 그림 1-8)
- 2강 단층도(apical two-chambers view)(☞p.11 그림 1-9)
- 4강 단층도(apical four-chambers view)(☞p.12 그림 1-10)

상기(1)(2)의 다섯 개가 기본 단층도이다. 대상 질환이나 목적에 따르고 그 외의 단층도를 알맞게 추가한다.

1) 흉골좌연 어프로치 parasternal approach

● **장축 단층도** parasternal long-axis view (그림 1-6) : 가장 기본적인 단층도이며, 좌심실(left ventricle; LV), 좌심방(left atrium; LA), 승모판(mitral valve; MV), 대동맥(aorta; Ao), 대동맥판(aortic valve; AoV), 우심실(right ventricle; RV)을 동시에 관찰할 수 있다. 탐촉자를 흉골좌연(제3~제4 늑간)에 두고 좌심실 장축에 평행으로 빔이 들어가서 승모판 전후첨의 운동 및 대동맥판 운동이 양호하게 나타나는 위치에서 기록한다. 좌심실 확대 · 벽비후 · 벽운동 이상, 승모판 · 대동맥판의 형태 변화, 또한 더해서 좌심방 · 대동맥 · 심막의 변화 등 심장 전체의 변화를 파악하는데 뛰어난 기록법이며, 단층 심에코법을 실시할 때 우선 최초로 실시한다. 단지 이 단층도에서는 좌심실 심첨부나 대동맥 근부보다 윗쪽의 대동맥(상행, 궁부)의 관찰은 곤란하다.

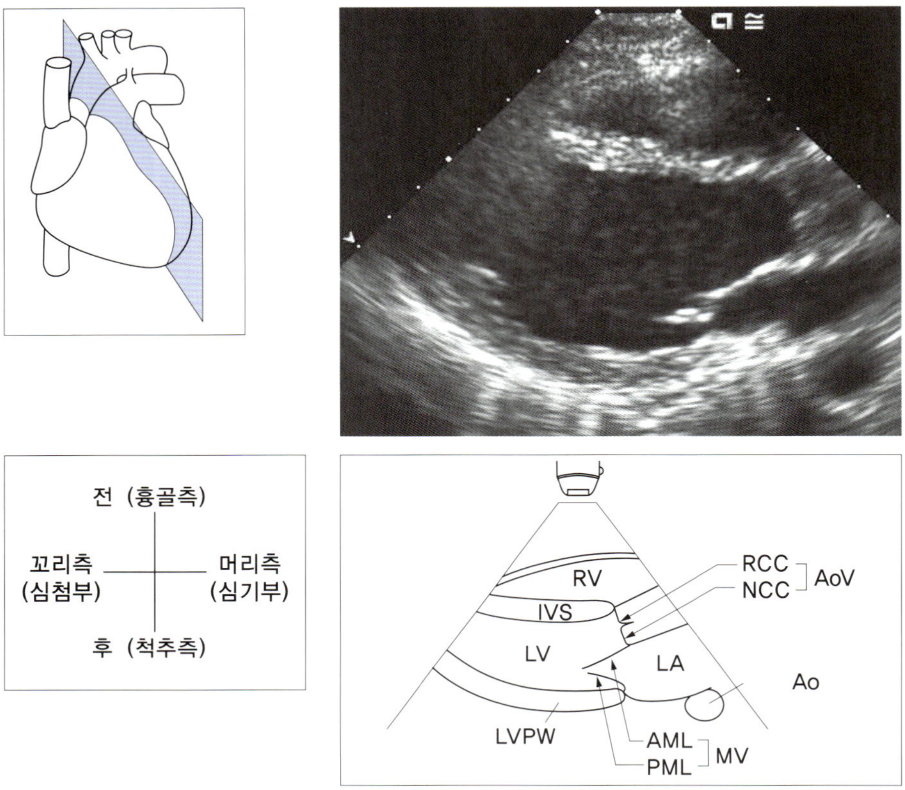

그림 1-6 흉골좌연 장축 단층도

탐촉자를 흉골좌연(제3 또는 제4 늑간)에 두고, 좌심실 장축에 평행으로 빔이 들어가서 승모판 전후첨의 운동 및 대동맥판운동이 양호하게 나타내는 위치에서 기록한다. 탐촉자의 방향을 나타내기 위한 표식(선, 요철등)을 피검사자의 우견 방향으로 향한다. 이 방향 즉 심기부측이 모니터 화면상의 우측이 된다

● **단축 단층도** parasternal short-axis view (그림 1-7) : 흉골좌연 어프로치 장축 단층도 기록 후에 탐촉자를 그 위치에서 90도 시계 방향으로 회전시키면 좌심실 장축에 대해 직각 방향으로 빔이 투입되어 대동맥판, 승모판, 좌심실 등의 각 레벨에서 심장을 둥글게 절단한 단면이 나타난다. 장축 단층도에서는 얻을 수 없는 측방의 정보(예를 들면 좌심실 측벽의 변화 등)도 추가된다. 어느 레벨에서도 심장이 비스듬하게 잘리지 않게 주의해야 하지만 특히 좌심실벽 두께나 좌심실 기능을 올바르게 평가하기 위해서는 좌심실이 원형에 가까운 형태로 나타나도록 배려해야 한다.

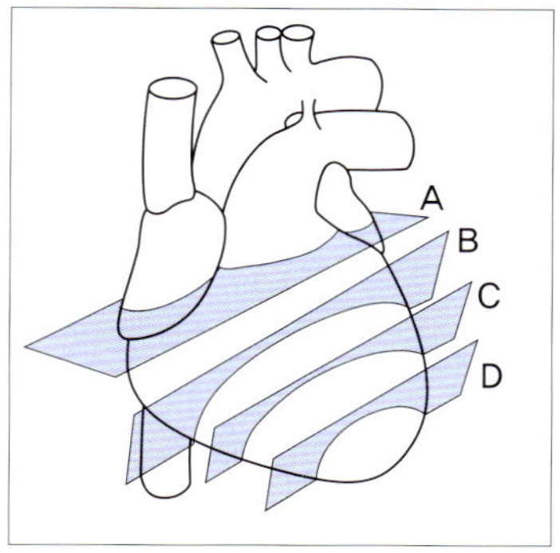

그림 1-7 흉골좌연 단축 단층도

흉골좌연 장축 단층도를 기록 후에 탐촉자를 그 위치에서 90도 시계 방향으로 회전시키면 좌심실 장축에 대해 직각 방향으로 빔이 투입되어 대동맥판, 승모판, 좌심실 등의 각 레벨에서 심장을 둥글게 절단한 단면을 묘출할 수 있다. 좌심실 심첨부 레벨의 단축 단층도는 탐촉자의 위치를 제1~2 늑간 하부로 내려서 기록한다. 탐촉자의 방향을 나타내기 위한 표지는 피검사자의 왼쪽 어깨 방향으로 향한다. 이 방향이 모니터 화면상의 우측이 된다.

A : 대동맥판 레벨　　B : 승모판 레벨
C : 유두근 레벨　　D : 심첨부 레벨

A. 대동맥판 레벨의 단축 단층도(그림 1-7-A) : 화상의 거의 중앙에 원형의 대동맥판이 묘출된다. 그 하부에 좌심방, 윗쪽에 우심실이 대동맥을 둘러싸듯이 관찰되고 화상과 마주보아 좌측에는 우심방(right atrium; RA), 우측에는 폐동맥(pulmonary artery; PA)이 관찰된다. 심방중격(interatrial septum; IAS), 삼첨판(tricuspid valve; TV), 폐동맥판(pulmonary(pulmonic) valve; PV)의 관찰도 용이하다. 대동맥판은 확장기에는 Y자형을 보이고, 화상에서는 위에 우관첨(right coronary cusp; RCC), 우하에 좌관첨(left coronary cusp; LCC), 좌하에 무관첨(non-coronary cusp; NCC)이 묘출된다. 좌심방의 폐동맥 측에는 좌심이(left atrial appendage; LAA)도 관찰된다. 삼첨판은 전첨(anterior tricuspid leaflet; ATL)과 중격첨(septal tricuspid leaflet; STL)이 묘출된다.

발살바동(sinus of Valsalva)은 대동맥판 직상부에 위치한다. 오른쪽 관첨 직상부는 오른쪽 관동맥동(right coronary sinus), 왼쪽 관첨 직상부는 왼쪽 관동맥동(left coronary sinus), 무관첨 직상부는 무관동맥동(non-coronary sinus)으로 불린다. 오른쪽 관동맥동에서는 오른쪽 관동맥(right coronary artery; RCA)이, 왼쪽 관동맥동에서는 왼쪽 관동맥(left coronary artery; LCA)이 기시한다. 단축 단층도에서 왼쪽 관동맥 주간부(left main trunk; LMT)의 묘출도 가능하지만 오른쪽 관동맥의 묘출은 용이하지 않다.

B. 승모판 레벨의 단축 단층도(그림 1-7-B) : 승모판의 전첨(anterior mitral leaflet AML) 및 후첨(posterior mitral leaflet; PML)이 관찰되고 화상을 향해서 우측에 전교련부(anterior mitral commissure), 좌측에 후교련부(posterior mitral commissure)가 묘출된다. 그 바깥에는 도너츠모양의 정원형으로 좌심실기부 레벨의

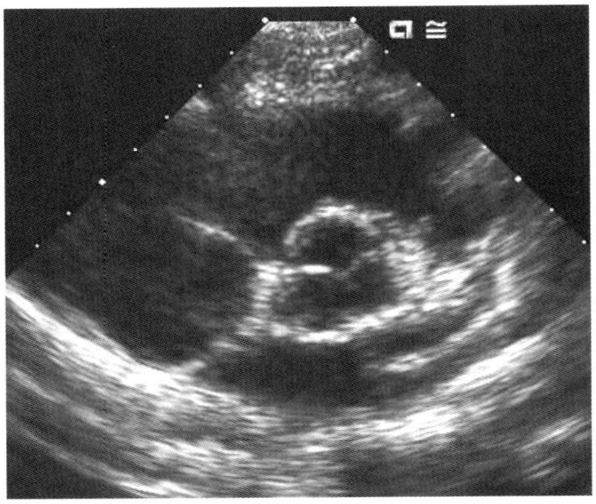

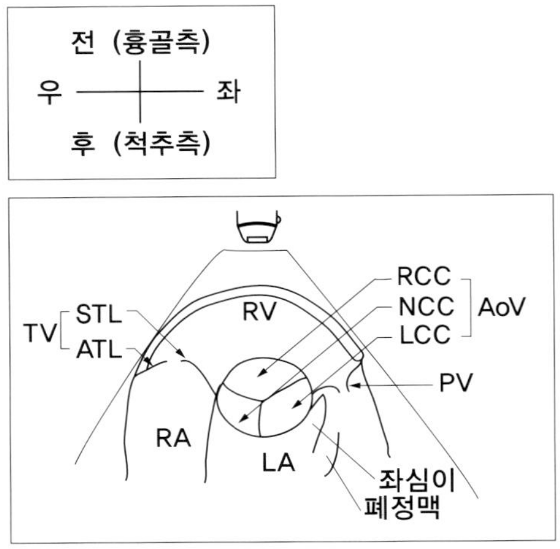

그림 1-7-A 대동맥판 레벨의 단축 단층도

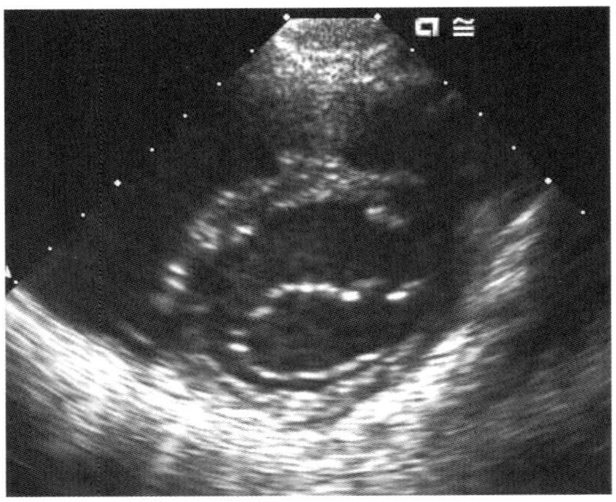

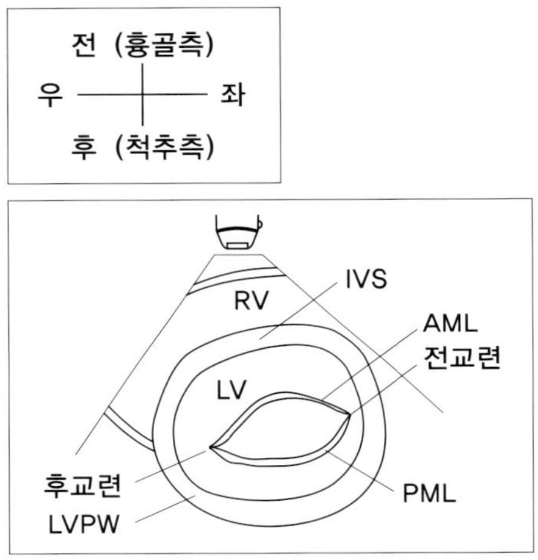

그림 1-7-B 승모판 레벨의 단축 단층도

심실중격(IVS), 전벽(anterior wall), 측벽(lateral wall), 후벽(posterior wall), 하벽(inferior wall)(시계 방향 회전 순서)이 묘출되고 화상면에서 심실중격 왼쪽에는 우심실이 관찰된다.

C. **좌심실 유두근 레벨의 단축 단층도**(그림 1-7-C) : 승모판 레벨과 같게 좌심실 심근이 정원형에 가까운 형태로 묘출되고, 좌심실 유두근 레벨의 심실중격, 전벽, 측벽, 후벽, 하벽(시계 방향 회전의 순서)이 관찰된다. 좌심실강내에는 화상의 우측에 전유두근(anterior papillary muscle), 좌측에 후유두근(posterior papillary muscle)도 관찰된다.

D. 좌심실 심첨부 레벨의 단축 단층도(그림 1-7-D) : 탐촉자의 위치를 제1~2 늑간 아래로 낮추어 기록한다. 유두근 레벨의 단축 단층도와 마찬가지로 좌심실이 정원형에 가까운 형태로 묘출된다.

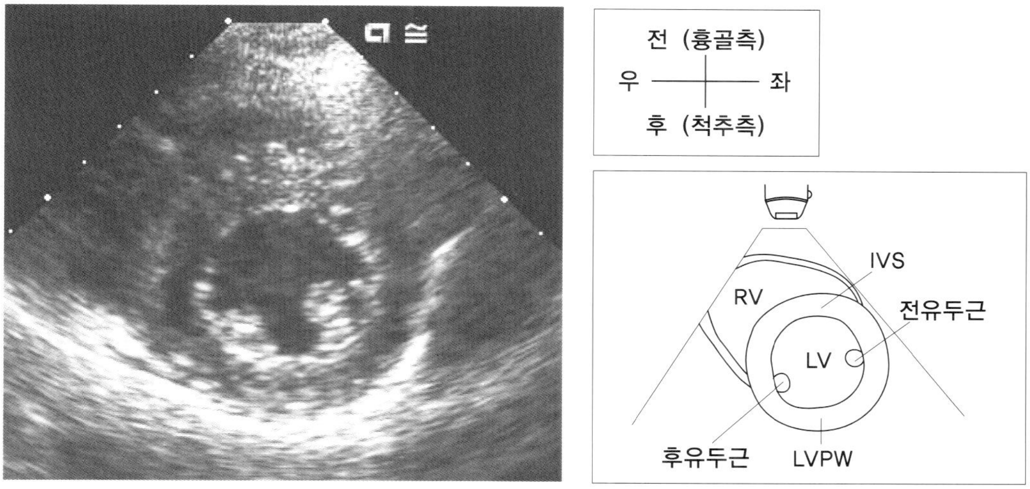

그림 1-7-C 좌심실 유두근 레벨의 단축 단층도

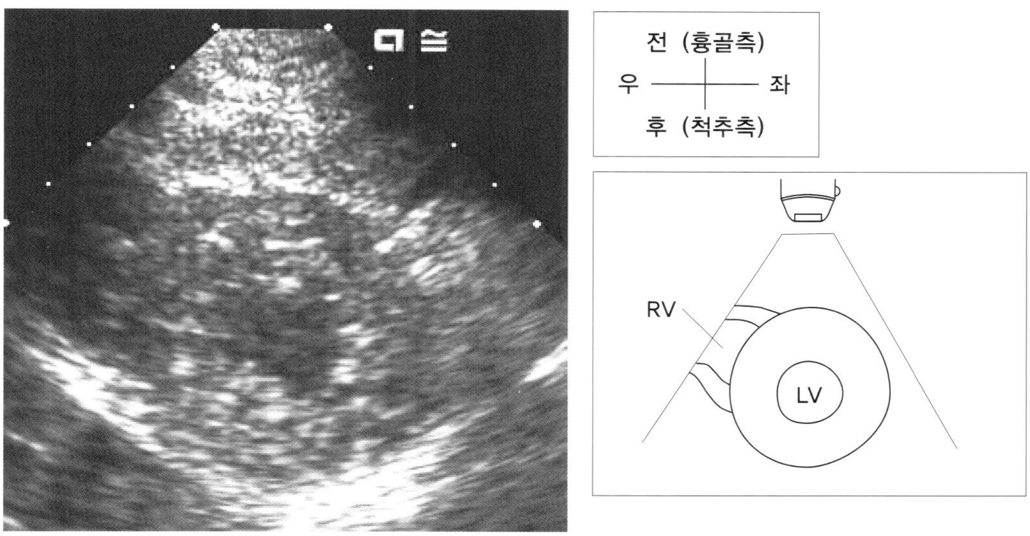

그림 1-7-D 좌심실 심첨부 레벨의 단축 단층도

2) 심첨부 어프로치 apical approach

탐촉자를 심첨부에 두어 기록하는 방법으로, 초음파 빔을 심첨부에서 좌심실 장축에 따라 대동맥 기부쪽 방향으로 투입하면 장축 단층도를 얻을 수 있다. 이 장축 단층도로부터 탐촉자를 시계 방향으로 회전하면 2강 단층도를 얻을 수 있고 좀 더 회전하면 4강 단층도가 기록된다.

- **장축 단층도** apical long-axis view(그림 1-8) : 흉골좌연 어프로치의 장축 단층도와 같은 단면이지만 흉골좌연 어프로치에서는 묘출이 곤란한 심첨부의 관찰이 가능하다. 화상의 윗쪽, 탐촉자에 가까운 부분이 심첨부, 우측으로 심실중격, 좌측으로 좌심실 후벽이 묘출되어 승모판, 좌심방, 대동맥도 관찰된다. 심첨부 장축 단층도는 좌심실조영의 왼앞경사위(left anterior oblique; LAO) 상에 대체로 상당하는 단층도이다.

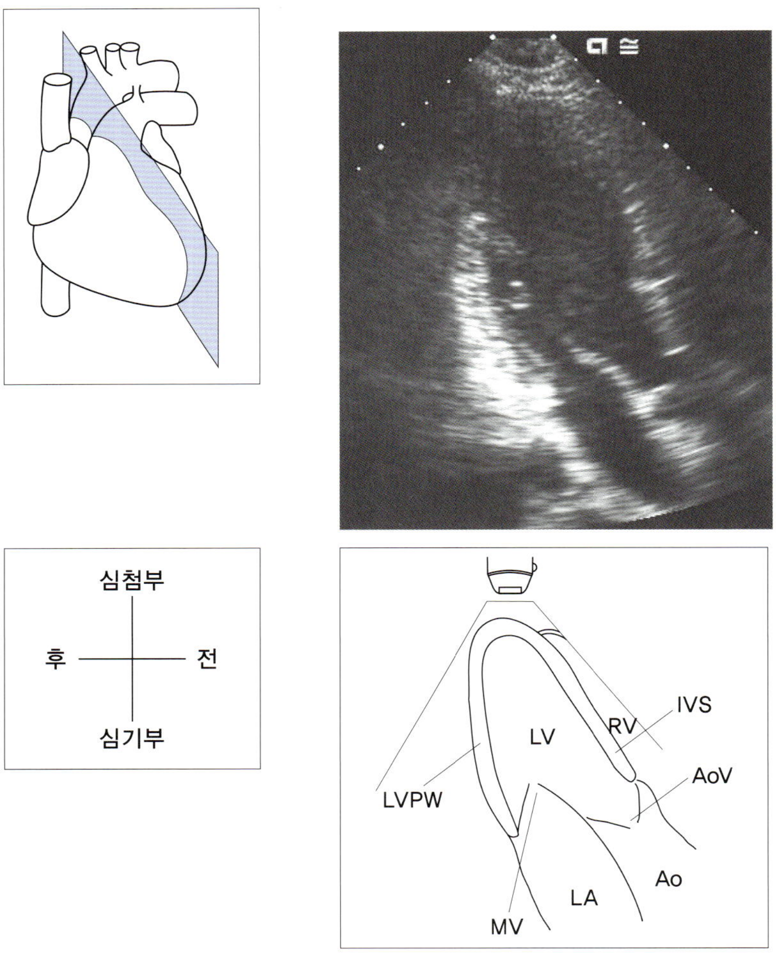

그림 1-8 심첨부 장축 단층도

●**2강 단층도** apical two-chambers view(그림 1-9) : 화상을 향해 우측에 좌심실 앞벽, 좌측에 하벽이 묘출된다. 좌심실조영의 우전사위(right anterior oblique; RAO) 상에 상당하는 단층도이다.

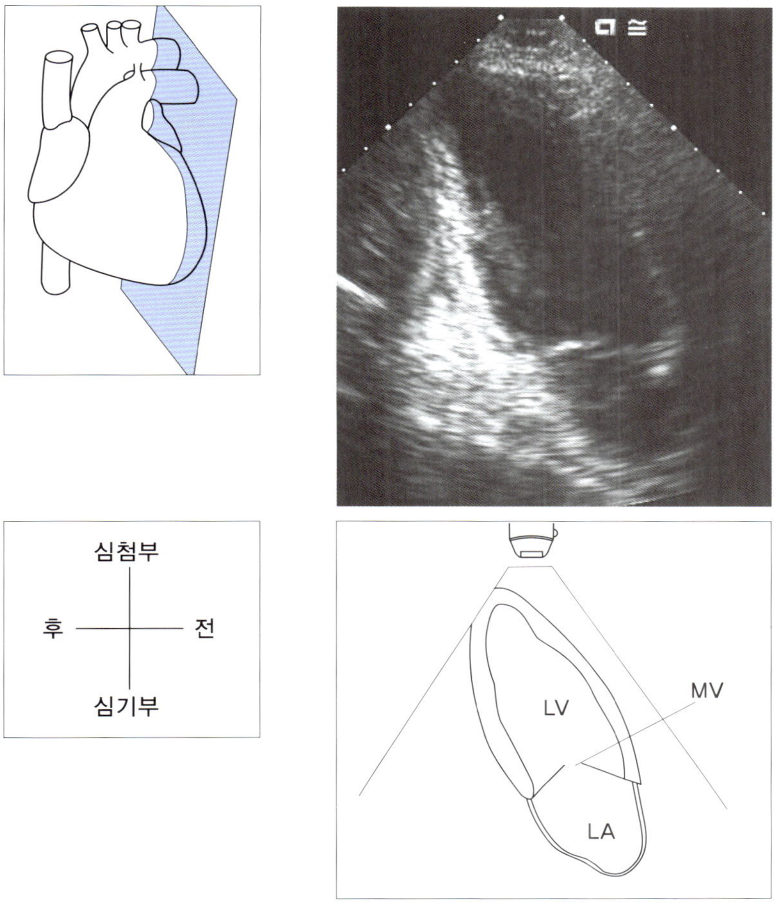

그림 1-9 심첨부 2강 단층도

●**4강 단층도** apical four-chambers view(그림 1-10) : 좌우의 심방 및 심실을 동시에 관찰할 수 있다. 또, 심방중격 · 심실중격의 전모도 관찰된다. 화상에서는 우상방에 좌심실, 우하방에 좌심방, 좌상방에 우심실, 좌하방에 우심방이 묘출되도록 탐촉자의 위치를 조절한다. 화상을 향해 우측이 피검사자의 좌측, 좌측이 피검사자의 우측이 되도록 즉 좌심방 · 좌심실을 화상상 우측으로, 우심방 · 우심실을 좌측으로 표시하는 것이 올바른 4강 단층도이다. 통상, 삼첨판중격첨은 승모판보다 약간 심첨부 가까이에 부착해 있다.

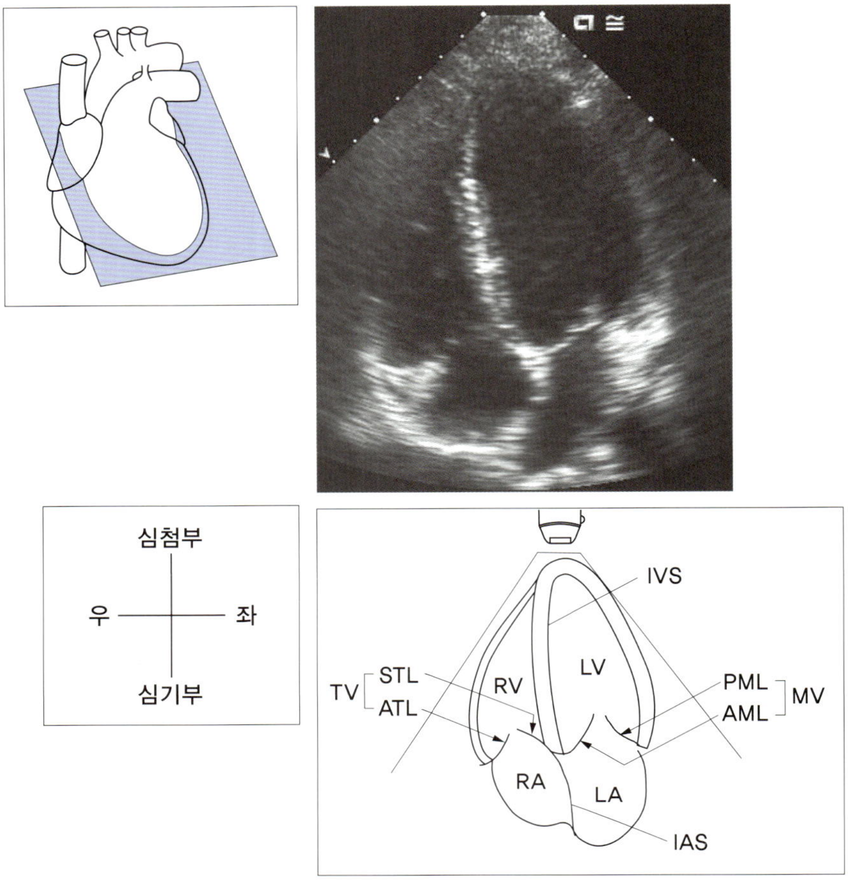

그림 1-10 심첨부 4강단층도

Side Memo 2

심첨부 어프로치 5강 단층도 apical five-chambers view

심첨부 4강 단층도를 묘출 후에 탐촉자를 조금 숙여주면 양심실 · 양심방의 4강에 더해 좌심실유출로에서 대동맥판과 대동맥근부 주변이 묘출된다. 5강 단층도로 불리는(그림 1-11) 일상적으로 관찰하는 단층도이지만 심첨부 어프로치로의 기본 단층도가 아니어서 심에코의 교과서에도 별로 기재는 되어 있지 않다. 5강 단층도는 탐촉자를 조금 숙여서 얻을 수 있는 화상이기 때문에 탐촉자를 심첨부에서 회전시켜 얻을 수 있는 심첨부 어프로치 기본 단층도와는 달라 좌심실의 중심축을 벗어난 이른바 경사절단 화상인 것에 주의를 해야 한다.

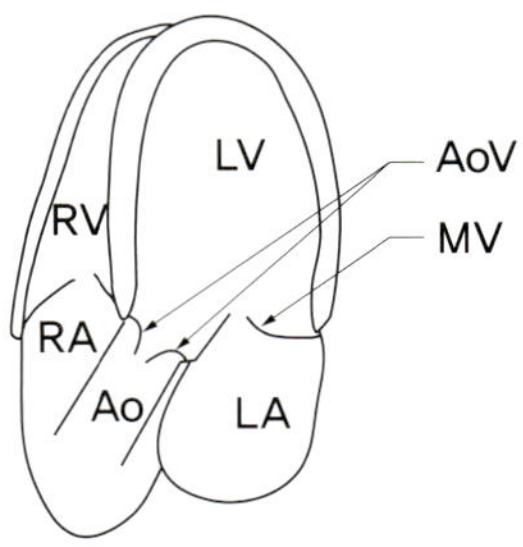

그림 1-11 심첨부 어프로치 5강 단층도

심첨부 어프로치로부터 얻을 수 있는 위의 3 단층도와 단축 단층도(좌심실 유두근 레벨)와의 관계가 그림 1-12에 보인다.

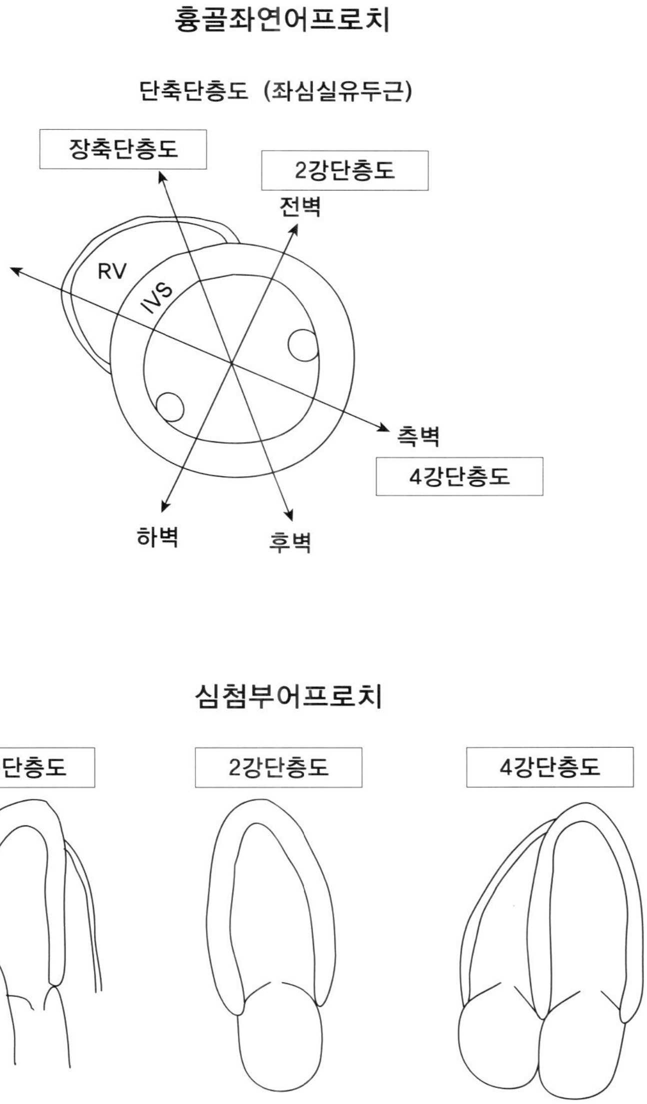

그림 1-12 심첨부 어프로치로에서의 3 단층도와 단축 단층도(좌심실 유두근 레벨)와의 관계
심첨부 어프로치로 초음파 빔을 심첨부에서 좌심실 장축에 따라 대동맥 기부쪽으로 투입하면 장축 단층도를 얻을 수 있다. 이 장축 단층도에서 탐촉자를 시계 방향으로 회전하면 2강 단층도를 얻을 수 있고, 한층 더 회전을 더하면 4강 단층도가 기록된다.

3) 그 외의 단층도

● **흉골좌연 4강 단층도** parasternal four-chambers view(그림1-13) : 탐촉자를 흉골좌연에서 약간 외측에 두어, 초음파 빔을 좌우 심실의 유입로 장축에 따라 투입하면 전술한 심첨부 4강 단층도에 가까운 화상을 얻을 수 있다. 흉골좌연 4강 단층도에서는 심첨부는 묘출되지 않지만 좌우심방, 심방중격, 삼첨판, 좌우심실유입로 등의 관찰에 우수하다.

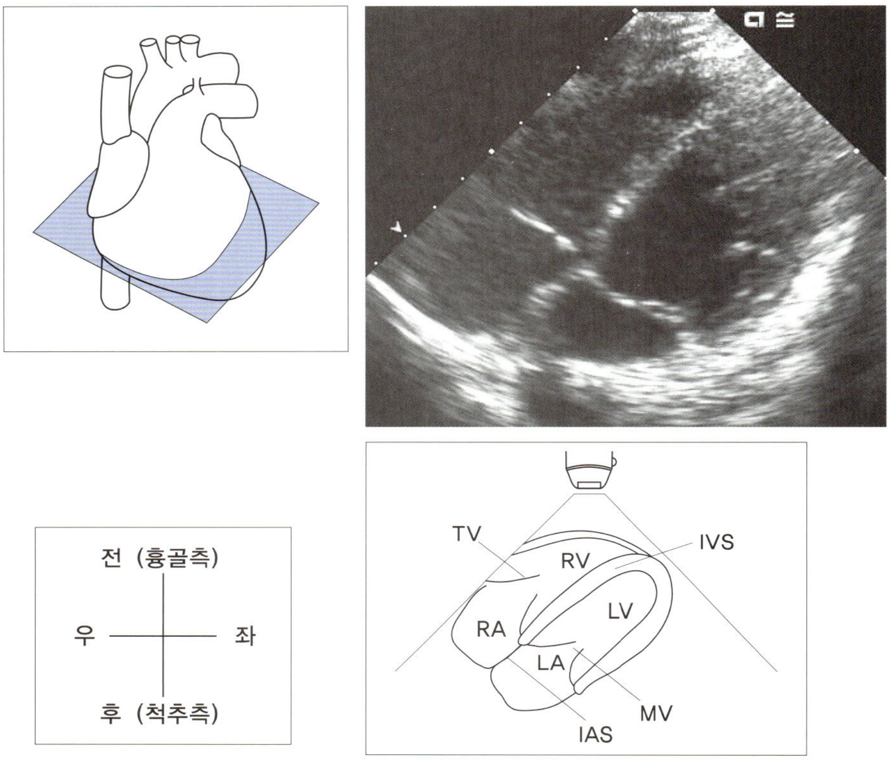

그림 1-13 흉골좌연 4강단층도

● **우심실 유입로 장축 단층도** right ventricular inflow view(그림 1-14) : 흉골좌연 장축 단층도를 묘출 후에 탐촉자 빔을 피검사자의 조금 안쪽(흉골측)으로 향하면 얻을 수 있는 단층도이다. 흉골좌연에서 우심실 유입로를 중심으로 삼첨판, 우심방 및 우심실을 묘출할 수 있다. 삼첨판은, 전첨과 후첨(posterior tricuspid leaflet; PTL)을 관찰할 수 있다.

● **우심실 유출로 장축 단층도** right ventricular outflow view(그림 1-15) : 흉골좌연 장축 단층도를 묘출 후에 탐촉자 빔을 피검사자의 외측(왼쪽 어깨 방향)으로 향하면 얻을 수 있는 단층도이다. 우심실 유출로를 중심으로 폐동맥판, 폐동맥을 묘출할 수 있다.

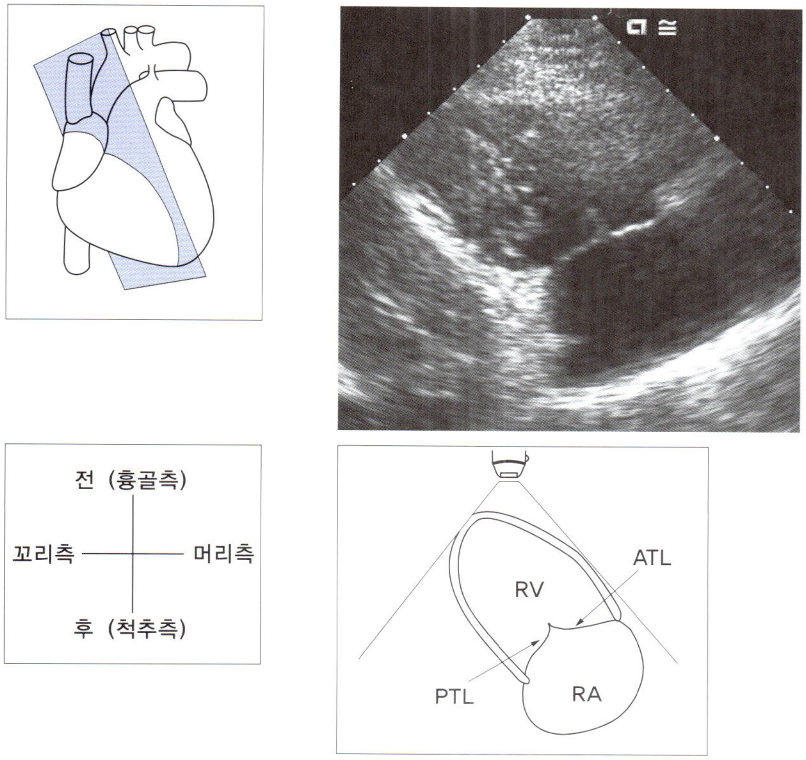

그림 1-14 흉골좌연 우심실 유입로 장축 단층도

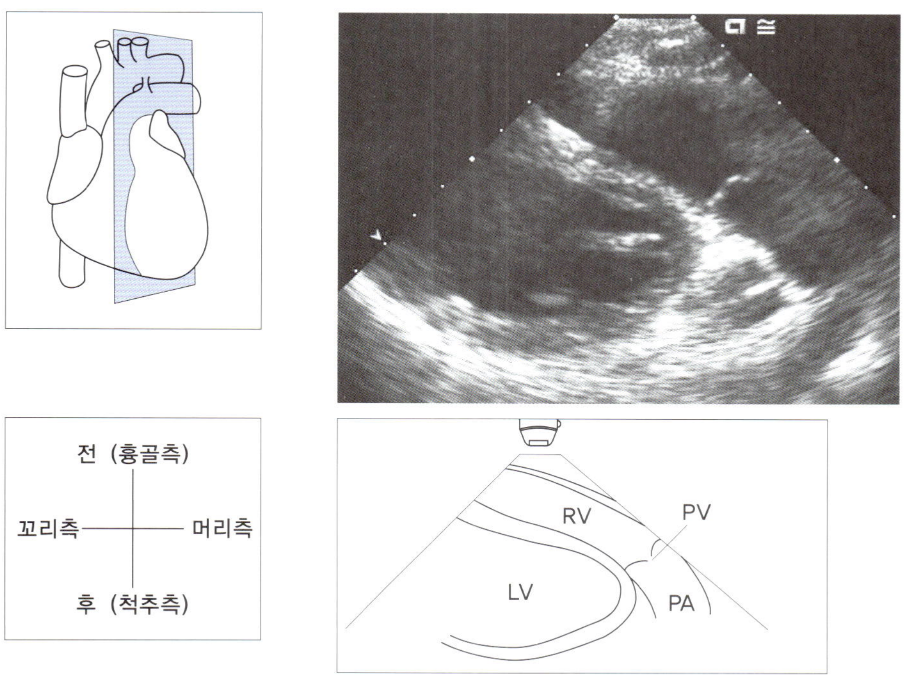

그림 1-15 흉골좌연 우심실 유출로 장축 단층도

●**흉골좌연 단축 단층도** (그림 1-16) : 대동맥판 레벨의 단축 단층도를 묘출할 수 있는 위치에서 탐촉자를 약간 외측에 두고 초음파 빔을 머리 쪽으로 향하면(경우에 따라서는 하부의 늑간으로), 주폐동맥과 좌우 폐동맥을 묘출할 수 있다. 좌우 폐동맥의 사이에는 하행 대동맥도 관찰할 수 있다.

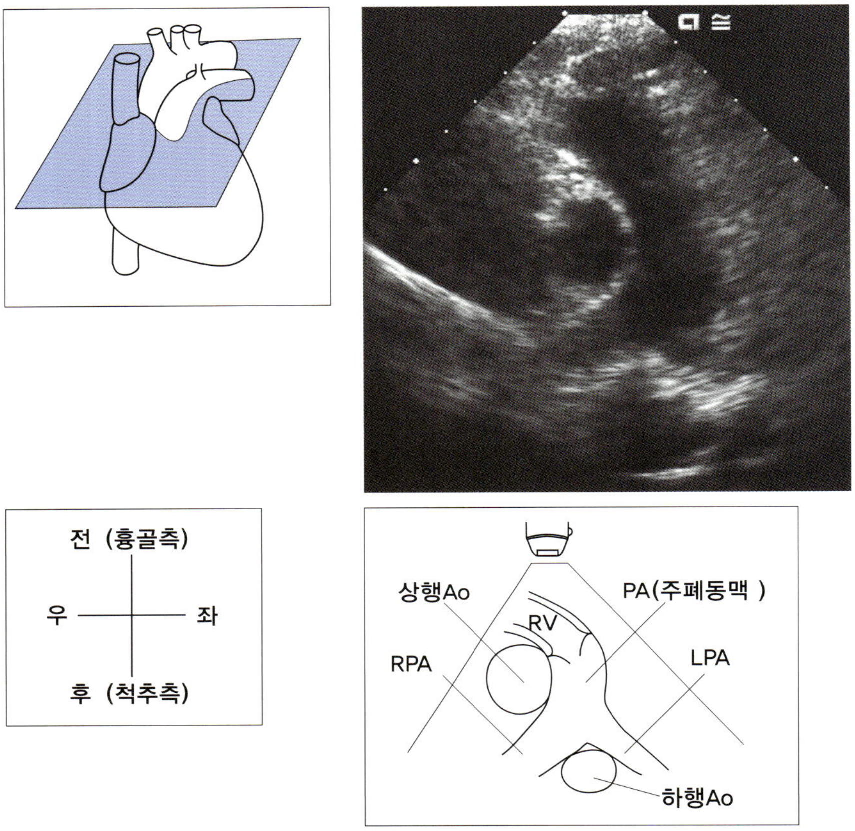

그림 1-16 흉골좌연 단축 단층도(주폐동맥과 좌우 폐동맥 관찰)

●**흉골하부 어프로치** subxiphoid or subcostal approach : 흉골하 4강 단층도에서는 좌우심방, 좌우심실 관찰이 가능하고, 심방중격결손 진단에 유용하다(그림 1-17). 이 흉골하부 기록 방법은 만성폐질환 환자 등 흉골좌연이나 심첨부로부터의 화상이 선명하지 않은 경우에도 유용하다. 또, 탐촉자를 하대정맥(inferior vena cava; IVC)을 향한 시상(矢狀) 단층도에서는 우심방에 유입되는 하대정맥의 장축 단층도와 간정맥(hepatic vein; HV)을 묘출할 수 있다(그림 1-18). 하대정맥의 지름과 그 호흡성 직경변동에서는 우심방압(정맥압)의 추정이 가능하다[☞p.36 Side Memo 6].

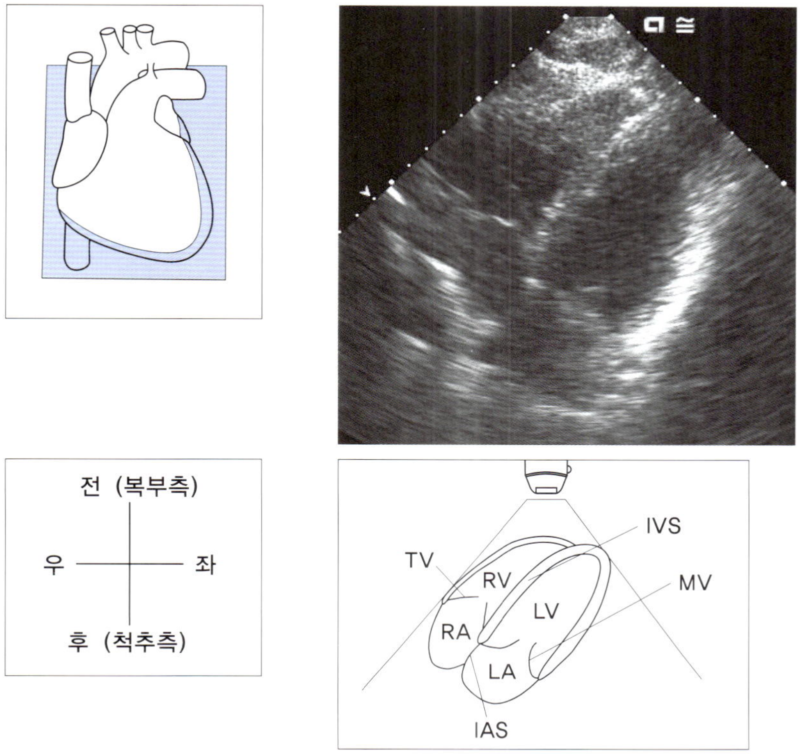

그림 1-17 흉골하 4강 단층도

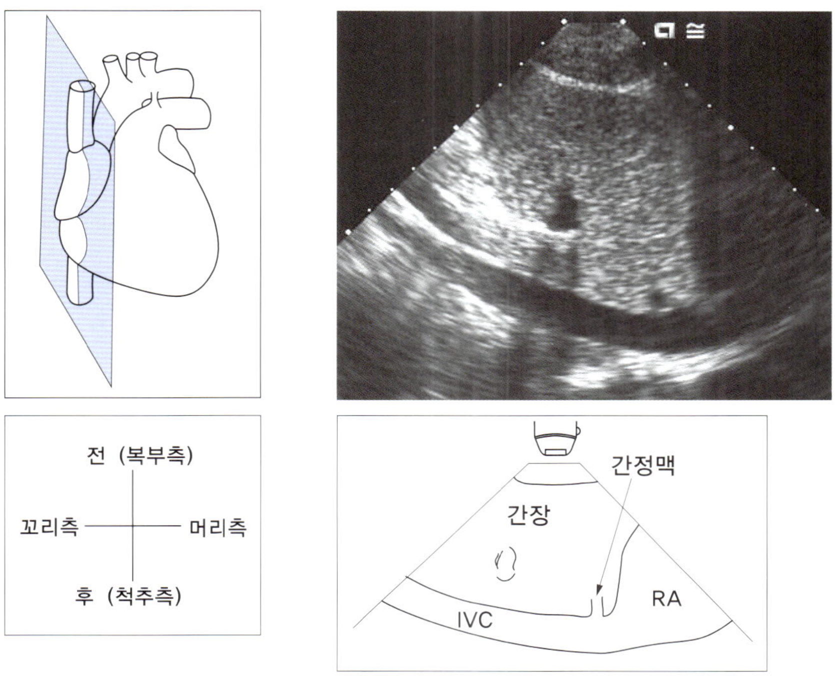

그림 1-18 흉골하 어프로치로의 하대정맥(IVC; inferior vena cava)의 묘출

● **흉골위패임 어프로치 suprasternal approach** : 상행 · 궁부 · 하행 대동맥 및 그 분지(완두 · 좌총경 · 좌쇄골하동맥)를 관찰할 수 있다(그림 1-19). 이 흉골위패임의 기록 방법은 대동맥 해리, 흉부 대동맥류, 대동맥축착증(coarctation of aorta)등의 진단에 이용한다.

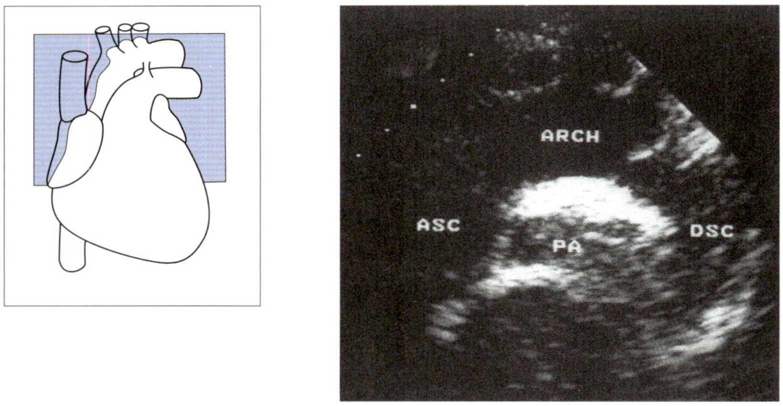

ASC ; 상행, ARCH ; 궁부, DSC ; 하행

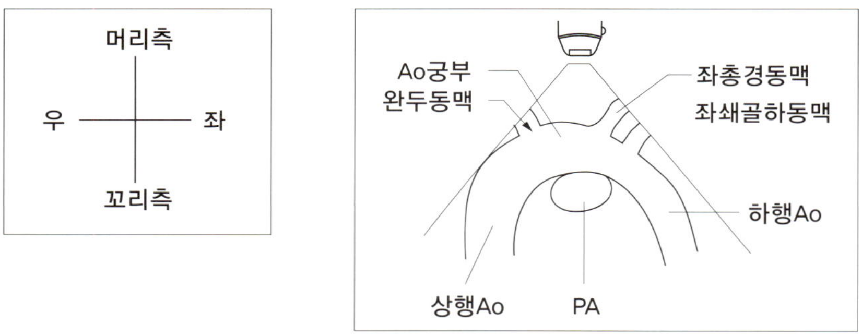

그림 1-19 흉골위패임 어프로치로의 상행 · 궁부 · 하행 대동맥의 묘출

4) 심장 각부의 정상 단층 심에코도 소견

좌심실 left ventricle; LV

- **흉골좌연 장축 단층도**(☞p.6 그림1-6) : 전방으로 대동맥 전벽에서 연속되는 심실중격, 후방에 좌심실 후벽이 묘출되지만 심첨부분은 묘출되지 않는다. 좌심실 유출로(left ventricular outflow tract; LVOT)는 승모판 전첨의 전방에서 심실중격 기부 후방의 영역이다.
- **단축 단층도**(☞p.8, 9 그림 1-7B~D) : 좌심실벽이 도너츠모양의 정원형으로 묘출되어 심실중격, 전벽, 측벽, 후벽, 하벽(시계 방향 회전 순서)이 묘출되고 심실중격의 우측(화상상에서는 좌심방)에는 우심실이 관찰된다. 승모판 레벨, 유두근 레벨 및 심첨부 레벨의 단축 단층도로 좌심실 전체를 관찰한다. 심첨부에 국한된 좌심실 벽 비후나 벽운동 이상은 놓치기 쉬우므로 주의한다.

통상, 우선 이 2 단면을 이용해 좌심실 수축 · 확장 동태를 관찰하고, 좌심실 직경이나 좌심실 수축능력을 평가한다. 또, 좌심실 벽 비후나 그 부위, 국소벽운동 이상의 평가도 실시한다. 나중에 심첨부 어프로치로 다른 방향에서 관찰과 평가를 한다.

좌심방 left atrium;LA

- **흉골좌연 장축 단층도**(그림 1-6) : 승모판의 머리쪽에서 대동맥 기부 후방의 공간이다.
- **단축 단층도**(그림 1-7-A) : 대동맥판 레벨에서 원형의 대동맥 후방에 묘출되어 좌측(화상상에서는 우측)으로 왼쪽 심이, 우측(화상상에서는 좌측)으로 심방중격이 관찰된다.

게다가 심첨부 어프로치에서는 다른 방향에서 관찰하면 좌심방 확대나 좌심방 혈전의 유무 등을 평가한다.

승모판 mitral valve;MV

- **흉골좌연 장축 단층도** : 전첨은 대동맥 기부, 후첨은 좌심실 기부의 뒤벽에 부착되어 있다. 수축기에 닫혀 있는 승모판은 확장 조기에 최대 개방되고 확장 중기에 반닫혀지고 확장 말기에 심방 수축과 함께 재개방 된다(그림 1-20 A, B). 판하조직의 관찰도 용이하고 건삭조직이 비교적 휘도가 높은 선상 에코로 좌심실 후벽의 바로 전방에 묘출된다(그림 1-21). 통상, 흉골좌연 장축 단층도에서는 승모판 전첨 중앙부와 후첨의 중앙 판막주름(middle scallop)이 묘출되지만 탐촉자 빔을 피검사자의 조금 외측(왼쪽 어깨 방향)으로 향하면 전첨 외측부와 후첨의 외측 가리비주름(lateral scallop)이, 탐촉자를 조금 안쪽 (흉골측)으로 향하면 전첨 안쪽부와 후첨의 안쪽 판막가리비주름(medial scallop)이 묘출된다.
- **단축 단층도** : 승모판 입구부 관찰이 가능하고, 판막 개방시에는 승모판 전첨과 후첨의 중앙 판막주름, 외측 판막주름 및 안쪽 판막주름이 묘출된다(그림 1-22 A). 전첨과 후첨 외측 판막주름의 사이가 전교련, 전첨과 후첨 안쪽 판막주름의 사이가 후교련이다. 판 폐쇄시에는 전첨과 후첨은 접합되므로 양자의 구별은 어렵다(그림 1-22 B).

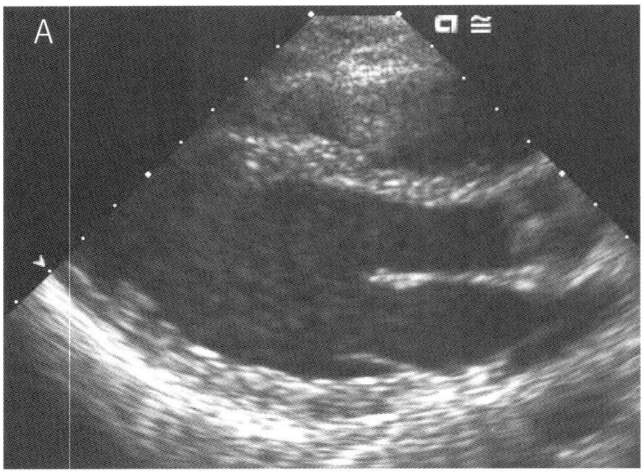

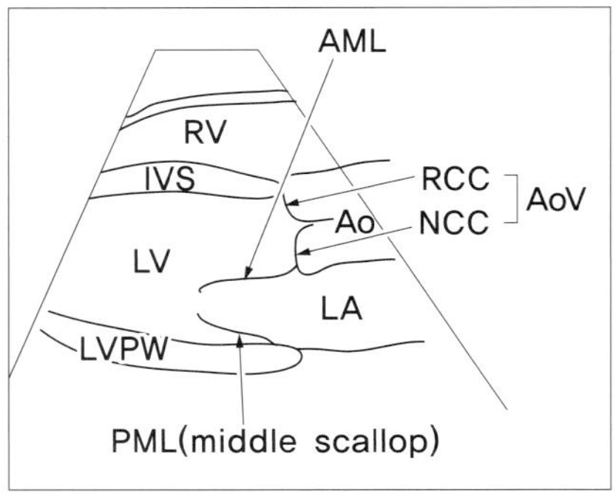

A : 승모판 개방시 · 대동맥판 폐쇄시

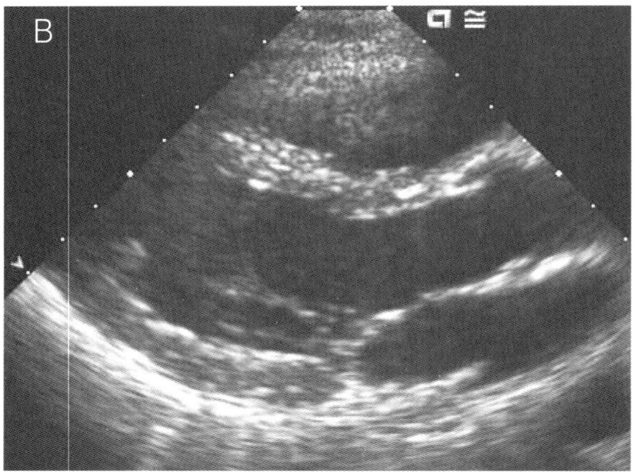

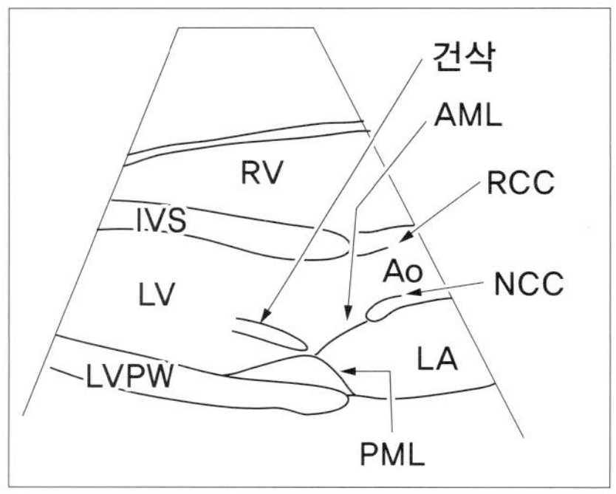

B : 승모판 폐쇄시 · 대동맥판 개방시

그림 1-20 흉골좌연 장축 단층도

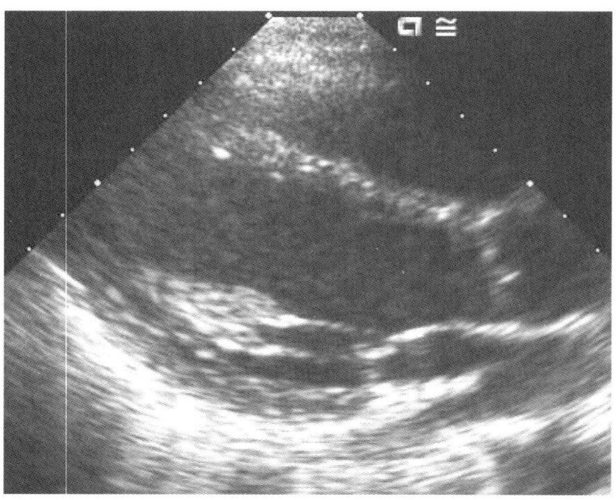

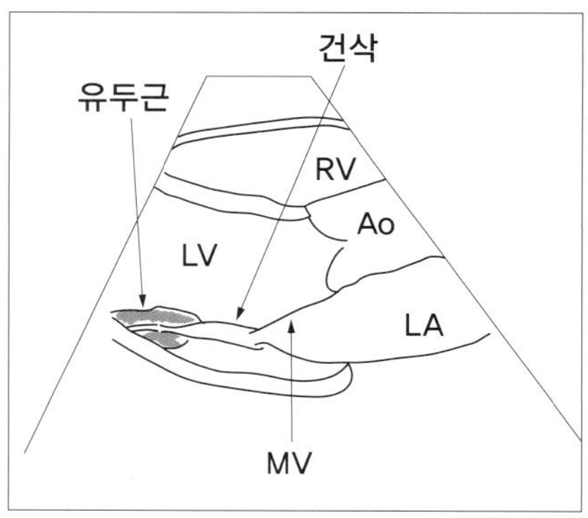

그림 1-21 승모판 판하조직
승모판 판첨에서 연속되는 판하조직(건삭, 유두근)이 관찰된다

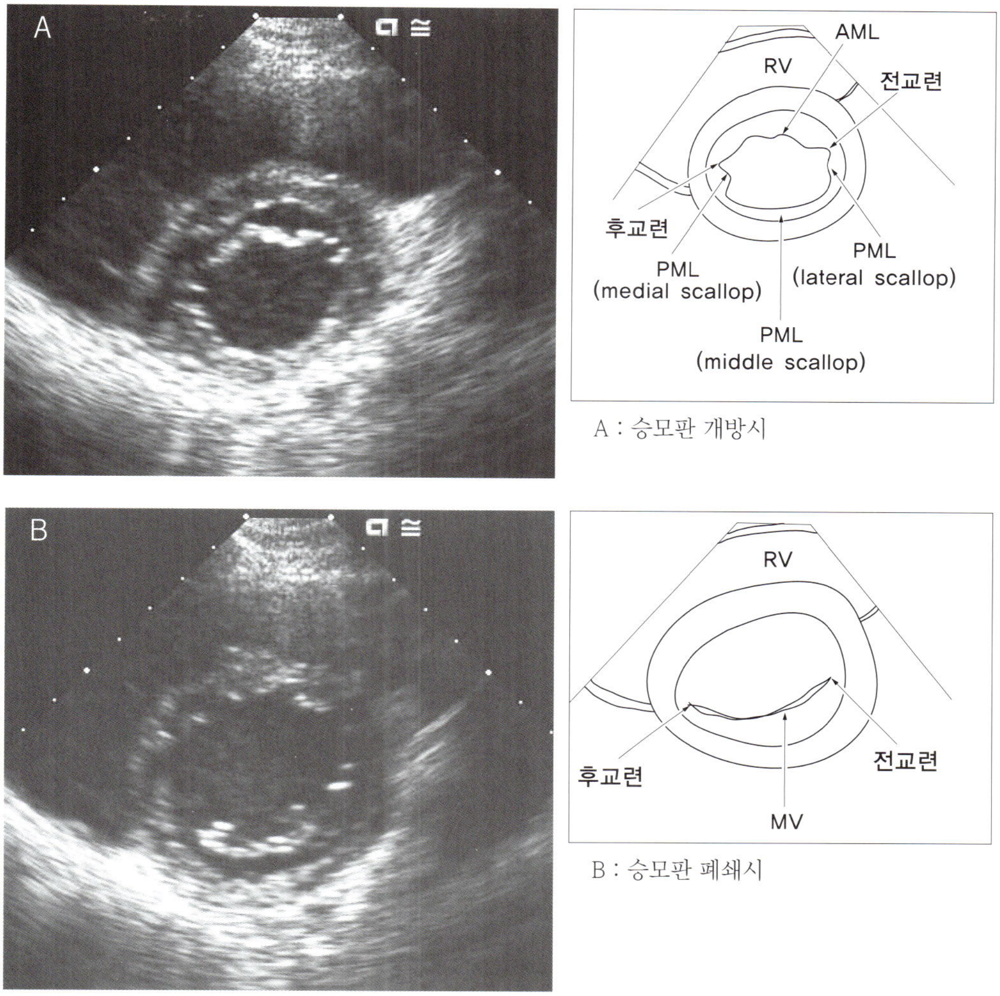

A : 승모판 개방시

B : 승모판 폐쇄시

그림 1-22 흉골좌연 단축 단층도(승모판 레벨)

대동맥판 aortic valve;AoV

- **흉골좌연 장축 단층도**(그림 1-20A, B) : 수축기 최대 개방시에는 대동맥벽과 평행이 되고 확장기에는 폐쇄되어 좌심실 유출로로 향해 조금 부푼 모양을 나타낸다. 통상, 흉골좌연 장축 단층도에서는 대동맥판의 우관첨과 무관첨이 묘출된다. 탐촉자 빔을 피검사자의 조금 외측(왼쪽 어깨 방향)으로 향하면 오른쪽관첨과 왼쪽관첨이 묘출된다.
- **단축 단층도**(그림 1-23A, B) : 전방으로 우관첨, 왼쪽 후방(화상상에서는 우하방)에 좌관첨, 오른쪽 후방(화상상에서는 좌하방)에 무관첨이 관찰되고 확장기 판막 폐쇄시에는 Y자형을 나타낸다.

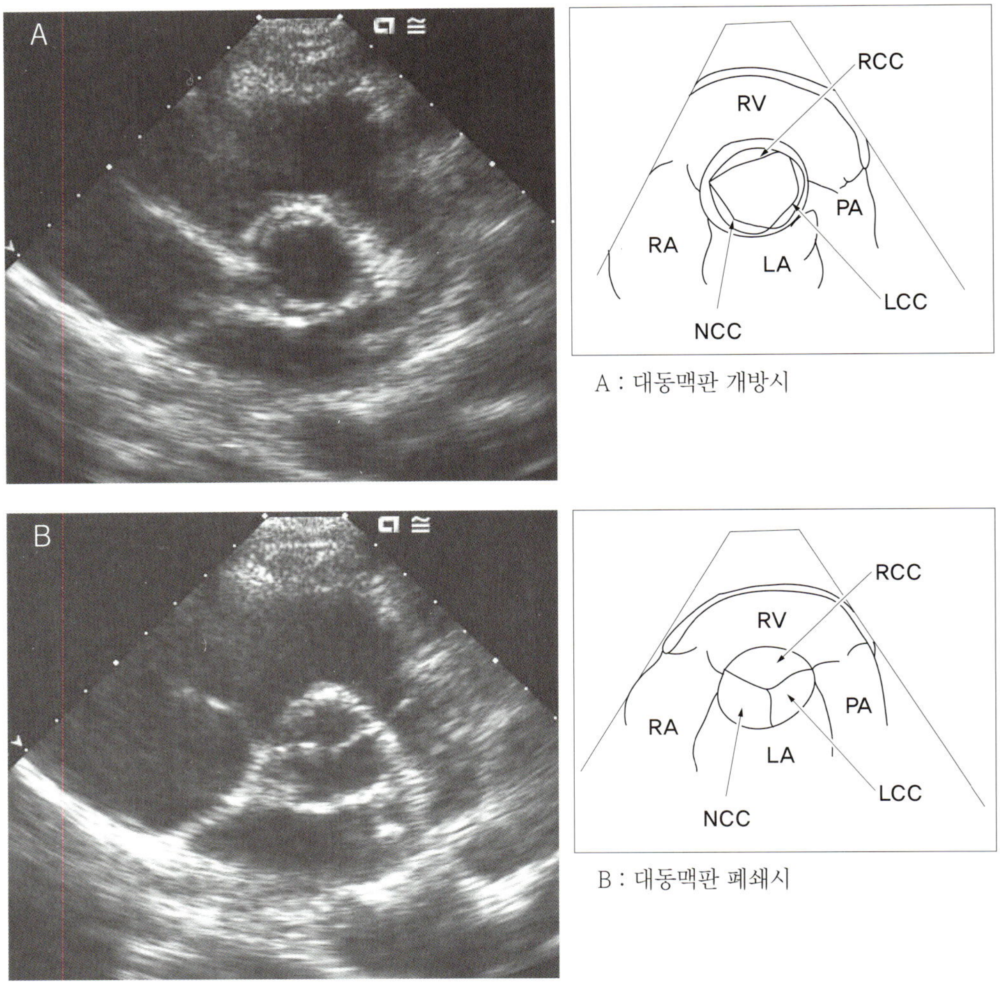

A : 대동맥판 개방시

B : 대동맥판 폐쇄시

그림 1-23 흉골좌연 단축 단층도(대동맥판 레벨)

삼첨판 tricuspid valve;TV

삼첨판은 대동맥판 레벨 단축 단층도(☞p.8 그림 1-7-A), 우심실 유입로 장축 단층도(☞p.15 그림 1-14), 심첨부 및 흉골좌연 4강 단층도(☞p.12 그림 1-10, ☞p.14 그림 1-13), 흉골하 4강 단층도(☞p.17 그림 1-17)를 이용해 관찰한다. 삼첨판은, 전첨, 중격첨, 후첨으로 이루어지지만, 후첨을 묘출할 수 있는 것은 우심실 유입로 장축 단층도 뿐이다. 그 외의 단층도에서는 모두 전첨과 중격첨이 묘출된다. 삼첨판의 움직임은 승모판과 유사하다.

폐동맥판 pulmonary(pulmonic) valve; PV

폐동맥판을 관찰하려면 대동맥판 레벨 단축 단층도(그림 1-7-A), 우심실 유출로 장축 단층도(☞p.15 그림 1-15), 및 폐동맥 분기부를 묘출하는 흉골좌연 단축 단층도(☞p.16 그림 1-16)가 필요하다. 폐동맥판도 세 개의 판첨(전첨, 우첨, 좌첨)이 있지만, 그 전모를 묘출하는 것은 곤란하다. 폐동맥판의 움직임은 대동맥판과 유사하다.

좌심방 right atrium; RA 우심실 right ventricle; RV

우심실은 심실중격을 사이에 두고 좌심실의 반대 측에 위치한다. 우선 흉골좌연 장축 및 단축 단층도로 관찰한다. 그 외의 단면으로 심첨부 4강 단층도, 흉골좌연 4강 단층도, 우심실 유입로 장축 단층도 및 우심실 유출로 장축 단층도를 이용한다. 우심방은 심방중격을 끼고 좌심방의 반대 측에 있고 우심실의 경우와 같은 단면에서 관찰된다.

2 M 모-드 심에코법 M-mode echo cardiography

Key Point

- □ 대동맥 지름 · 좌심방 지름 · 좌심실 지름의 계측에 이용한다.
- □ 승모판 등 가동성이 풍부한 구조물의 움직임과 시상(時相)평가에 유용

원 리

단층 심에코도 가이드로 관찰하고 싶은 장소에 M모-드 빔을 투입한다. 투입 부위에서의 구조물의 움직임은 횡축 방향이 시간 축으로 표시되고 구조물 각 부위의 움직임을 나타내는 에코 곡선을 얻을 수 있다. 이것이 M모-드 심에코도이다(그림 1-24 A, B). M모-드법은 구조물의 움직임의 관찰이나 시상분석이 뛰어나서 대동맥이나 좌심방 · 좌심실 지름 계측 등에도 사용된다.

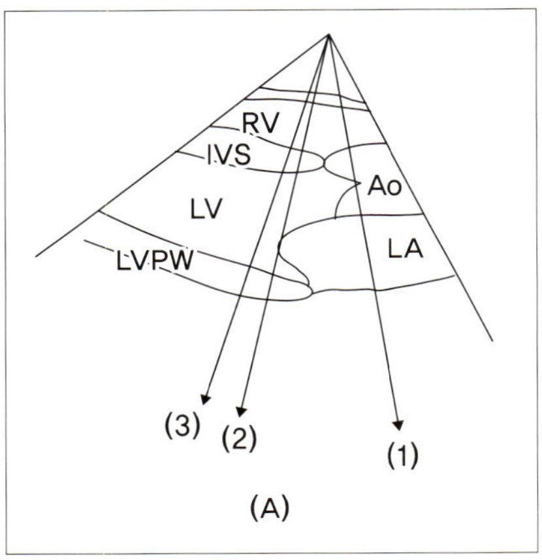

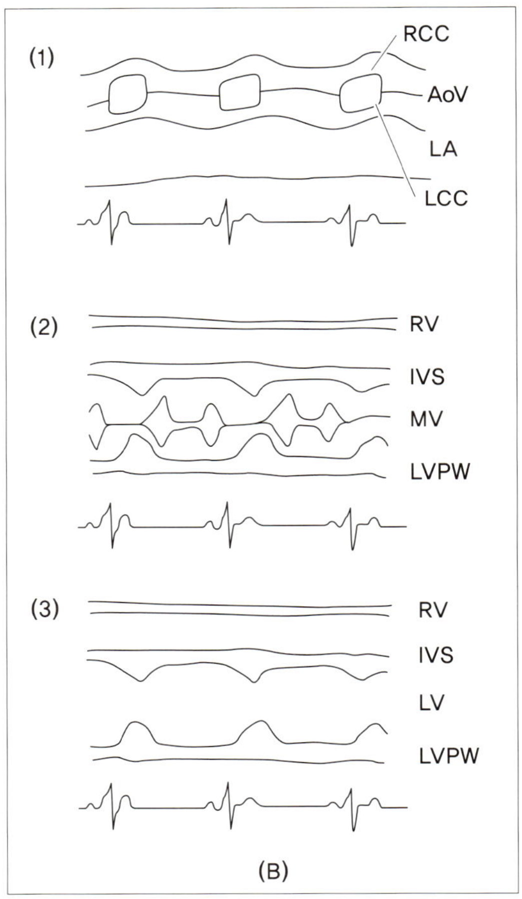

그림 1-24 M모-드 그림와 단층도
(A) 흉골좌연 장축 단층도
(B) (1) 대동맥판 · 좌심방 M모-드 그림,
(2) 승모판 M모-드 그림,
(3) 좌심실 M모-드 그림
흉골좌연 장축 단층도를 묘출 후, (1) (3)의 장소에서 M모-드 빔을 투입하면 그 부위에서의 M모-드 그림을 기록할 수 있다.

기록방법

흉골좌연 장축 단층도를 묘출 후에 뒤에 적은 세 개의 기본 M모-드 그림를 기록한다. 그 밖에 단층도 가이드하에서도 관찰하고 싶은 임의의 장소에 M모-드 빔을 투입하면 그 장소의 M모-드 그림이 기록된다.

정상 M모-드 그림

A. 대동맥판 · 좌심방 M모-드 그림(그림 1-24 B-1)(그림 1-25) : 흉골좌연 장축 단층도를 표시하면서 대동맥판에 M모-드 빔을 투입해 기록한다.

- **대동맥판** : 대동맥판 에코는 대동맥 기부 에코보다 약하고, 대동맥 전후 벽사이에 오른쪽관첨과 무관첨이 기록된다. 좌심실 구출 개시와 함께 오른쪽관첨은 전방에, 무관첨은 후방으로 개방되고 확장기 개시와 함께 제II심음에 일치해 폐쇄된다(그림 1-26). 대동맥판 에코는 수축기에 네모진 상자 비슷한 운동 패턴(box-like appearance)을 나타낸다.

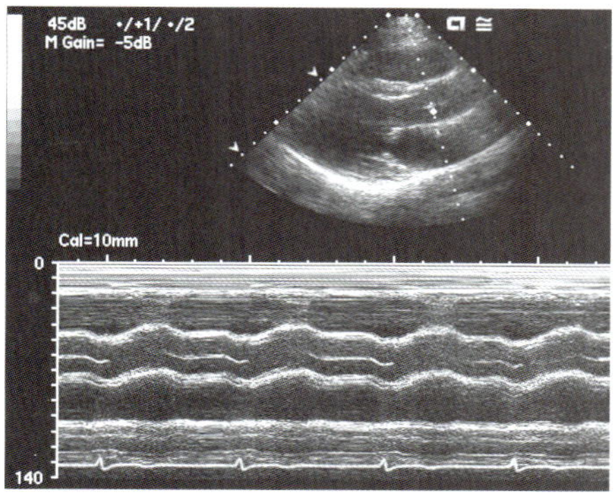

그림 1-25 흉골좌연 장축 단층도와 대동맥판 · 좌심방 M모-드

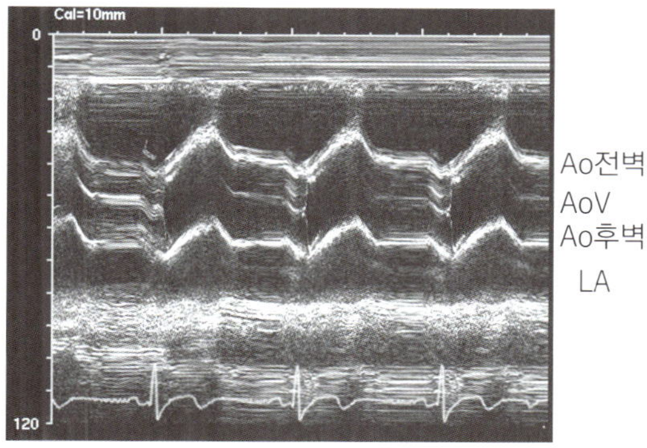

그림 1-26 대동맥판 · 좌심방 M모-드

- **좌심방** : 왼쪽 후벽은 폐정맥에 고정되어 있기 때문에 움직임은 작다.

대동맥판 · 좌심방 M모-드 그림으로 대동맥 지름과 좌심방 지름을 계측한다. 대동맥 지름은 확장말기(심전도 Q파시상), 좌심방 지름은 수축말기(제 II심음) 즉 좌심방 직경이 최대인 곳에서 계측한다(그림 1-27).

B. 승모판 M모-드 그림 : 흉골좌연 장축 단층도를 표시하면서 승모판을 향해서 M모-드 빔을 투입해 기록한다(그림 1-24 B-2)(그림 1-28).

- **승모판 전첨** anterior mitral leaflet; AML : 확장기에 특징적인 M형을 나타낸다.
- **승모판 후첨** posterior mitral leaflet; PML : 움직임은 W형을 나타내지만 진폭은 전첨에 비교해 작다(그림 1-29).

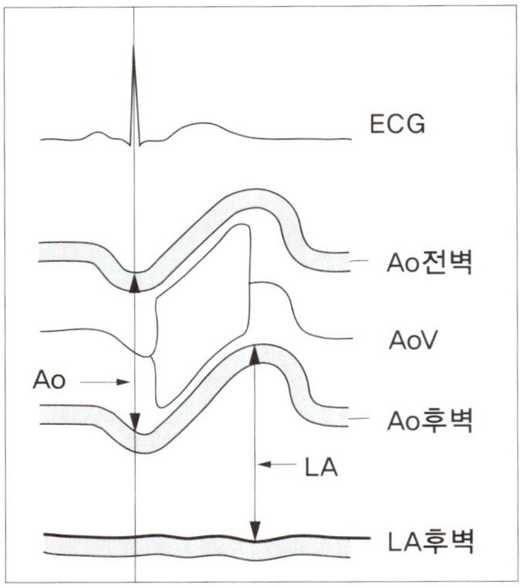

그림 1-27 대동맥 · 좌심방 직경 계측법
대동맥 지름은 확장 말기(심전도 Q파시상), 좌심방 직경은 수축 말기(제Ⅱ심음 개시점) 즉 좌심방 직경이 최대인 곳에서 계측한다.

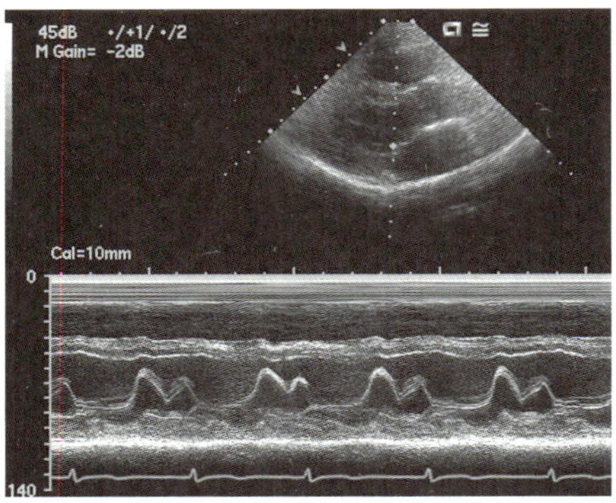

그림 1-28 흉골좌연 장축 단층도와 승모판 M모-드 그림

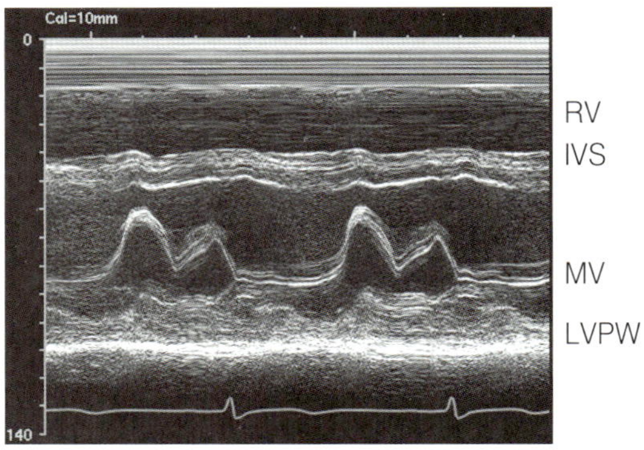

그림 1-29 승모판 M모-드 그림

Side Memo 3

정상 승모판 운동(그림 1-30)

확장기 개시직후(제Ⅱ심음 대동맥 성분 직후)에 승모판 전후첨은 개방되어서(D점) 좌심방으로부터 좌심실에 혈액이 급속 유입된다. 판의 최대 개방(최대 개방점(E점)) 뒤 확장 조기에 승모판의 반폐쇄를 볼 수 있는 F점으로 끝난다. 확장 말기에 볼 수 있는 승모판 개방(A점)은 심방 수축에 따르고 제Ⅳ심음에 일치한다. 확장기 종료와 함께(제Ⅰ심장 뛰는 소리 개시점에 일치해) 승모판은 폐쇄된다(C점). 닫힌 승모판은 수축기에 1~2개의 선상 에코로 느릿한 전방 운동을 나타낸다.

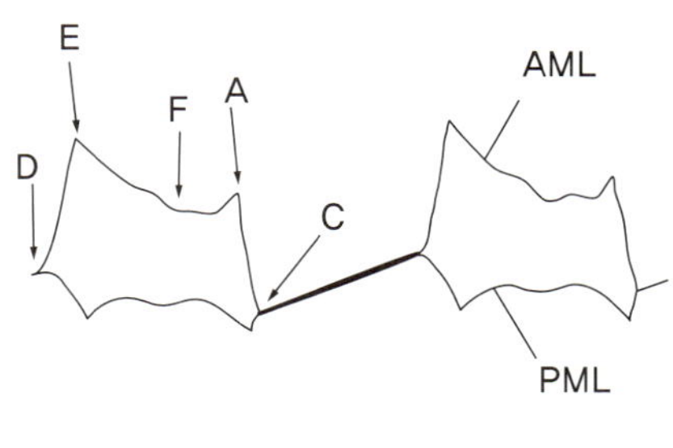

그림 1-30 정상 승모판 M모-드 그림

C. 좌심실 M모-드 그림(그림 1-24 B-3)(그림 1-31) : 흉골좌연 장축 단층도를 표시하면서 승모판 판첨보다 약간 심첨부 가까이의 건삭 레벨에서 M모-드 빔을 심실중격과 좌심실 후벽에 수직에 투입한다. 심실중격, 좌심실 후벽의 심내 · 외막 및 심막의 움직임이 동시에 기록된다(그림 1-32).

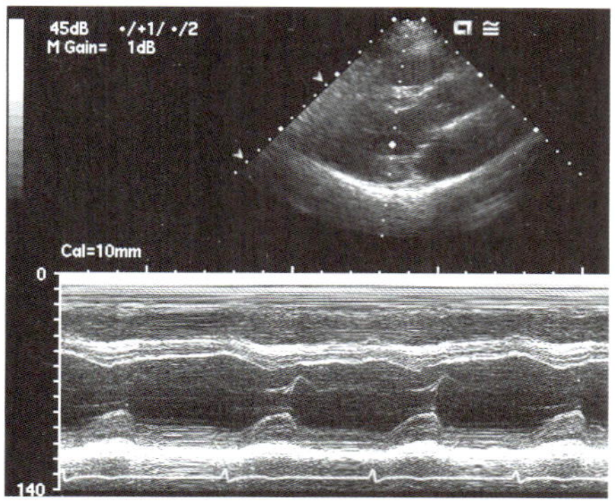

그림 1-31 흉골좌연 장축 단층도와 좌심실 M모-드

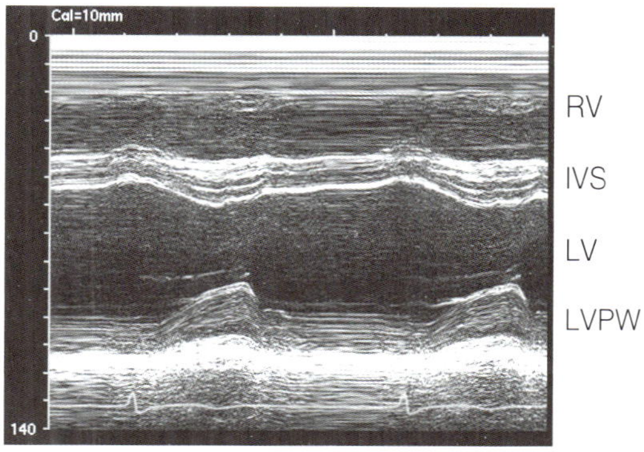

그림 1-32 좌심실 M모-드

● **좌심실 운동** : 좌심실 충만은 대부분은 확장 조기에 생기고 심실중격과 후벽은 서로 재빠르게 멀어진다. 심방 수축과 함께 약간 더 조금 멀어진 후에 수축기에는 급속히 접근한다.

좌심실 계측법 (그림 1-33)

● **좌심실 확장말기 지름** left ventricular end-diastolic dimension; LVDd : 심실탈분극 개시점(심전도 Q파의 위치)에 계측한다.

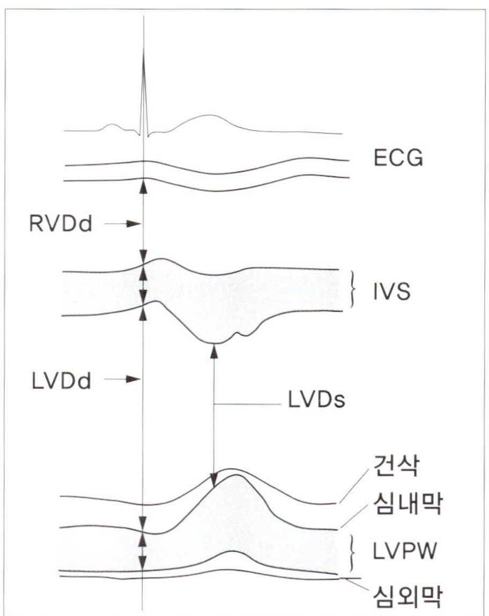

그림 1-33 좌심실 계측법

확장 말기지름(LVDd) : 심실탈분극 개시점(심전도 Q파의 위치)에서 계측한다.

수축 말기지름(LVDs) : 제II심음(心音) 개시점, 심실중격후방 운동 혹은 좌심실 후벽전방 운동의 정점, 혹은 좌심실 지름이 최소인 곳에서 계측한다.

심실중격벽두께와 좌심실 후벽두께 : 심전도 Q파의 위치에서 계측한다. 또, 심전도 Q파의 위치에서 우심실확장 말기지름(right ventricular diastolic dimension; RVDd)도 계측 가능하다.

- **좌심실 수축 말기지름** left ventricular end-systolic dimension; LVDs : 제Ⅱ심음 개시점, 심실중격 후방 운동 혹은 좌심실 후벽 전방 운동의 정점, 혹은 좌심실 지름이 최소인 곳에서 계측한다.
- **심실중격** interventricular septum; IVS **벽후/좌심실 후벽** left ventricular posterior wall; LVPW 두께 : 심전도 Q파의 위치에서 계측한다.

M모-드 빔을 심실중격과 좌심실 후벽에 수직으로 투입할 수 없는 경우에는 좌심실을 경사면으로 보이기 때문에 좌심실 지름이 과대평가되어 버린다. 이 경우는 단층도로 좌심실 지름이나 벽두께를 계측한다. 또, 심전도 Q파의 위치에서 우심실 확장 말기지름(right ventricular end-diastolic dimension; RVDd)이 계측 가능하다.

3 도플러 심에코법 Doppler Echocardiography

Key Point

- □ 「청진 소견을 도플러 심에코법으로 확인한다」 이것이 철칙
- □ 컬러 도플러법으로 이상혈류를 검출한다.
- □ 컬러 도플러법에서는 특히 알맞은 게인 설정이 중요하다.
- □ 펄스 도플러법 · 연속파 도플러법으로 혈류속 파형을 기록한다.
- □ 베르누이의 간이식으로 혈류속도에서 압교차를 계산한다.

원리

도플러 효과는 다가오는 기차의 기적 소리가 높고 멀어지는 기차의 기적의 소리가 낮게 들린다고 하는 현상으로 잘 알려져 있다. 도플러 심에코법은 이 원리를 응용해서 혈류(혈구)에 방사된 초음파의 주파수가 어느 정도 편위에서 반사될까에 따라 혈류의 방향이나 속도를 측정하는 것이다. 본법에 의해 단층법이나 M모-드법에서는 얻을 수 없는 정보 즉, 판역류나 심내 션트의 검출, 심내압 및 압교차를 평가하게 된다.

도플러 심에코법의 종류와 특징

도플러 심에코법에는 컬러 도플러법(color Doppler imaging), 펄스 도플러법(pulsed-wave Doppler; PW), 연속파 도플러법(continuous wave Doppler; CW)이 있다. 각각의 특징은 표 1-1에 나타냈다. 펄스 도플러법 및 연속파 도플러법은 컬러 도플러법 가이드에 따라 실시한다.

표 1-1. 도플러 심에코-법의 종류와 특징

종류	특징
컬러 도플러법	단층에코도상에 혈류를 색으로 표시
펄스 도플러법	고속혈류속도 측정 불능 거리분해기능 있음
연속파 도플러법	고속혈류속도측정 가능 거리분해기능 없음

1) 컬러 도플러법 color Doppler imaging

단층 심에코도상에 컬러 도플러법을 적응하여 칼라 영역을 설정하고 영역내의 혈류를 색표시한다. 탐촉자로 향하는 혈류는 적색, 멀어지는 혈류는 청색으로 표시된다(그림 1-34 A, B). 심장 내의 정상혈류는 각 부위로 각각 혈류속도 성분이 갖추어져 있기 때문에 층류를 나타낸다. 한편 이상혈류는 많은 경우 유속은 흐트러져서 빠른 혈류와 늦은 혈류가 혼재한 난류를 보인다.

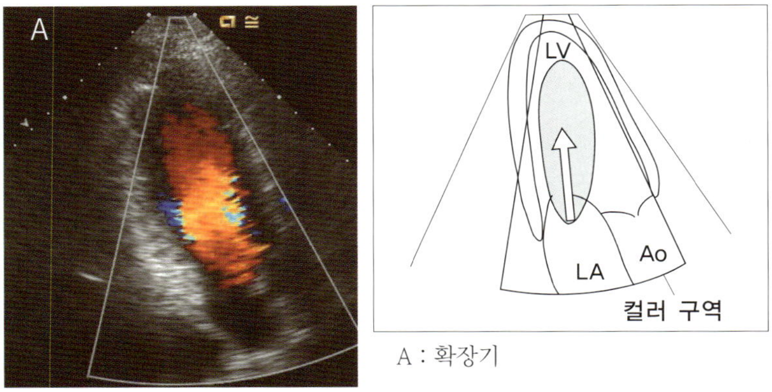

A : 확장기

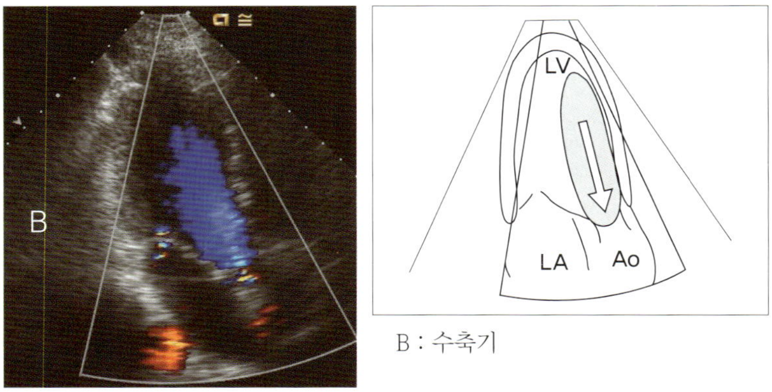

B : 수축기

그림 1-34 정상 좌심실내 혈류

확장기에 좌심실에 유입되는 혈류는 붉고, 수축기에 좌심실에서 구출되어 나오는 혈류는 푸르게 표시된다.

혈류반전 현상 aliasing(그림 1-35) Side Memo **4**

그림 3은 승모판 협착증 예의 심첨부 4강 단층도(확장기)이다. 판막협착때문에 좌심실 유입혈류는 빠르고, 통상 적색으로 표시되는 좌심실 유입혈류 시그널의 중앙에는 섬처럼 청색으로 표시되는 영역이 관찰된다. 이것을 혈류반전 현상(aliasing)이라고 부른다. 컬러 도플러법에서는 그 원리상으로 유속이 일정 속도(장치의 설정에 의해 다르지만 통상 60~80 cm/sec)를 넘으면 이와 같이 일견 반대 방향의 혈류와 같이 표시된다.

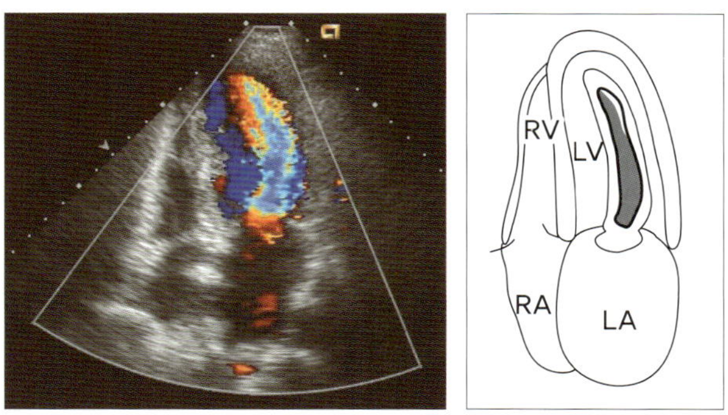

그림 1-35 혈류반전 현상

이 난류는 컬러 도플러법에서는 녹색의 혼입으로 표시된다. 탐촉자로 향하는 혈류에서 난류인 것은 적색에 녹색이 더해져 황색으로 표시된다. 또, 멀어지는 혈류에서 난류인 것은 청색에 녹색이 더해져서 시안색(밝은 청색)으로 표시된다. 실제로는 유속이 빠른 이상혈류(난류)는 적청황록의 혼재된 모자이크 시그널로 표시된다(그림 1-36).

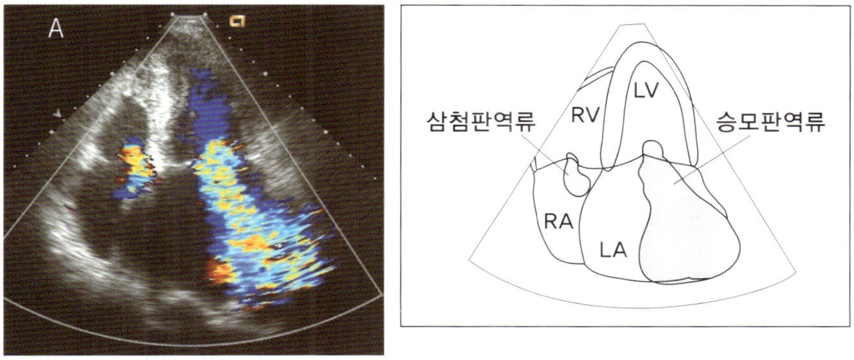

그림 1-36 모자이크 시그널
승모판 역류(고도) 및 삼첨판 역류(경도)가, 적청황록의 혼재된 모자이크 시그널로 표시된다.

2) 펄스 도플러법 pulsed-wave Doppler; PW

거리 분해가능을 가지도록 임의의 점에 샘플 볼륨(sample volume)으로 불리는 관심 영역을 두면 그 부위에서의 혈류속파형을 기록할 수 있다(그림 1-37, 1-38). 어느 일정 이상의 고속혈류를 측정할 수 없는 것이 결점이지만 펄스 도플러법으로 얻을 수 있는 혈류속파형을 이용하여 심박출량의 산출이나 좌심실

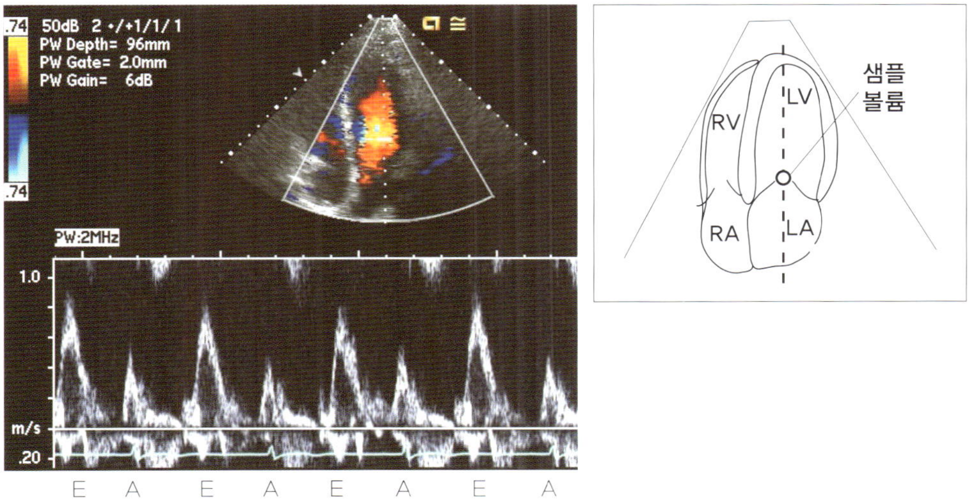

그림 1-37 좌심실 유입 혈류속파형(펄스 도플러법)
심첨부 4강 단층도에서 펄스 도플러법으로 샘플 볼륨을 승모판 구부에 두면 좌심실 유입 혈류속파형을 기록할 수 있다. 좌심실 유입 혈류속파형은 확장 조기파(E파)와 심방 수축기파(A파)로 구성된다.

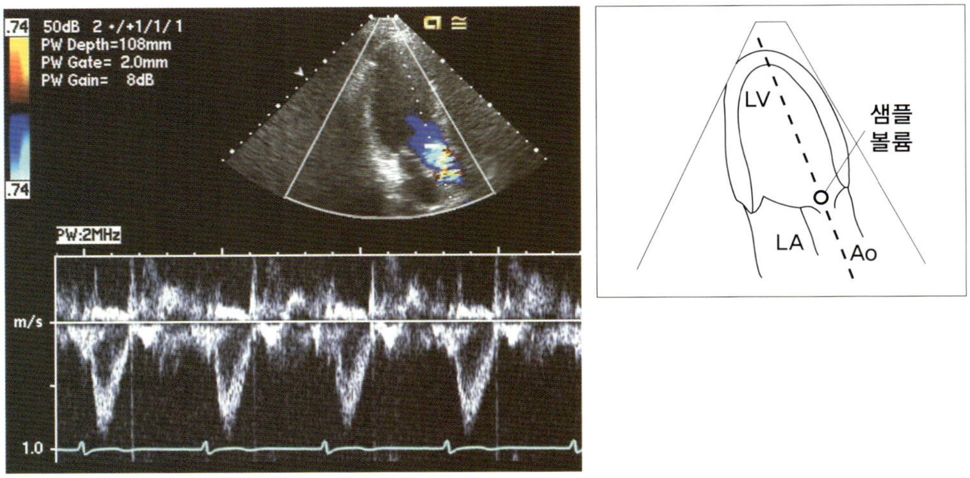

그림 1-38 좌심실 구출 혈류속파형(펄스 도플러법)

심첨부 장축 단층도로 펄스 도플러법으로 샘플 볼륨을 좌심실 유출로에 두면 좌심실 구출 혈류속파형을 기록할 수 있다. 좌심실 구출 혈류속파형은 수축기의 일봉성 파형이다.

확장기능 평가가 가능하다. 정상 성인에 있어서의 심강 · 대혈관의 혈류속도는 통상 2.0 m/sec를 넘지 않기 때문에 펄스 도플러법으로 계측 가능하다.

3) 연속파 도플러법 continuous wave Doppler; CW

고속혈류의 계측이 가능하고 심내 이상 고속혈류의 최대혈류속도를 측정할 수 있다. 그러나 본법은 거리분해기능을 가지지 않기 때문에 도플러 빔상의 모든 혈류속파형을 표시한다. 이 때문에 기록된 혈류부위의 확인이 곤란한 일이 있다(그림 1-39).

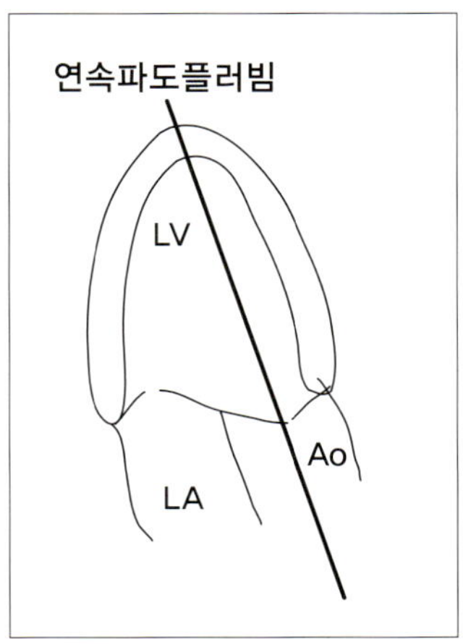

그림 1-39 연속파 도플러법

중증의 대동맥판 협착증에서는 대동맥판 통과혈류가 고속이기 때문에 펄스 도플러법에서는 혈류속도를 측정할 수 없다. 이 경우에는 그림과 같이 연속파 도플러 빔을 좌심실 유출로에서 대동맥판, 그리고 상행 대동맥에 따라서 투입해 빔상의 최대혈류속파형(速波形)을 기록한다. 연속파 도플러법에서는 빔상의 어느 부위에서 가장 혈류가 빠른지 어떤지는 판정할 수 없는(거리 분해기능이 없다)데, 단층도 소견이나 컬러 도플러 소견에서 빔상에 대동맥판 협착증 이외에 혈류가 빨라지는 병의 실체가 없으면 이 최대혈류속파형이 대동맥판 통과 혈류속파형이라고 판단할 수 있다.

* 도플러 심에코법 시행 시의 기본 주의점

● **초음파 입사각도** : 혈류방향에 대해서 초음파 빔 입사각도가 큰 경우에는 혈류속도를 과소평가한다. 게다가 혈류와 초음파 빔의 방향이 직교하는 경우에는 혈류가 있어도 색 표시되지 않고 일견혈류가 없는 것처럼 보인다(그림 1-40). 당연, 혈류속도도 모른다. 이 때문에 가능한 한 혈류방향으로 평행으로 빔을 입사할 수 있도록 단면 설정을 궁리해야 한다. 예를 들면 승모판 역류는 흉골좌연 어프로치 장축 단면과 심첨부 어프로치 장축 단면과는 표시되는 역류 시그널의 크기와 다르다. 흉골좌연 장축 단면에서는 초음파 입사각도와 역류혈류방향의 각도가 크기 때문에 역류 시그널은 작고, 심첨부 장축 단면에서는 양자의 각도가 작기 때문에 역류 시그널은 크게 표시된다. 혈류방향과 초음파 입사각도의 가장 작은 단면에서 역류 시그널의 도달도나 크기는 판정하지 않으면 안 된다. 펄스 · 연속파 도플러법의 경우도 마찬가지로 측정하고 싶은 혈류와 초음파 빔을 가능한 한 평행(입사각도 20°이하)으로 한다. 입사각도가 90°에 가까워지는 만큼 혈류속도를 과소평가한다.

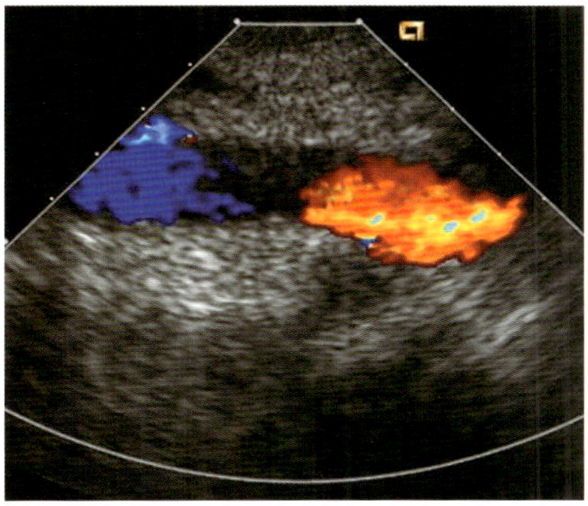

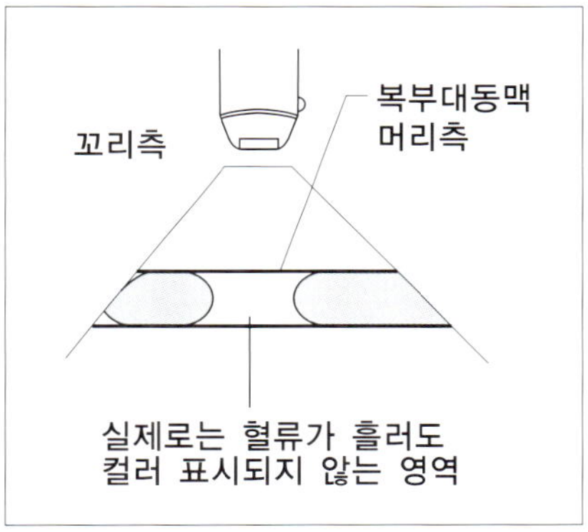

그림 1-40 혈류방향과 초음파 입사각도

머리쪽에서 꼬리 쪽으로 향하는 복부 대동맥내 혈류는 탐촉자를 향해 오는 혈류는 적색, 멀어지는 혈류는 청색으로 표시된다. 그러나, 탐촉자와 직교 하는 영역에서는 복부 대동맥내에 혈류시그널은 표시되지 않는다.

● **게인(gain)의 설정** : 게인을 최적레벨로 유지하는 것이 중요하다. 칼라 게인을 너무 내리면 모자이크 시그널의 범위는 작아져서 판역류 중증도를 과소평가해 버린다. 보통 아티팩트가 출현하는 레벨보다 조금 내린 게인이 최적 게인으로 여겨진다. 펄스 · 연속파 도플러법의 게인도 마찬가지로 측정하고 싶은 혈류속파형이 명료하게 될 때까지 게인을 올리지만, 너무 올리면 혈류 이외의 노이즈가 출현해 온다.

● **필터의 설정** : 측정하고 싶은 혈류속도에 맞추어 조절한다. 통상은 낮은 유속의 시그널을 제거하기 위한 low-cut filter를 사용한다.

● **샘플 볼륨의 크기** : 펄스 도플러법으로 사용하는 샘플 볼륨의 크기는 변경이 가능하고, 파형의 변연이

선명히 되도록 크기를 조정한다. 2~3 mm의 크기가 일반적이다.

- **반복 주파수** pulse repetition frequency; PRF : 반복 주파수는 1초간에 몇 회 초음파를 발사 송신하고 있는지를 의미한다. 반복 주파수를 올리면 검출할 수 있는 혈류속도는 오르고 반복 주파수를 내리면 검출할 수 있는 혈류속도는 내려간다. 실제로는 반복 주파수의 조절은「유속 레인지의 조절」로 한다. 통상, 컬러 도플러법에서는 반복해 주파수는 최대로 하지만, 특히 늦은 혈류를 검출하고 싶은 경우는 반복 주파수를 내릴 필요가 있다. 펄스 · 연속파 도플러법에서도, 적당한 크기의 혈류속파형을 기록할 수 있도록 혈류속도에 따라 반복 주파수를 조절한다.

도플러 심에코법의 임상 응용

1) 압교차의 계측

연속파 도플러법을 이용해 측정한 최대혈류속도에 의해서 베르누이의 간이식으로 압교차를 추정할 수 있다(그림 1-41).

식 : 압교차(mmHg) = 4×(최대혈류속도)^2

그림 1-41 베르누이의 간이식
협착이 있는 관강(혈관) 내에 왼쪽에서 오른쪽으로 흐르는 혈류가 있다고 상정한다. 협착전의 내압(P_1), 협착 후의 내압(P_2), 협착부위의 혈류속도(V)로 하면 협착전후로의 압교차(P_1-P_2)는 베르누이의 간이식에 따라

$P_1-P_2(mmHg)=4\times V(m/sec)^2$

이 된다.

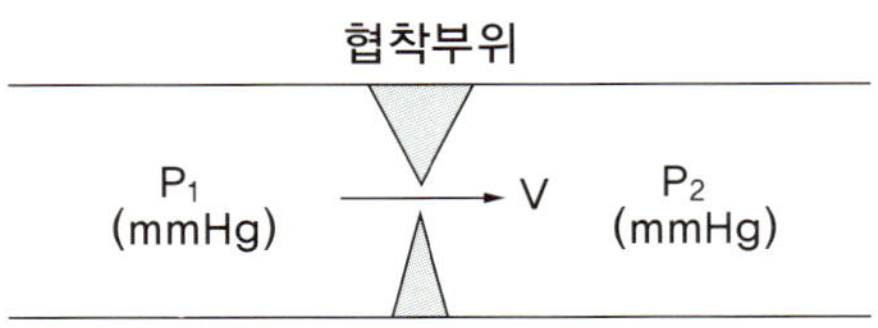

2) 혈류량의 계측

어느 단면을 통과하는 혈류량은 그 단면에서의 혈류속파형의 시간 속도 적분(time-velocity integral; TVI)과 단면적에서

식 : 혈류량(ml)=TVI(cm)×단면적(cm^2)

으로 산출할 수 있다(그림 1-42).

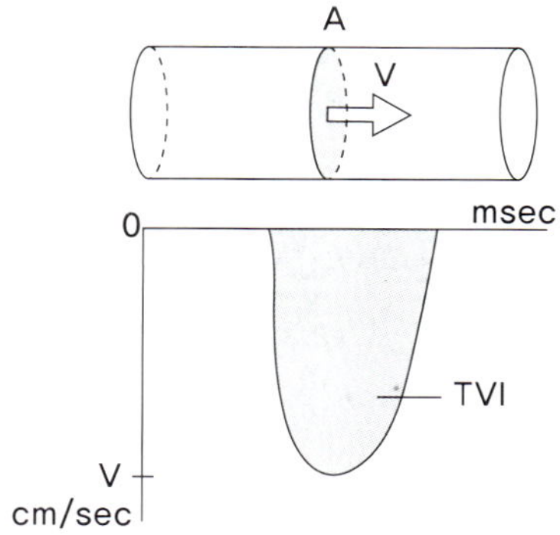

그림 1-42 혈류량의 계측
부위 A를 유속(V)으로 통과하는 혈류량(Q)의 계측법 :
펄스 도플러법으로 부위 A의 혈류속파형을 기록해 트레이스 하면 혈류속파형의 시간 속도 적분(time-velocity integral; TVI)을 계산할 수 있다. 혈류량(Q)은,

식 : Q(ml)=부위 A의 단면적(cm^2)×TVI(cm)

으로 산출할 수 있다.

3) 우심실 수축기압(폐동맥 수축기압)의 추정

수축기에는 폐동맥판은 열려서 우심실과 폐동맥은 하나로 연속된 내강이 된다. 폐동맥판 협착 등이 없으면 우심실 수축기압은 폐동맥 수축기압과 동일하다. 우심실 수축기압 즉 폐동맥 수축기압을 추정하는 것으로 폐색전증이나 원발성 폐고혈압증 및 2차성 폐고혈압증의 진단이나 중증도 평가가 가능하다(☞p.111 표 8-1).

컬러 도플러법으로 삼첨판 역류가 검출되면 연속파 도플러법으로 역류 속도를 계측해서 우심실 수축기압을 산출한다(그림 1-43). 삼첨판 역류는 수축기의 우심실과 우심방의 압교차에 의해서 생긴다. 삼첨판 역류 속도로 베르누이의 간이식에서 우심실 · 우심방간 압교차를 산출한다.

식 : 우심실 수축기압−우심방압=4×(삼첨판 역류 최대혈류속도(m/sec))^2

추정하려는 우심실 수축기압은

식 : 우심실 수축기압(mmHg)
= 4×(삼첨판 역류 최대혈류속도(m/sec))^2 + 우심방압(mmHg)

이 되고, 이 압교차에 우심방압을 더하면 우심실 수축기압을 계산할 수 있다. 식에 대입하는 우심방압은 5 mmHg 또는 10 mmHg로 가정하는 방법과 하대정맥의 소견에 따라 추정한 우심방압을 이용하는 방법이 있다.

Side Memo 5

우심실 · 우심방간 압교차 측정의 요령

연속파 도플러법으로 삼첨판 역류혈류속도를 계측하려면 삼첨판 역류에 평행으로 연속파 도플러 빔을 투입할 수 있는 단면을 선택한다. 실제는 심첨부 4강 단면보다 흉골좌연 4강 단면이 삼첨판 역류 시그널을 묘출하기 쉽고, 한편 거의 평행으로 연속파 도플러 빔을 투입할 수 있어 최대 역류혈류속도를 계측하기 쉬운 수가 많다. 또 삼첨판 역류 시그널의 흡입혈류(acceleration flow)(*판역류 평가에 있어서의 주의점 (☞p.42 그림 1-56)를 명료하게 묘출하고, 이 흡입혈류상에 연속파 도플러 빔을 투입하는 것도 요령이다. 우심방 속의 역류 시그널에 도플러 빔을 투입해도 최대 역류혈류속도는 계측할 수 없다.

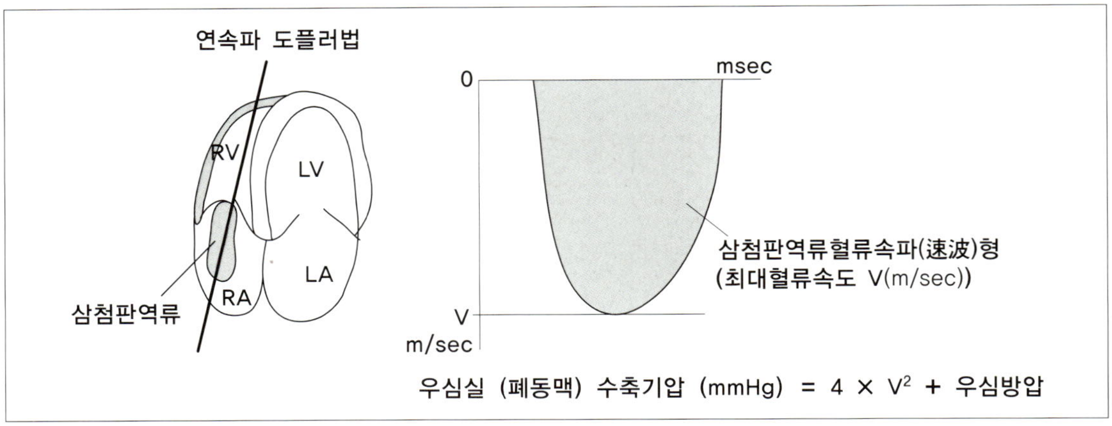

그림 1-43 우심실(폐동맥) 수축기압의 추정

그림 1-44 A에서는 삼첨판 역류(경도)가 모자이크 시그널로 인정된다. 그림 1-44B에 연속파 도플러법으로 기록한 삼첨판 역류혈류속파형을 나타내지만, 측정한 최대혈류속도는 4.42 m/sec이며, 우심실 · 우심방간의 압교차는 4×4.422≒78.3 mmHg였다. 하대정맥의 소견으로 추정된 우심방압 10 mmHg를 대입하면, 우심실 수축기압은 78.3+10=88.3 mmHg로 계산할 수 있다.

우심방압(정맥압)의 추정 Side Memo **6**

종래에는 우심방압을 5 mmHg 또는 10 mmHg으로 가정해 앞에서 본 식에 대입해 우심실 수축기압이 추정되었다. 그러나, 정상 우심방압은 2~8 mmHg이며, 우심방압을 10 mmHg으로 가정하면 정상 우심방압 증례에 대해서는 우심실 수축기압을 과대평가한다. 반대로 우심방압이 10 mmHg 이상인 증례에서는 과소평가해 버린다. 최근에는 우심방에 유입하는 하대정맥의 크기와 호흡성 직경변동으로 우심방압을 판정하는 것이 일반적으로 되었다(표 1-2). 하대정맥지름이 17 mm 이하에서 흡기(냄새를 맡는 흡기)에 의해서 정맥지름이 50% 이상 작아지면 정상 우심방압으로 판정된다. 하대정맥지름의 계측 부위는 우심방 합류부로부터 1~2 cm 먼 쪽으로 한다. 하대정맥의 소견으로 판정된 우심방압을 상기의 식에 대입하는 것으로 보다 정확한 우심실 수축기압을 추정할 수 있다. 예를 들면 하대정맥의 소견에서 정상 우심방압으로 판정되면 우심방압 5 mmHg를 앞에서 본 식에 대입한다.

표 1-2. 평균우심방압(정맥압)의 판정

하대정맥지름(mm)	호흡성 지름변동(%)	평균우심방압(mmHg)	
≦17	≧50	0~5	정상
>17	≧50	6~10	상승(경도)
≦17	<50	10~15	상승(중등도)
>17	<50	15~	상승(고도)

*<12 mm로 보통 호흡에서 정맥 허탈을 볼 수 있으면 혈관내 탈수라고 생각한다.

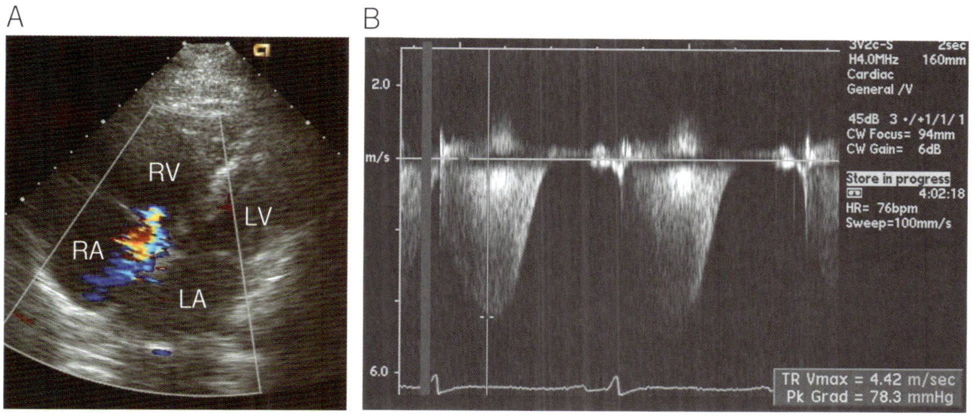

그림 1-44 A : 삼첨판역류(경도)
B : 삼첨판역류 혈류속파형(연속파 도플러법)

최대혈류속도는 4.42 m/sec이며, 우심실 · 우심방간의 압교차는 $4 \times 4.42^2 \fallingdotseq 78.3$ mmHg로 계산할 수 있다.

4) 좌심실 확장말기압 · 좌심방압의 추정

좌심실 확장말기압은 대략 평균 좌심방압, 폐정맥압, 폐동맥 쐐기압과 동등하고, 심부전의 중증도나 치료 효과 판정등에 중요한 지표가 된다. 폐울혈이 보이는 중증인 심부전에서는 좌심실 확장말기압 · 좌심방압은 높게 나타낸다.

- **좌심실유입(경승모판) 혈류속파형으로 추정하는 방법** : 자세한 것은 ☞p.48, 좌심실 확장능력 항을 참조.
- **폐동맥판역류 혈류속파형으로 추정하는 방법**(그림 1-45).

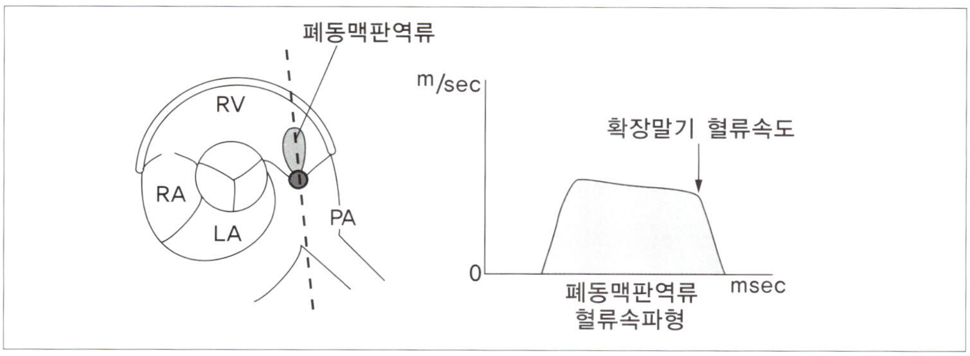

그림 1-45 폐동맥판 역류혈류속파형으로 좌심실 확장 말기압 · 좌심방압 추정

펄스 혹은 연속파 도플러법으로 폐동맥판역류 혈류속파형의 확장 말기 혈류속도를 측정한다.

> 식 : 좌심실 확장 말기압(mmHg) ≒ 폐동맥 쐐기압 ≒ 폐동맥확장 말기압
> =4×(폐동맥판 역류 확장말기혈류속도(m/s))^2 + 우심실 확장 말기압(mmHg)

이 성립하므로 우심실 확장 말기압=우심방압이라고 하면 좌심실 확장 말기압 · 좌심방압을 추정할 수 있다.

● 대동맥판역류 혈류속파형(速波形)으로 추정하는 방법(그림 1-46).

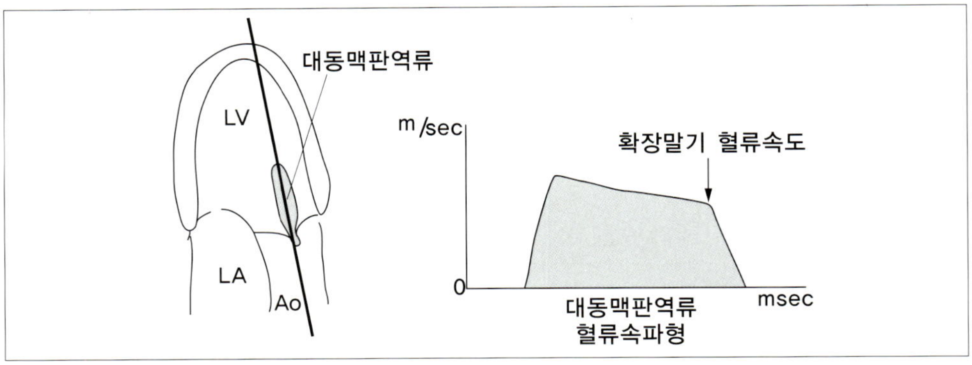

그림 1-46 대동맥판역류 혈류속파형으로 좌심실 확장 말기압 · 좌심방압 추정
연속파 도플러법으로 대동맥판 역류혈류속파형의 확장 말기혈류속도를 측정한다.

식 : 좌심실 확장 말기압(mmHg)
= 확장기 혈압(mmHg)-4×(대동맥판역류 확장 말기 혈류속도(m/sec))^2

가 성립하므로 커브(curve)로 측정한 확장기 혈압과 대동맥판역류 확장 말기혈류속도에서 좌심실 확장 말기압 · 좌심방압을 추정할 수 있다.

● 승모판역류 혈류속파형에서 추정하는 방법(그림 1-47).

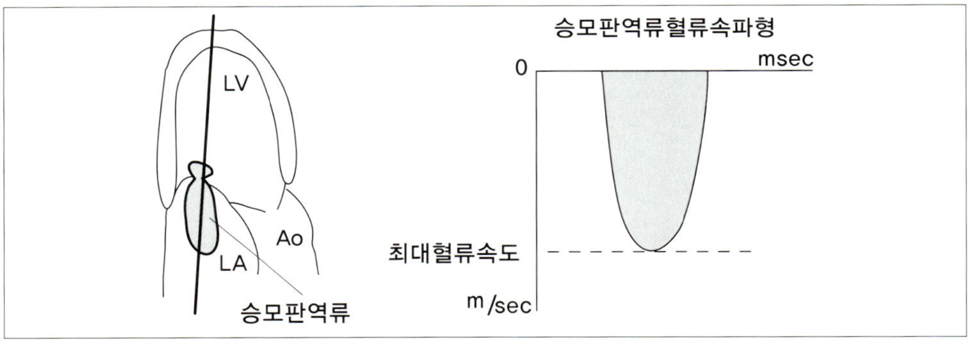

그림 1-47 승모판역류 혈류속파형에서 좌심방압 추정
연속파 도플러법으로 승모판 역류 최대혈류속도를 측정한다.

식 : 좌심방압(mmHg)=수축기 혈압(mmHg)-4×(승모판 역류 최대혈류속도(m/sec))^2

가 성립하므로, 커브로 측정한 수축기 혈압과 승모판 역류 최대혈류속도에서 좌심방압을 추정할 수 있다.

5) 심박출량의 계측

혈류량계측과 같은 방법으로 좌심실 유출로 혹은 우심실 유출로를 통과하는 혈류량=심박출량을 계산한다(그림 1-48, 1-49).

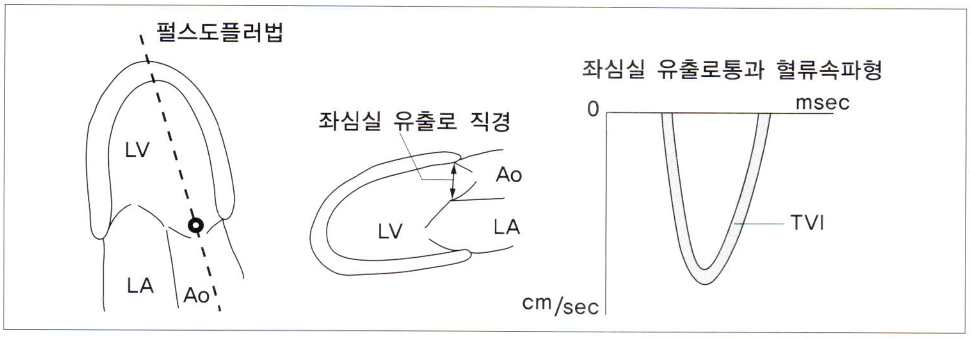

그림 1-48 심박출량의 계측(좌심실 유출로에서)

1회 심박출량은,

식 : 1회 심박출량(ml)=좌심실 유출로 단면적(cm^2)×TVI(cm)

[좌심실유출로단면적 =(좌심실 유출로 직경/2)^2×π
TVI =좌심실 유출로 통과 혈류속파형의 시간 속도 적분]

으로 계산할 수 있다.

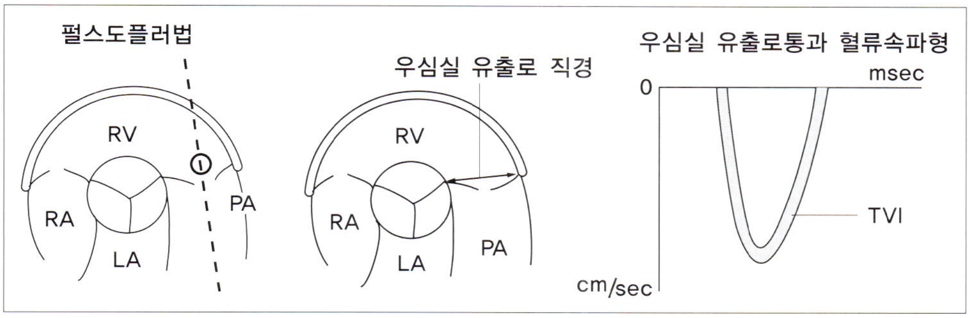

그림 1-49 심박출량의 계측(우심실 유출로에서)

1회 심박출량은,

식 : 1회 심박출량(ml) = 우심실 유출로 단면적(cm^2)×TVI(cm)

[우심실 유출로 단면적 = (우심실 유출로 직경/2)^2×π
TVI = 우심실 유출로 통과 혈류속파형의 시간 속도 적분]

으로 계산할 수 있다.

6) 판협착의 검출과 중증도 평가

컬러 도플러법에 의해 협착판을 통과하는 혈류는 모자이크 시그널로 묘출된다.

중증도 평가

● **압교차** : 연속파 도플러법으로 협착판 통과혈류의 최대 유속을 구해서 베르누이의 간이식에 따라 압교차를 산출한다. 압교차의 정도에서 판협착의 중증도 평가가 가능하다. 예를 들면 대동맥판 협착증에서는 대동맥판 통과 최대혈류속도로 좌심실 · 대동맥간의 최대압교차를 산출하여 판협착 중증도를 평가한다. 또 최근의 에코 장치에서는 연속파 도플러법으로 기록한 대동맥판 통과 혈류속파형을 트레이스하는 것으로

자동적으로 평균압교차도 계산할 수 있다(그림 1-50).

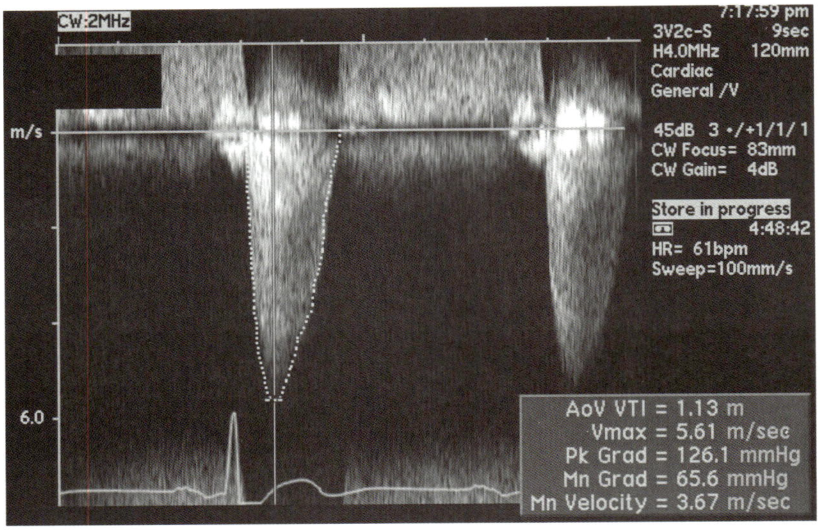

그림 1-50 대동맥판 협착증의 대동맥판구 통과 혈류속파형(速波形)
연속파 도플러법으로 기록한 협착판 통과 혈류속파형을 트레이스하는 것으로 자동적으로 압교차를 계산할 수 있다(최대압교차 = 126.1 mmHg, 평균압교차 = 65.6 mmHg).

● **판구 면적** : 승모판 협착증에서는 연속파 도플러법으로 기록한 승모판 통과 혈류속파형의 압력반감 시간(pressure half-time; PHT)을 계측하는 것으로 승모판구 면적을 구한다. PHT란 좌심방 · 좌심실의 최대압교차가 반이 될 때까지의 시간이다(그림 1-51). 그림 1-52은 승모판협착 증례의 확장기 슬로프의 완만한 승모판 통과 혈류속파형이지만, 실제로는 이 확장기 슬로프를 트레이스 하면 자동적으로 압반감 시간이 산출된다. 승모판협착증에서는 압반감시간은 100 msec 이상(정상치 20~60 msec)이 되고, 이 값이 큰 만큼 중증으로 판정된다. 게다가 압반감시간에서

식 : 승모판구 면적(cm^2) = 220/PHT(msec)

를 이용해 승모판구 면적을 구할 수 있다.

대동맥판협착증에서는, 「연속 공식(continuity equation)」으로 판구 면적을 계산한다(자세한 것은 ☞p.72, 대동맥판협착증 항을 참조).

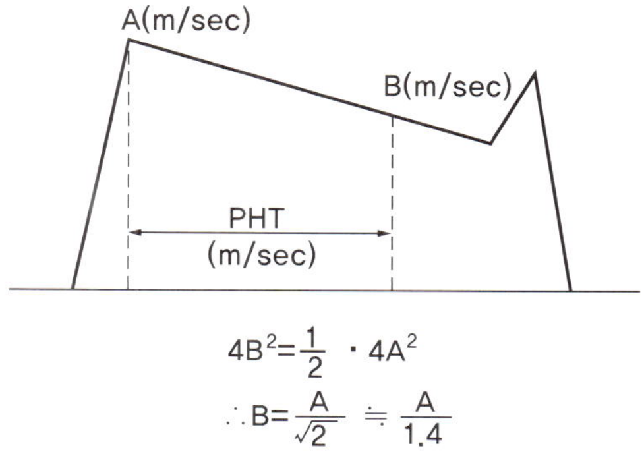

$$4B^2=\frac{1}{2}\cdot 4A^2$$

$$\therefore B=\frac{A}{\sqrt{2}}\fallingdotseq\frac{A}{1.4}$$

그림 1-51 압반감시간(pressure half-time; PHT)의 계측법
승모판구 통과 혈류속파형에서 좌심방 · 좌심실 최대압교차가 반이 될 때까지의 시간은 베르누이의 간이식을 이용하면 최대혈류속도 A가 유속 B(A/1.4)가 될 때까지의 시간과 같다.

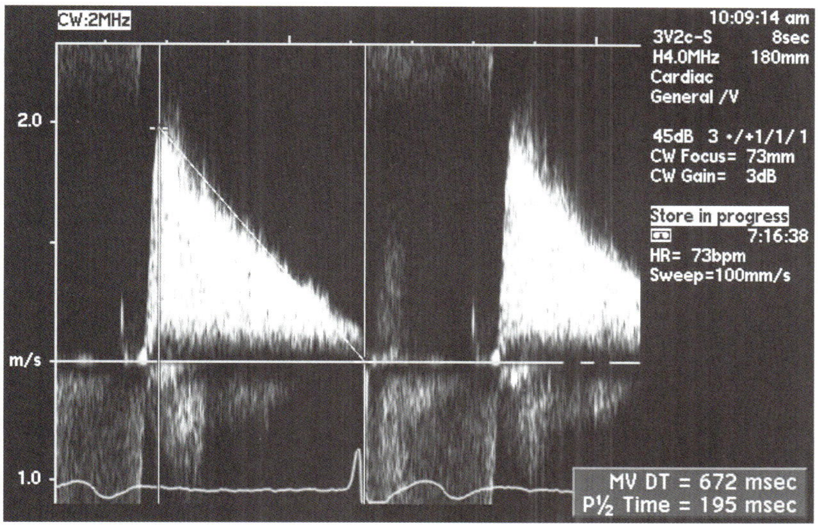

그림 1-52 승모판협착증의 승모판구 통과 혈류속파형
확장기 슬로프의 완만한 파형이다. 본례에서는 심방세동을 합병하고 있어서 심방 수축기파는 볼 수 없다. 이 확장기 슬로프를 트레이스하면 압력 반감시간에서 자동적으로 승모판구 면적이 산출된다(압력 반감시간(P1/2 time)=195 msec, 판구 면적=220/195≒.1.1 cm^2).

7) 판막역류의 검출과 중증도 평가

컬러 도플러법에 의해 판막역류는 모자이크 시그널로 묘출된다.

중증도 평가

판역류 모자이크 시그널의 퍼짐 · 도달도

- **승모판 · 삼첨판 폐쇄 부전증** : 가장 간편하게는 역류 제트의 도달 거리로 판정한다. 심방을 근위부 · 중앙부 · 원위부로 3 분할하여 역류 제트의 도달도에 따라 중증도를 평가한다(그림 1-53).
- **대동맥판 · 폐동맥판 폐쇄 부전증** : 가장 간편하게는 역류 제트의 도달 거리로 판정한다. 대동맥판역류는 역류 제트의 도달 거리가 승모판전첨 첨단까지라면 경도, 유두근까지는 중등도, 심첨부에 이르는 경우는

고도로 판정한다(그림 1-54). 폐동맥판역류는 역류 제트가 판하에 머무르는 것을 경도, 우심실 유출로까지 미치는 것을 중등도, 우심실 유입로에 이르는 것을 고도로 판정한다(그림 1-55).

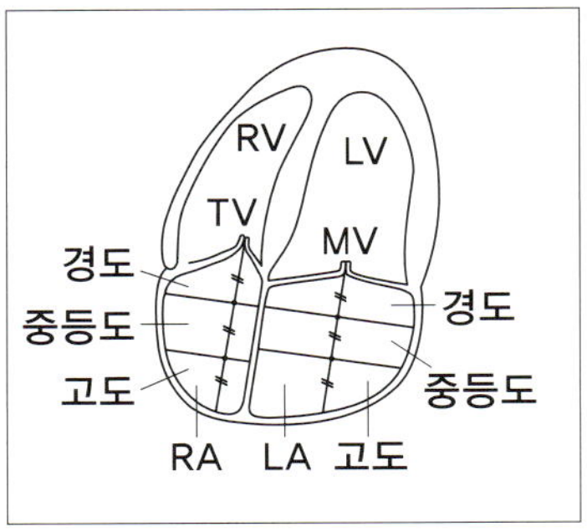

그림 1-53 승모판 · 삼첨판 폐쇄부전증의 중증도 평가

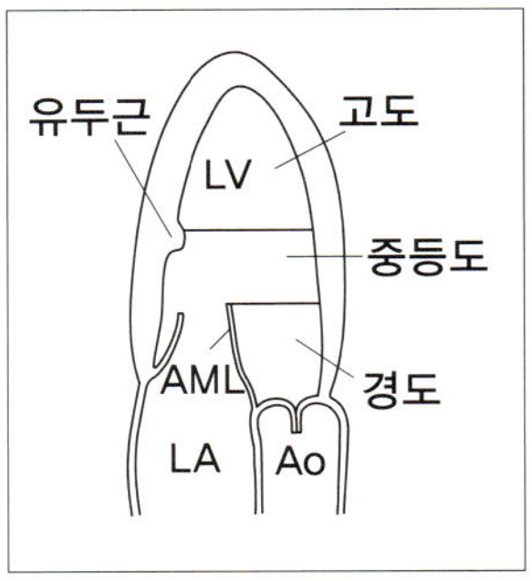

그림 1-54 대동맥판 폐쇄부전증의 중증도 평가

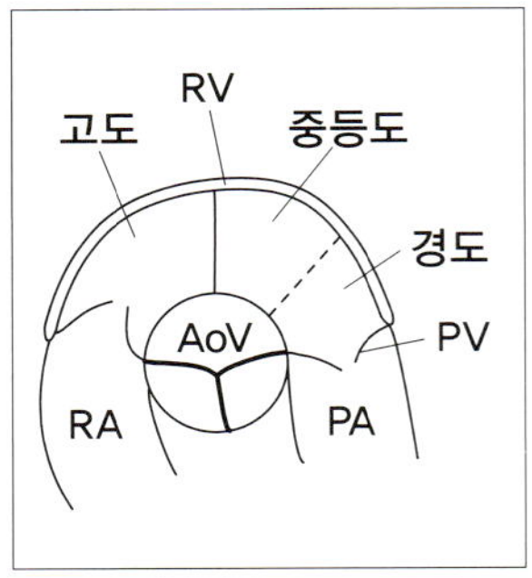

그림 1-55 폐동맥판 폐쇄부전증의 중증도 평가

* 판막역류 평가에 있어서의 주의점

- **다단면에서의 관찰** : 모자이크 시그널의 최대 펴짐을 묘출하기 위해서 다단면으로 관찰한다. 특히 승모판 일탈증이나 건삭단열 등 역류 제트가 편측에 위치하고 있는 경우에는 다단면에서 관찰하지 않으면 중증도를 과소평가한다.
- **흡입혈류** acceleration flow : 판역류 시그널은 역류판구를 통과하기 직전의 가속혈류(흡입혈류 acceleration flow)와 역류판구 통과 후의 역류 제트로 이루어진다(그림 1-56). 역류가 고도이면 역류 제트와 함께 흡입혈류도 커진다. 편측 위치인 판역류이기 때문에 작은 역류 제트 밖에 묘출할 수 없어도 흡입혈류가 크면 고도의 판역류로 판정할 수 있다. 역류 제트 뿐만이 아니라 흡입혈류도 잘 관찰 · 묘출해야 한다.

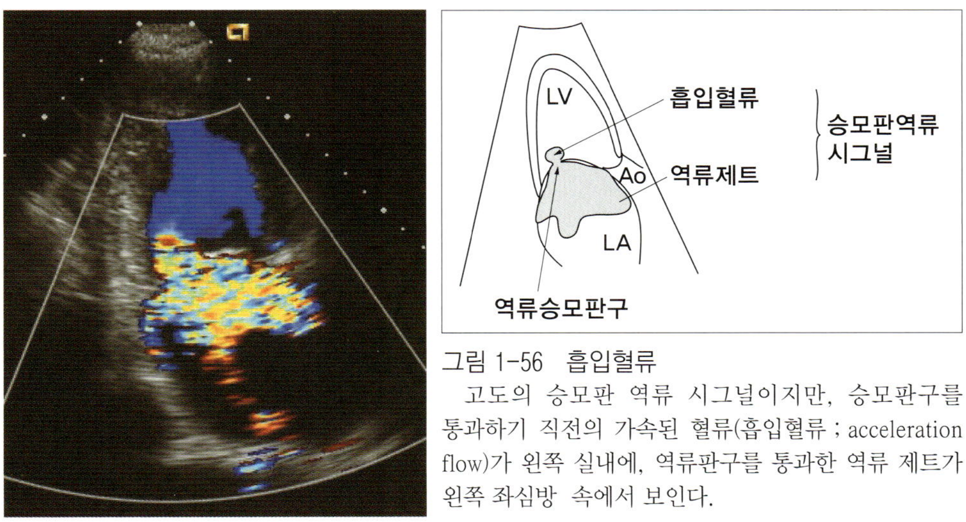

그림 1-56 흡입혈류
고도의 승모판 역류 시그널이지만, 승모판구를 통과하기 직전의 가속된 혈류(흡입혈류 ; acceleration flow)가 왼쪽 실내에, 역류판구를 통과한 역류 제트가 왼쪽 좌심방 속에서 보인다.

● **역류 제트의 폭** : 판역류의 중증도 평가에는 역류 제트의 폭도 고려에 넣는다. 도달 거리가 짧아도 역류 제트의 폭이 넓으면 고도 판막역류이다.

Side Memo 7

판막역류의 정량적 중증도 평가 quantitative analysis

종래는 판막역류의 중증도 평가법은 그림 1-53, 55와 같은 정성적 평가(qualitative analysis)나 흡입혈류의 크기, 혹은 역류 제트의 폭 등에 의한 반정량적 평가가 일반적이었다. 그러나 최근에는 판역류량, 역류 분획 및 유효 역류판구 면적 등을 산출해서 가능한 한 정량적으로 중증도 평가를 하게 되었다. (자세한 것은, p.64 승모판 · ☞p.78 대동맥판 · ☞p.82 삼첨판 역류의 항을 참조)

Side Memo 8

도플러 병

정상인에서도 생리적 판막역류는 검출된다. 삼첨판 · 폐동맥판에서는 50% 이상에서, 또 승모판에서도 고빈도로 경미한 역류가 관찰된다(그림 1-57). 심 잡음도 없고 역류량도 적은 이러한 생리적 역류를 병적인 것과 혼동해서는 안 된다. 판역류가 검출되었을 경우에는 심 잡음의 유무나 그 외의 임상 소견도 참고로 해서 생리적인가 병적인가를 올바르게 판정한다. 생리적 역류를 이상(병적)으로 판정하여 이른바 「도플러 병」을 만들어선 안 된다. 단, 청년에서 대동맥판역류를 인정했을 경우는 경도의 역류여도 이상 소견이라고 생각해 판일탈이나 2첨판의 유무 등을 상세하게 관찰해야 한다.

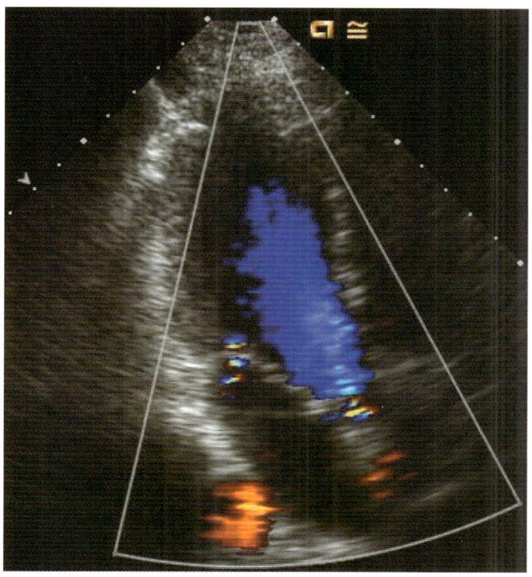

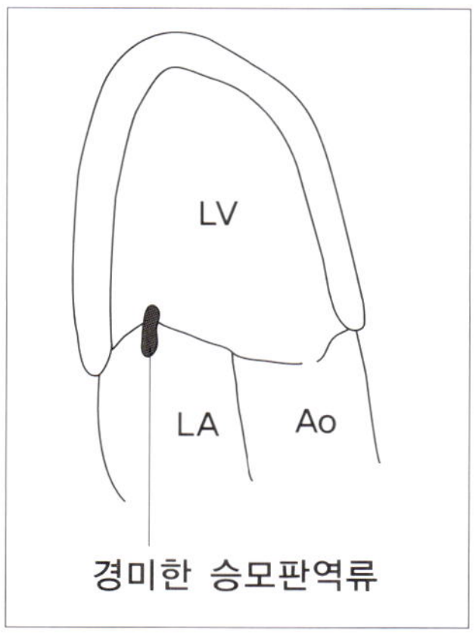

그림 1-57 정상인에 볼 수 있는 경미한 생리적 승모판 역류

8) 심내 션트(shunt)혈류의 검출

선천성 심장질환의 진단에 컬러 도플러법은 극히 유용하다. 컬러 도플러법으로 심내 션트혈류의 부위 · 방향을 분류할 수 있다. 심방중격결손증에서는 좌심방에서 결손구멍을 지나 우심방으로 흐르는 션트혈류를 검출할 수 있다(그림 1-58). 일반적으로 심방중격결손증에서는 션트혈류는 늦고 모자이크 시그널이 나타나지 않는다. 심실중격결손증(그림 1-59)에서는 좌심실에서 결손구멍을 지나 우심실로 흐르는 션트혈류를 검출할 수 있다. 동맥관개존증이나 급성 심근경색에 합병된 심실중격천공 등에서도 션트혈류가 검출된다.

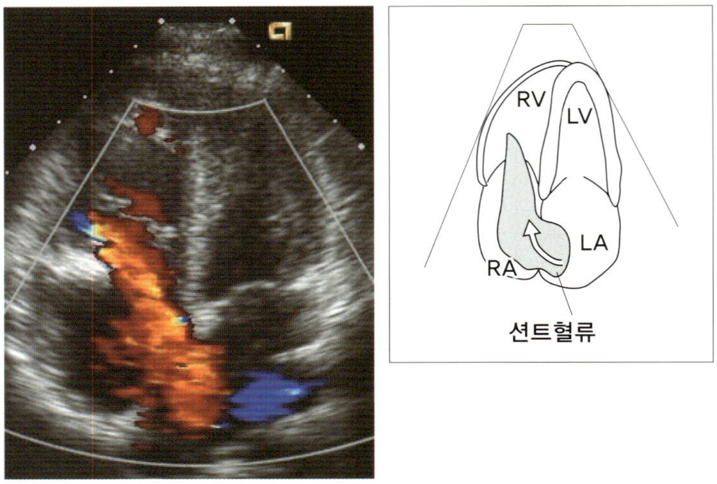

그림 1-58 심방중격결손증
좌심방에서 결손구멍을 지나 우심방에 유입되는 션트혈류가 보인다.

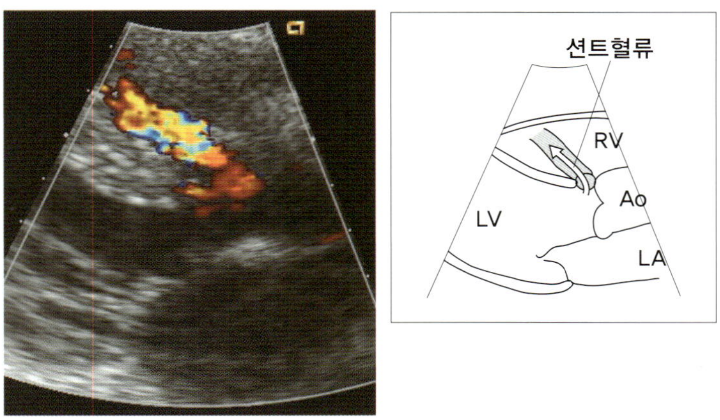

그림 1-59 심실중격결손증
좌심실에서 결손구멍을 지나 우심실에 유입되는 션트혈류가 보인다.

9) 폐 · 체 혈류비(Qp/Qs)의 추정

1회 심박출량을 좌심실 유출로와 우심실 유출로의 해당 부위에서 계산한다. 우심실 유출로를 통과하는 1회 심박출량=폐혈유량(Qp), 좌심실 유출로를 통과하는 1회 심박출량=체 혈유량(Qs)이 되어, 양자의 비율로 Qp/Qs를 계산할 수 있다. 심내 션트가 없으면, Qp=Qs로 Qp/Qs=1이다.

10) 그 외의 응용

대동맥 해리는 단층도에서 내막플랩을 증명하는 것으로써 진단 가능하지만 컬러 도플러법을 이용하는 것으로 entry부의 확인도 가능해지고(그림 1-60), 진강(眞腔)과 위강(僞腔)의 감별이 용이해진다.

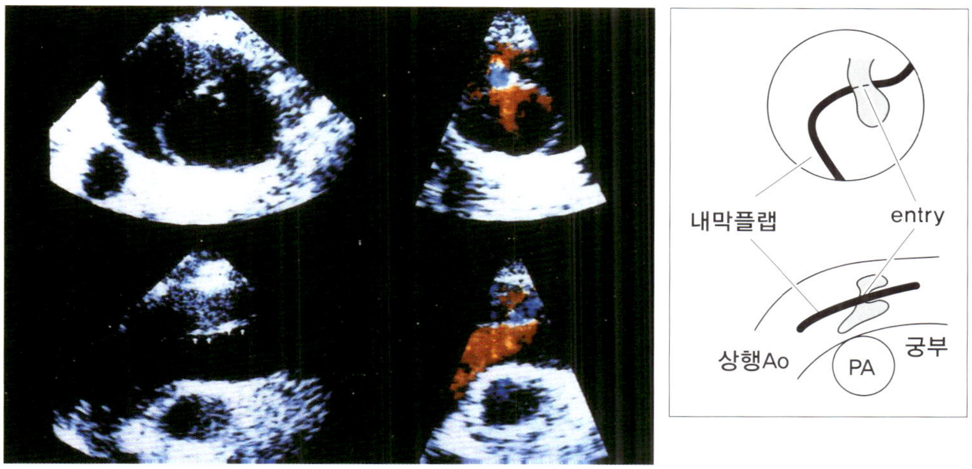

그림 1-60 대동맥 해리
흉골 위 오목 어프로치로 상행 대동맥에서 대동맥궁부의 단축 단층도(상단)와 장축 단층도(하단). 확대된 대동맥속에 해리된 내막플랩을 볼 수 있다. 컬러 도플러법에서는 entry부를 통해서 진강과 위강이 교통되어 있는 것을 알 수 있다.

2장 심실기능 평가

Assessment of the Ventricular Function

Key Point

- □ 좌심실 수축기능과 확장기능을 평가한다.
- □ 좌심실벽운동 이상이 있으면 심슨 변법으로 좌심실 구출율을 계산한다.
- □ 좌심실 확장기능은 좌심실 유입 혈류속파형과 좌심방 지름으로 판정한다.
- □ 우심실 기능을 평가한다.

1) 좌심실 수축기능 left ventricular systolic function

좌심실 수축기능은 수축기에 좌심실이 얼마나 수축해 대동맥으로 혈액을 박출할 수 있는가에 따라 나타난다. 좌심실 수축기능은 좌심실의 수축성 뿐 만이 아니라 심박수, 전 부하(좌심방압) 및 후 부하(수축기 혈압) 등에 영향을 받지만 일상 임상에서는 좌심실구출계수(left ventricular ejection fraction; LVEF)(표 2-1)나 왼쪽 실내지름(분획) 분할단축율(left ventricular fractional shortening; LVFS)로 판정된다.

좌심실 M모-드 그림(☞p.27 그림 1-33)보다 좌심실확장 말기지름(left ventricular end-diastolic dimension; LVDd) 및 수축 말기지름(left ventricular end-systolic dimension; LVDs)을 계측하여 좌심실 구출율이나 왼쪽 실내지름 단축율을 계산한다.

표 2-1 좌심실 구출율에 의한 수축기능 평가

	정상	저하		
		경도(mild)	중등도(moderate)	고도(severe)
좌실구출율(LVEF(%))	55~75	45~54	30~44	<30

식 : LVEF(%)=1회 박출량(stroke volume)(ml)/좌심실확장 말기 용적(ml)
(1회 박출량=좌심실확장 말기 용적-좌심실수축 말기 용적)

Pombo법 : 좌심실 확장말기용적=$LVDd^3$, 좌심실수축말기용적=$LVDs^3$로 가정.
Teichholz법 : 좌심실 확장말기용적=$7 \times LVDd^3/(2.4 + LVDd)$, 좌심실 수축말기용적=$7 \times LVDs^3/(2.4 + LVDs)$ 로 가정.

LVFS(%)=(LVDd-LVDs)/LVDd × 100

M모-드 그림에서 좌심실 확장 · 수축 말기지름을 계측하면 좌심실 박출계수나 내경 단축율은 자동 계산된다. M모-드 빔을 심실중격과 좌심실 후벽에 수직으로 투입할 수 없는 경우에는 흉골좌연 장축 단층도에서 좌심실 확장 · 수축 말기지름을 계측한다. 그러나 심근경색증 등 좌심실 국소벽운동

이상(segmental wall motion abnormality or segmental asynergy)이 보이는 경우에는 심첨부 4강 및 2강 단층도로부터 심슨 변법(modified Simpson's method)(그림 2-1 A, B)을 이용하여 좌심실 확장 · 수축 말기 용적에서 좌심실 박출계수를 계산해야 한다. 좌심실 확장 · 수축 말기지름으로 계산한 좌심실 수축기능은 좌심실근부 지름으로 좌심실 전체의 수축기능을 추정한 것이다. 이것은 좌심실이 균일하게 수축하고 있는 것을 전제로 하고 게다가 좌심실 박출계수는 좌심실 형태가 회전 타원체라고 가정해 계산되고 있다. 좌심실 국소벽운동이상이 있는 경우에는 이 가정은 성립되지 않는다. 좌심실 확장 · 수축 말기지름에서 좌심실 수축기능을 계산하면 좌심실 근부지름이나 벽운동은 정상적이고 좌심실근부 이외의 영역에 확대나 벽운동 저하를 보이는 경우에는 좌심실수축기능을 과대평가하고, 반대로 좌심실 근부지름이나 벽운동은 비정상이지만 그 이외의 영역이 정상적이면 좌심실 수축기능을 과소평가하게 된다.

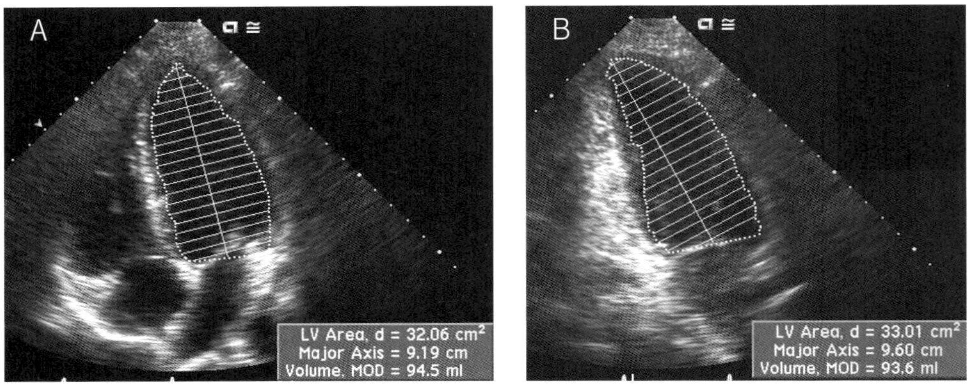

그림 2-1 좌심실 박출계수 계측법

심첨부 4강 단층도(A)와 2강 단층도(B)의 각각에서 확장 · 수축 말기의 좌심실 심내막면을 트레이스하면 자동적으로 좌심실 확장 · 수축 말기 용적 및 좌심실 박출계수가 산출된다. 이 방법은 좌심실을 디스크 혹은 슬라이스의 축적이라고 생각하면 계산하고 있기 때문에, 디스크법(method of discs; MOD법) 혹은 디스크 총화법(disc summation method)이라고도 불린다.

2) 좌심실 확장기능 left ventricular diastolic function

좌심실 확장은 능동적 좌심실 이완 및 수동적 좌심실 신장에 의해서 생긴다. 좌심실 확장기능은 확장기에 좌심실이 얼마나 확장하며 좌심방에서 좌심실내에 혈액을 유입할 수 있는가에 따라서 나타난다. 좌심실 수축기능이 정상이어도 확장기능 저하에 의해 좌심방에서 좌심실로의 혈액 유입 장해가 생겨서 좌심방압 상승이나 심박출량 저하를 일으킨다. 좌심실 수축기능장해 뿐만이 아니라 확장기능장해도 심부전의 중요한 요인의 하나이다. 일반적으로 좌심실 확장기능은 좌심실유입(승모판 거쳐) 혈류속파형(left ventricular inflow or transmitral flow)과 좌심방 직경에서 판정된다.

펄스 도플러법을 이용해 샘플 볼륨을 승모판입구(승모판 판첨의 위치)에 두어서 좌심방에서 좌심실에 유입되는 혈류속파형을 기록한다. 동조율인 경우 좌심실유입 혈류속파형은 확장 조기파(E파)와 심방 수축기파(A파)로 되어서 E/A비율(E파 속도/A파 속도) 및 E파 감속시간(deceleration time)에 의해(그림 2-2) 이하의 네 개의 파형 패턴으로 나눌 수 있다(그림 2-3).

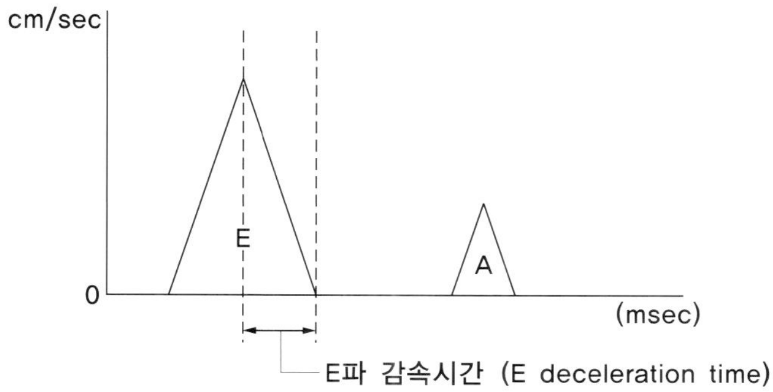

그림 2-2 E파 감속시간
E파의 최대혈류속도 시점부터 혈류속도가 제로가 될 때까지의 시간.

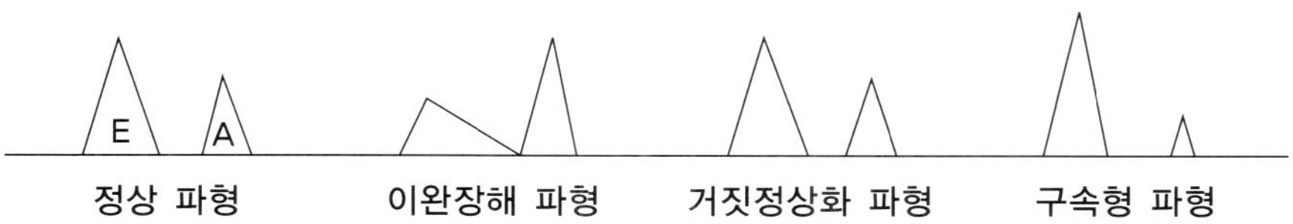

그림 2-3 좌심실 유입 혈류속파형 패턴에 의한 좌심실 확장기능평가
(E파 : 확장 조기파, A파 : 심방 수축기파)

(1) **정상**(normal) **파형** : 50~60세 전후까지는 E파가 A파보다 높은 패턴을 보인다. E/A비는>1.0에서 E파 감속시간은 160~240 msec이다.

(2) **이완 장해**(abnormal relaxation) **파형** : 경도의 좌심실 확장기능장해로 볼 수 있다. 좌심실 이완기능이 저하되어 확장 조기의 좌심방에서 좌심실쪽의 혈액 유입이 방해된다. E파는 작아져서 감속시간은 연장된다. 저하된 혈액 유입을 대상하기 위해서 A파는 커진다. E/A비<1.0에서 E파 감속시간은>240 msec가 된다. 이 단계에서는 좌심실 신장기능(컴플라이언스)은 저하하지 않고 좌심실 확장기압 내지 좌심방압 상승이 없는 경도의 좌심실 확장기능장해로 판정할 수 있다. 좌심실비대, 심근경색, 확대심장의 병 초기 등에 볼 수 있다. 또, 정상인에서도 노령에 따른 좌심실 이완기능 저하 때문에 60세를 지나면 보통 이런 패턴을 나타낸다.

(3) **거짓 정상화**(pseudonormal) **파형** : 중등도의 좌심실 확장기능장해로 볼 수 있다. 이완 장해 패턴에서 한층 더 확장기능이 악화되고, 뒤에 적은 구속 패턴으로 이행되는 시기에 볼 수 있다. 좌심실 이완기능저하가 진행하여 좌심실 확장기압이 상승해 오면 대상적으로 좌심방압을 올리는 것으로 좌심방에서 좌심실로의 혈액 유입을 유지하려고 한다. 높은 좌심방압에 따라 확장 조기의 좌심방에서 좌심실로의 혈액 유입 속도는 빨라지고 E파가 높아진다. 그러나 좌심실 확장기압도 높기 때문에 혈액 유입은 길게 계속 되지 않는다. 이 때문에 연장되어 있던 E파 감속시간은 단축된다. 또 좌심실 확장 말기압도 높기 때문에 확장 말기의 좌심방에서 좌심실쪽의 혈액 유입은 떨어지고 높아져 있던 A파는 낮아진다. 정상 파형과 비슷하기 때문에 거짓 정상화 파형으로 불린다.

(4) **구속형**(restrictive) **파형** : 고도의 좌심실 확장기능장해로 볼 수 있다. 좌심실 이완기능 저하가 진행하여 좌심실신장기능(컴플라이언스)도 저하되면 좌심실 확장기압은 한층 더 높아져서 대상적 좌심방압 상승도 고도가 된다. 좌심방에서 좌심실로의 혈액 유입 속도는 한층 더 빨라지지만 혈액 유입 지속시간은 한층 더 짧아진다. E파는 높아지고 감속시간은 단축되어 작은 A파가 보인다. E/A비는>1.5가 되고, E파 감속시간은<160 msec가 된다. 고도의 확장기능장해에 따라서 좌심방압의 매우 분명한 상승이 보이는 상태이다. 심부전 증례로 구속형 파형을 보이고 치료에 따라 개선 즉 이완 장해내지 거짓정상화파형으로 변화하지 않으면 심하거나 오히려 예후가 불량인 것을 의미한다(p.95 「확장형 심근증의 예후 예측」참조).

* 좌심실 확장기능 평가의 주의점

- **노령의 영향** : 생리적 노령과 함께 좌심실 확장기능은 낮아지고 60세가 지나면 E/A비<1.0이 되어 E파 감속시간은 연장되게 된다. 만약 고령자로 E/A비>1.0이면 좌심실 확장기능 저하를 의심한다.
- **거짓정상화와 정상파형의 구별** : 가장 간편하게는 좌심방의 크기로 판정한다. 보통 좌심방압이 높으면 좌심방은 확대된다. 즉 같은 파형에서도 좌심방 확대가 있으면 좌심방압 상승에 의한 가짜 정상화파형이, 좌심방 확대가 없으면 정상파형이 의심된다.
- **좌심실 수축기능과 E파** : 좌심실 수축기능 정상에서는 확장 조기의 sucking(잘 줄어든 좌심실이 급속히 확장할 때에 좌심방에 혈액이 좌심실로 빨려든다) 작용에 의해 E파가 높아진다. 즉, E파의 증가가 좌심실 확장기능 저하에 의한 좌심방압 상승을 의미하지 않는 경우가 있다. 이와 같이 좌심실 수축기능정상 례에 있어서 좌심실 유입 혈류속파형으로 좌심실 확장기능을 판정하는 것은 용이하지 않다. 한편 좌심실 수축기능저하 례에서는 좌심실의 sucking 작용에 의한 E파증가는 거의 고려할 필요는 없기 때문에 평가하기 쉽다.

Side Memo 9

폐정맥 혈류속파형 pulmonary venous flow(그림 2-4)

좌심방에 유입되는 폐정맥의 혈류속파형을 펄스 도플러법으로 기록한다(단, 폐정맥은 탐촉자에서 먼 위치에 있어서 전례에서 기록할 수 없다). 폐정맥 혈류속파형은 수축기파(S), 확장기파(D) 및 심방 수축기 역류파(A)로 되어있다. 좌심실 확장기능이 저하되어 좌심방압이 상승되면 D파의 증가와 감속시간의 단축, A파의 증가와 지속시간의 연장을 인정하게 된다. 좌심실 유입 혈류속파형에 추가로 기록하는 것으로 보다 상세하게 좌심실 확장기능을 평가할 수 있다.

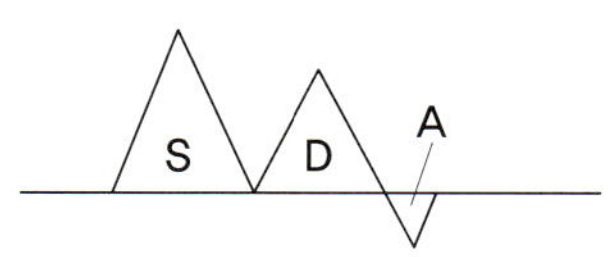

그림 2-4 폐정맥 혈류속파형
폐정맥 혈류속파형은 수축기파(S), 확장기파(D) 및 심방 수축기 역류파(A)로 된다.

조직 도플러법　tissue Doppler imaging

Side Memo 10

통상 도플러법은 혈류신호(속도는 강함 · 신호 강도는 약함)를 표시하기 때문에 심근 조직이나 판륜운동의 신호(속도는 늦음 · 신호 강도는 강함)는 필터로 제외하고 있다. 조직 도플러법은 반대로 혈류신호를 제외하고 심근 조직이나 판륜운동에서의 신호를 표시하여 이러한 이동 속도를 구하는 방법이다. 최근의 에코 장치에는 흔히 탑재되어 있는 기능이며, 심근이나 승모판륜의 속도 등을 계측할 수 있다.

승모판륜속도　mitral annular velocity

Side Memo 11

심첨부 4강 단층도에서 조직 도플러법으로 승모판륜의 확장조기속도(E')를 계측한다(그림 2-5). E'는, 좌심실 유입 혈류속파형 E파 속도(E)처럼 가짜 정상화를 보이지 않고 좌심실 확장기능 저하와 함께 저하되어 간다. 좌심방압이 상승된 고도 좌심실 확장기능저하 예에서는 E'는 낮게 나타낸다. 한편, E파는 좌심방압 상승에 따라 차츰 높아진다. 이것으로 E와 E'의 비(E/E')가 고가인 만큼 확장기능은 저하되고 또한 좌심방압력이 높아진다고 추정된다(그림 2-6 A, B). E'는 중격측과 외측의 승모판륜에서 계측할 수 있지만 E/(중격측의 E') 비율이 8 미만에서는 좌심방압은 정상, 15 이상에서는 좌심방압은 고가라고 추정된다. 이 비율이 8~15인 경우에는 좌심방의 크기 등 다른 소견으로 종합판단한다. E/E'비율을 계산하는 것으로 보다 상세하게 좌심실 확장기능을 평가할 수 있다. 특히 좌심실유입 혈류속파형으로 확장기능을 판정하는 것이 곤란한 좌심실 수축기능 정상예에 대해 유용하다.

그림 2-5 조직 도플러법으로 기록한 승모판륜 속파형

심첨부 4강 단층도에서 승모판륜(중격측)에 샘플 볼륨을 두고 판륜속도 파형을 기록한다. 승모판륜은 확장기에는 심첨부에서 멀어지듯이 움직이고, 확장기 승모판륜 속파형은 확장 조기파 E', 확장 말기파 A'의 2봉성을 나타낸다.

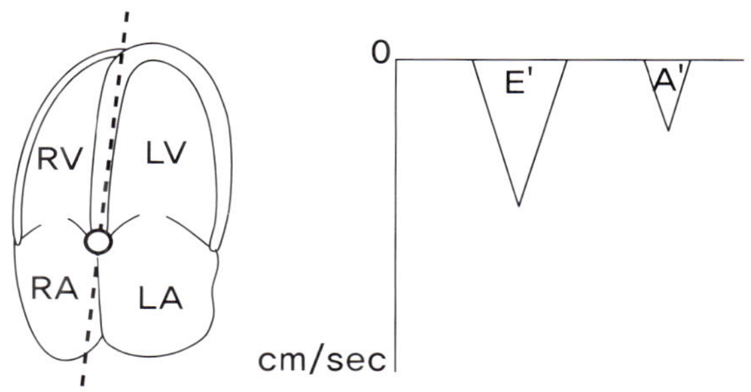

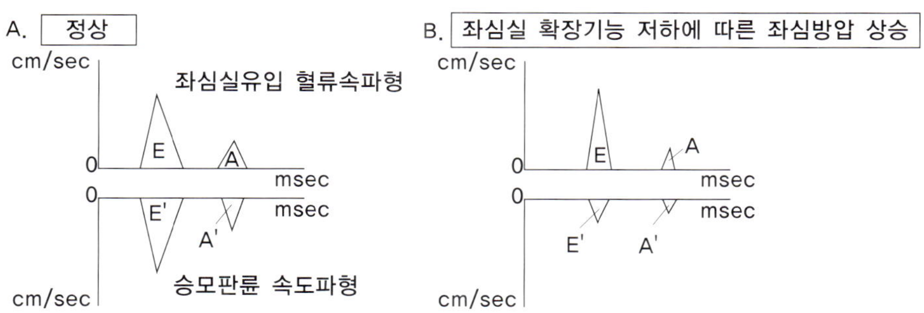

그림 2-6 승모판륜 속파형과 좌심실 유입 혈류속파형

A : 정상예 : 승모판륜 속파형과 좌심실유입 혈류속파형은 대칭적인 패턴을 나타낸다.

B : 좌심실확장기능저하에 따른 좌심방압 상승예 : 승모판륜속도 파형 E'는 확장기능 저하때문에 감소되고, 한편으로 좌심실 유입 혈류속파형 E파는 좌심방압 상승에 의한 증고를 나타낸다. E/E'비율은 높아진다.

Side Memo 12

Tei 인덱스 total ejection isovolume index; Tei index

심부전에서는 흔히 좌심실 수축기능 저하와 확장기능 저하는 공존한다. Tei index는, 수축기능과 확장기능을 나누어 평가하지 않고, 양자를 연합시켜 평가하는 종합적인 심장기능지표이다(그림 2-7).

Tei index=(ICT+IRT)/ET	
ICT	: 등용(等容)수축 시간(isovolumic contraction time)
IRT	: 등용이완 시간(isovolumic relaxation time)
ET	: 구출(驅出)시간(ejection time)

좌심실 수축기능 저하에 따라 ICT는 연장되고 ET는 단축된다. 좌심실 확장기능 저하에 의해 IRT는 연장된다. 이 때문에 심기능이 저하하면 Tei index는 상승을 나타낸다. 주의점으로는 심한 확장기능저하에 따라 좌심방압 상승을 초래되면 IRT는 단축되어 오는 것이다. 그러나 많은 경우에 수축기능 저하에 의한 ICT의 연장과 ET의 단축이 고도이기 때문에 이 경우에서도 Tei index는 고가를 나타내는 것이 많다.

정상치

좌심계 : 0.38 ±0.04

우심계 : 0.28 ±0.04

그림 2-7 Tei 인덱스 계측법

펄스 도플러법으로 좌심실(우심실) 유입 혈류속파형과 좌심실(우심실) 구출 혈류속파형을 기록한다. 좌심실(우심실)의 유입 종료부터 다음의 유입 개시까지의 시간(a)과 좌심실 (우심실) 구출혈류의 개시부터 종료까지의 시간(b=ET)을 계측하면,

식 : Tei index =(ICT+IRT)/ET=(a−b) /b

에서 Tei index를 계산할 수 있다.

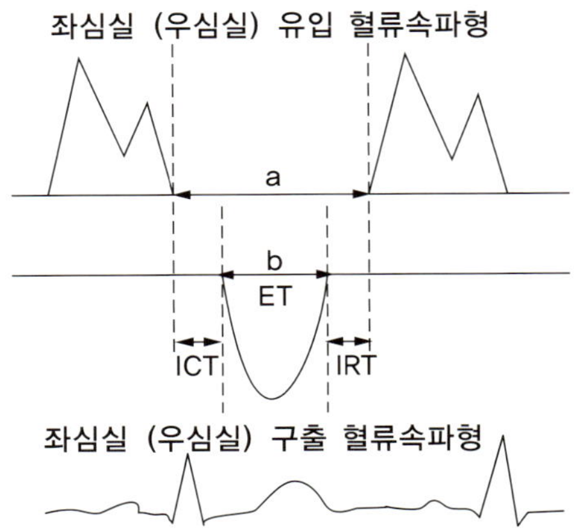

3) 우심실 기능

우심실은 좌심실처럼 타원체는 아니고 형태적으로도 구출율 등의 계산이 곤란하고, 수축기능 · 확장기능에 관한 확립된 지표는 없다. 일반적으로 우심실 기능은 우심실확대 · 비대나 우심실벽운동 이상의 유무나 정도 등으로 평가하지만, Tei index를 이용하는 것으로 정량 평가가 가능하다. 우심계의 압력정보로서 삼첨판 역류에서 추정 우심실수축기압이나 하대정맥에서 추정 우심방압을 추가정보로 한다.

3장 허혈성 심질환

Ischemic Heart Disease

Key Point

- □ 좌심실벽운동 평가에는 심내막면의 움직임뿐 만이 아니라 수축기 벽비후 증가도 관찰한다.
- □ 관동맥의 좌심실 지배 영역을 이해한다.
- □ 협심증에서는 비발작 시에는 좌심실벽운동 저하는 볼 수 없다.
- □ 급성 심근경색의 합병증을 진단한다.

허혈성 심장질환은 관동맥혈류의 감소나 중단을 본태로 하고, 협심증(angina pectoris)과 심근경색(myocardial infarction)으로 크게 나눌 수 있다. 협심증에서는 심근허혈이 생기지만 심근 괴사에는 이르지 않고, 심근경색에서는 괴사가 보인다.

1) 좌심실벽운동 이상 left ventricular wall motion abnormality or left ventricular asynergy

심근이 허혈에 빠지면 벽운동 이상이 출현한다. 협심증이나 심근경색에서는 지배 관동맥 지배 영역에 일치되는 부위의 좌심실벽운동 이상이 생긴다. 단지, 심근경색에서 경색부의 벽운동 이상은 지속되지만 협심증에서는 허혈발작 시에만 벽운동 이상이 보인다. 좌심실벽운동 이상은 좌심실 심내막면의 안쪽 운동과 수축기벽비후 증가(systolic wall thickening)로 판단한다. 또 심근 괴사가 심한 경우에는 벽의 비박화(菲薄化)가 보인다(그림 3-1).

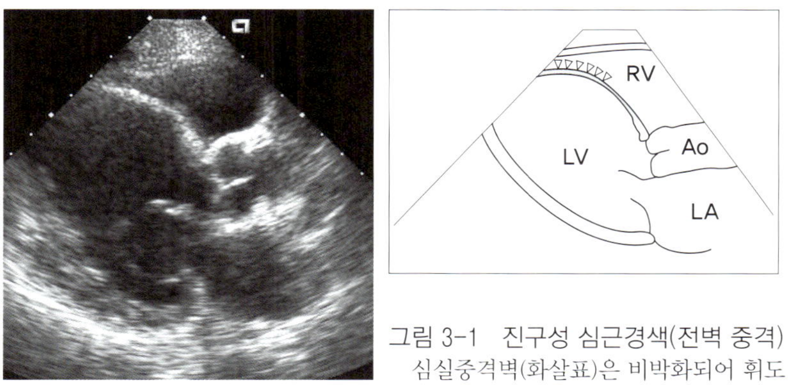

그림 3-1 진구성 심근경색(전벽 중격)
심실중격벽(화살표)은 비박화되어 휘도 상승이 보인다.

벽운동의 이상 정도

벽운동의 이상 정도는 아래 4 단계로 분류된다. (2)에서 (4)로 벽운동의 이상 정도는 강해진다.

(1) normokinesis(정상 벽운동) : 심내 막면의 정상 운동. 수축기벽비후 증가가 정상.
(2) hypokinesis (벽운동 저하) : 심내 막면의 안쪽 운동 저하. 수축기벽비후 증가가 저하.
(3) akinesis(무수축) : 심내막면의 운동 없음. 수축기벽비후 증가가 보이지 않는다.
(4) dyskinesis(기이성 운동) : 심내막면이 수축 말기에 확장 말기보다 바깥쪽으로 팽윤되어 정상과 반대방향으로 운동한다.
(5) aneurysm(심실류(瘤)) : 심내막면이 수축 말기뿐만이 아니라 확장 말기에도 바깥쪽으로 팽윤 된다.

벽운동 이상의 넓이와 관동맥 지배 영역

다방향 · 다단면의 기록이 필수이며 흉골좌연이나 심첨부 어프로치의 각 단층도를 기록하여 좌심실 전체의 벽운동 이상의 넓이를 관찰한다. 벽운동 이상의 반정량적 평가법으로는 미국 심에코도학회의 방법에 따라 좌심실을 16분획으로 나누고, 각각 벽운동 이상의 정도에 따라 점수(wall motion score ; normal : 1점, hypokinesis : 2점, akinesis : 3점, dyskinesis : 4점, aneurysm : 5점)를 매겨 분획수 16으로 제해서 벽운동 스코아 지수(wall motion score index; WMSI)를 산출하는 경우도 있다.

관동맥 지배 영역과 각 단층도와의 관계가 그림 3-2에 있다. 벽운동 이상의 부위와 범위로 경색 범위와 지배 관동맥 병변부위 및 좌심실 수축기능을 추정한다.

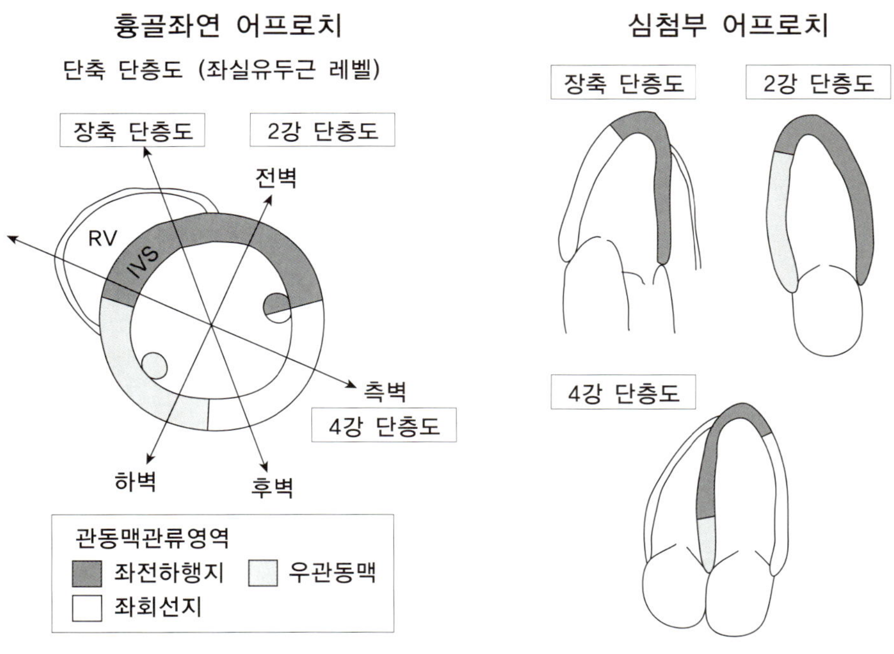

그림 3-2 흉골좌연 단축 단층도(유두근 레벨) · 심첨부 단층도와 관동맥 지배 영역
각 심첨부 단층도가 어느 영역의 좌심실벽을 나타내고 있을까를 단축 단층도와 대비시켜 나타내 보인다. 동시에 각 단층도로 나타나는 좌심실벽의 관동맥 지배를 보여준다.

2) 관동맥 병변의 검출

대동맥판 레벨의 단축 단층도에서 탐촉자를 조금 조작하면 좌우 관동맥 중추측을 그려낼 수 있다. 카와사키병 등에 의한 관동맥류(瘤)의 검출에도 이용한다.

3) 급성 심근경색의 합병증

심에코법으로 급성 심근경색증의 예후를 좌우하는 합병증을 진단할 수 있다.

(1) 심실류(瘤) ventricular aneurysm : 심한 심근 괴사와 벽비박화(菲薄化)에 따라 경색부 벽이 불룩한 것을 심실류라고 부른다. 심실류는 주로 전벽경색에 합병되어 좌심실 심첨부에 생기는 것이 많기 때문에 심첨부의 상세한 관찰이 중요하다. 심실류는 정상 심근과의 사이에 분명한 경계(hinge point)가 있고 수축기에도 확장기에도 본래의 좌심실 형태보다 불룩해진다(그림 3-3). 대부분 심실류는 벽비박화가 따르지만 류벽에 심근이 남아있는 진성 심실류이다. 심실류내에는 혈전이 검출되기도 한다.

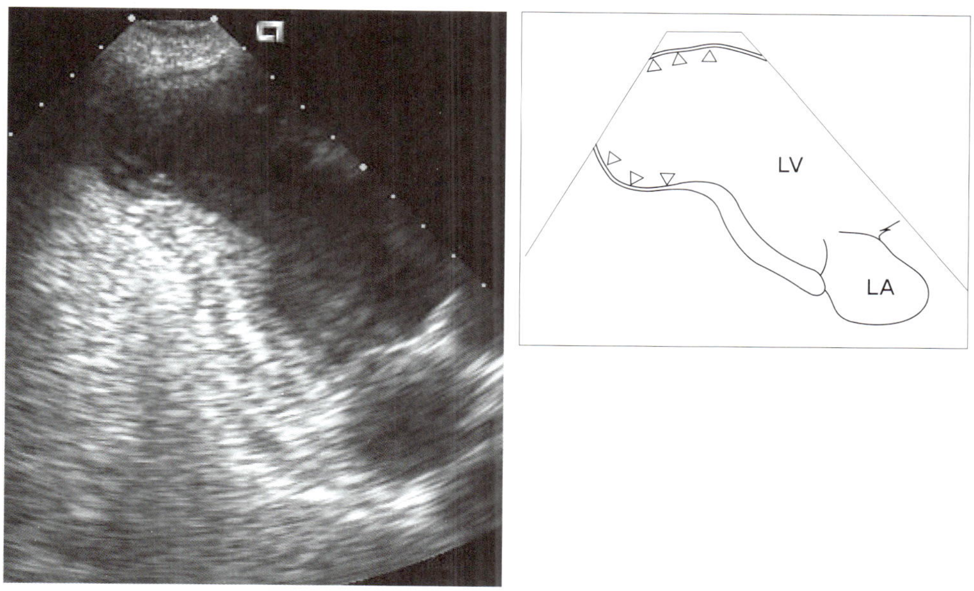

그림 3-3 심첨부 좌심실류(진성)(수축기)

좌심실 심첨부(경색 부위)(화살표)는 수축기 · 확장기 모두 본래의 좌심실 형태보다 부풀어져 있다.

Side Memo 13

가성류 pseudoaneurysm

류벽에 심근을 포함되지 않는 류를 가성류라고 부른다. 좌심실 자유벽파열에 관련되어 있다고 여겨져 일부 단열된 심실벽이 심막으로만 감싸져서 류가 된 것이다. 가성류는 파열 위험성이 높아서 준긴급 수술이 필요하다.

(2) 심실중격천공 ventricular septal perforation; VSP : 경색에 빠진 심실중격에 천공을 일으켜 좌심실에서 우심실로 션트혈류를 일으킨 것이다. 급성 심근경색 후에 새롭게 범수축기 잡음(pansystolic murmur)이 출현했을 경우에 고려해야 할 합병증의 하나이다. 보통 응급 수술 치료가 필요하다. 심실중격천공은 선천성 심실중격결손증과 달리 근성부중격에 호발하기 때문에 4강 단층도에서 쉽게 결손부의 검출이 가능하다(그림 3-4).

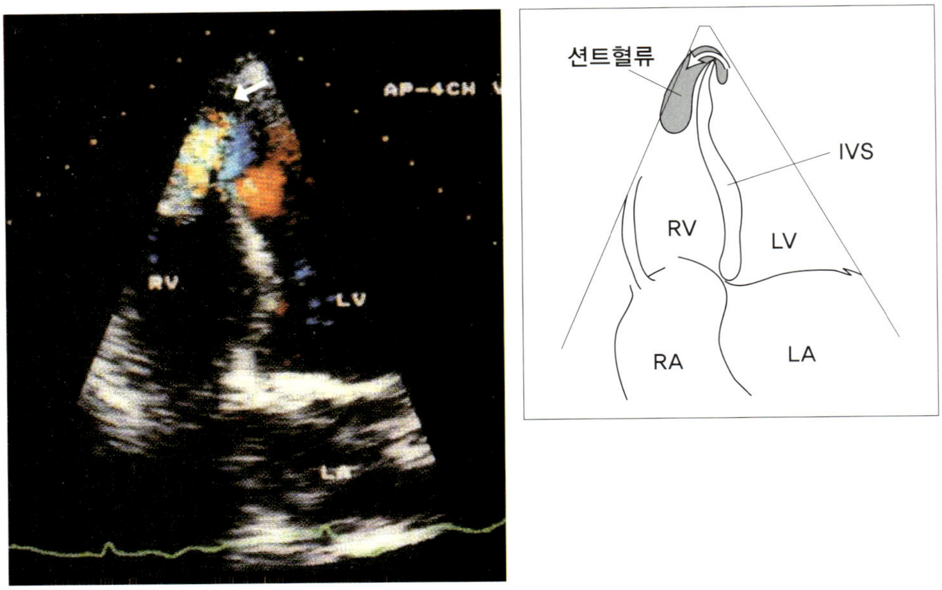

그림 3-4 심실중격천공
심실중격(심첨부)에 천공이 있어서 좌심실에서 우심실로 빠지는 션트혈류(화살표)가 보인다.

(3) 건삭 · 유두근육 단열에 의한 승모판 역류 : 심한 허혈 때문에 유두근이나 건삭이 단열되어 급성 중증 승모판 역류를 일으킨다. 급성 심근경색 후의 범수축기 잡음의 발생원인의 하나로 중요하다. 특히 유두근 단열은 심한 상태이므로 응급수술 치료를 해야 한다. 유두근 단열은 후술하는 건삭단열과 유사한 소견을 나타내지만 단열된 유두근을 검출하는 것으로 구별한다. 컬러 도플러법에서는 승모판 역류가 검출되지만 쇼크인 경우에는 혈압 저하 등에 의한 승모판 역류혈류속도 저하되므로 모자이크혈류가 보이지 않는 것이 있다.

부하(負荷)심에코법 stress echocardiography Side Memo 14

노작성 협심증에서는 안정시에는 좌심실벽운동 저하는 볼 수 없다. 부하 심에코법은 여러 가지의 부하(도부타민 등의 약물이나 운동 부하)를 걸어서 심근허혈을 유발하고 거기에 따라 생긴 좌심실벽운동 이상을 검출하는 방법이다. 관동맥협착 내지 협심증의 진단법으로 유용하다. 또, 일견 수축없는 심근경색 부위는 완전하게 괴사되어 있다고는 할 수 없고, 심근이 일부 살아있는(심근 viability의 존재) 경우도 자주 있다. 저용량 도부타민 부하로 벽운동이 개선되는 것을 보고 심근 생존의 유무를 판정할 수 있다.

(4) **자유벽 파열** free wall rupture : 심근 괴사에 수반되는 좌심실 자유벽의 파열에 따라, 심막강에 혈액이 고여서 심 Tamponade를 초래한다. 갑작스런 쇼크나 심장정지로 발증하는 것도 많다. 단층도에서는 심막액 저류와 심 Tamponade소견을 보인다.

(5) **좌심실내 혈전** left ventricular thrombus : 경색 부위의 혈류정체 등에 의해서 왼쪽 심실내에 혈전을 일으킨다. 경색 부위나 심실류내에 부착되는 덩어리진 상태로 에코에서 인정된다(그림 3-5,3-6). 가동성이 풍부한 경우에는 특히 혈전 색전증을 일으킬 위험성이 높다.

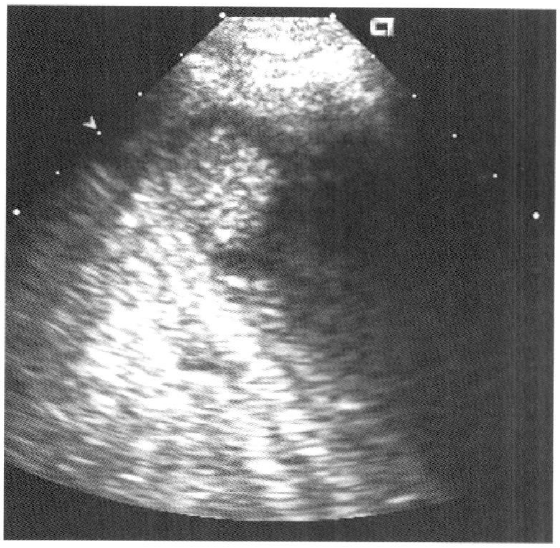

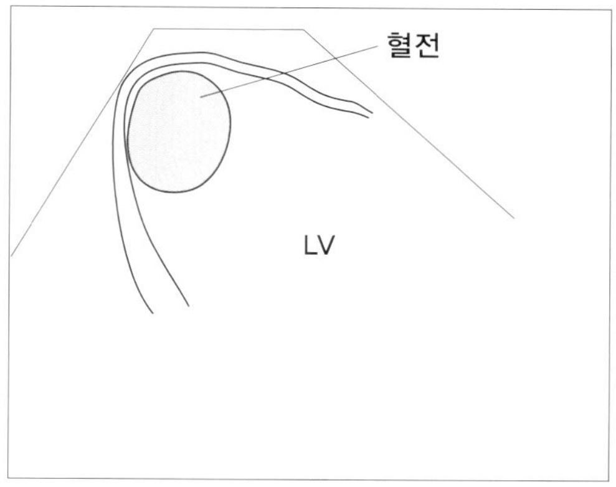

그림 3-5 좌심실내 혈전
심첨부 2강 단층도의 확대상인데, 좌심실내(심첨부)에 공 모양의 혈전이 보인다.

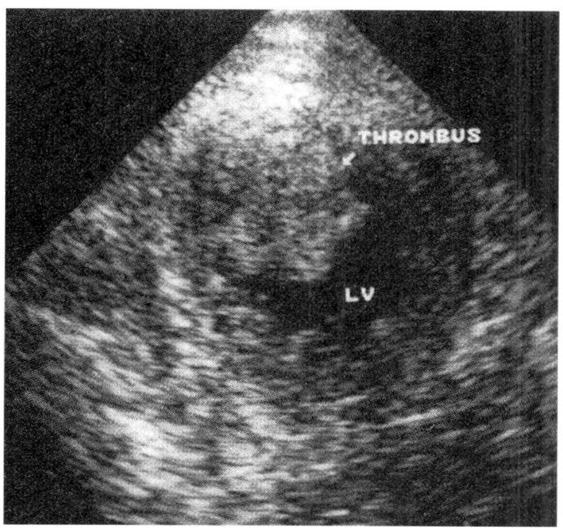

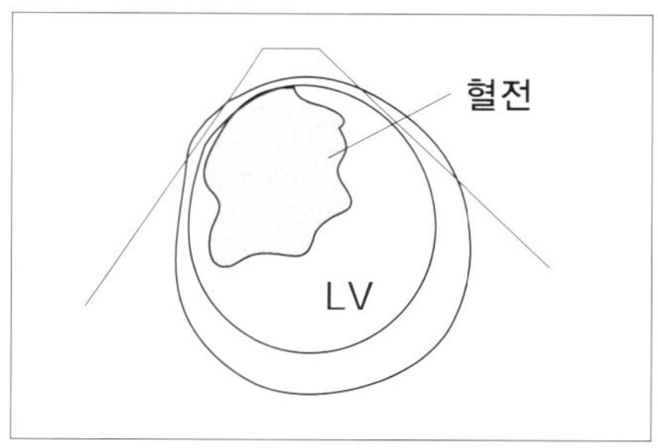

그림 3-6 좌심실내 혈전
심첨부 단축 단층도에서 심실중격에 부착된 표면이 거친 큰 혈전이 보인다.

(6) **우심실경색** right ventricular infarction : 오른쪽 관동맥근위부 폐색에 의한 심근경색에서는, 좌심실 하벽경색 뿐만이 아니라, 우심실 가지폐색에 수반되는 우심실 경색을 합병하는 일이 있다. 우심실의 확대와 우심실 자유벽의 벽운동 저하를 보인다.

4장 판막질환

Valvular Heart Disease

Key Point

- □ 판막증의 진단과 중증도 평가를 한다.
- □ 좌심실경과 좌심실기능을 평가한다.
- □ 우심실부하(폐고혈압)의 정도를 평가한다.
- □ 우심방압(정맥압)을 평가한다.
- □ 수술 적응을 판정한다.

1 승모판 질환 mitral valve disease

1) 승모판협착증 mitral stenosis; MS

병의 용태

대부분의 경우 A군 β용혈 연쇄구균에 의한 류머티즘열(rheumatic fever)에 기인하는 판막의 염증에 의해서 생긴다. 승모판협착에 따라 좌심방에서 좌심실로 혈액 유입이 장해되어 좌심방압 상승과 좌심방 확대를 초래한다. 심방세동을 자주 합병해서 좌심방 속에 혈전을 보이는 수가 많다. 좌심방압 상승이 심해지면 폐정맥압 상승에 의한 폐울혈, 폐고혈압, 또 우심실부 하나 삼첨판 역류를 일으킨다.

진단

● 단층도(그림 4-1 A, B)

- 판막비후 • 석회화
- 교련부 유합 • 석회화
- 판막통로 협소화
- 판막선단부의 개방 제한
- 판복(弁腹)의 좌심실중격측으로 확장기에 돔 형성(doming)
- 판막하부(건삭 • 유두근) 병변

이차적 소견

- 좌심방 확대
- 좌심방 속의 혈전

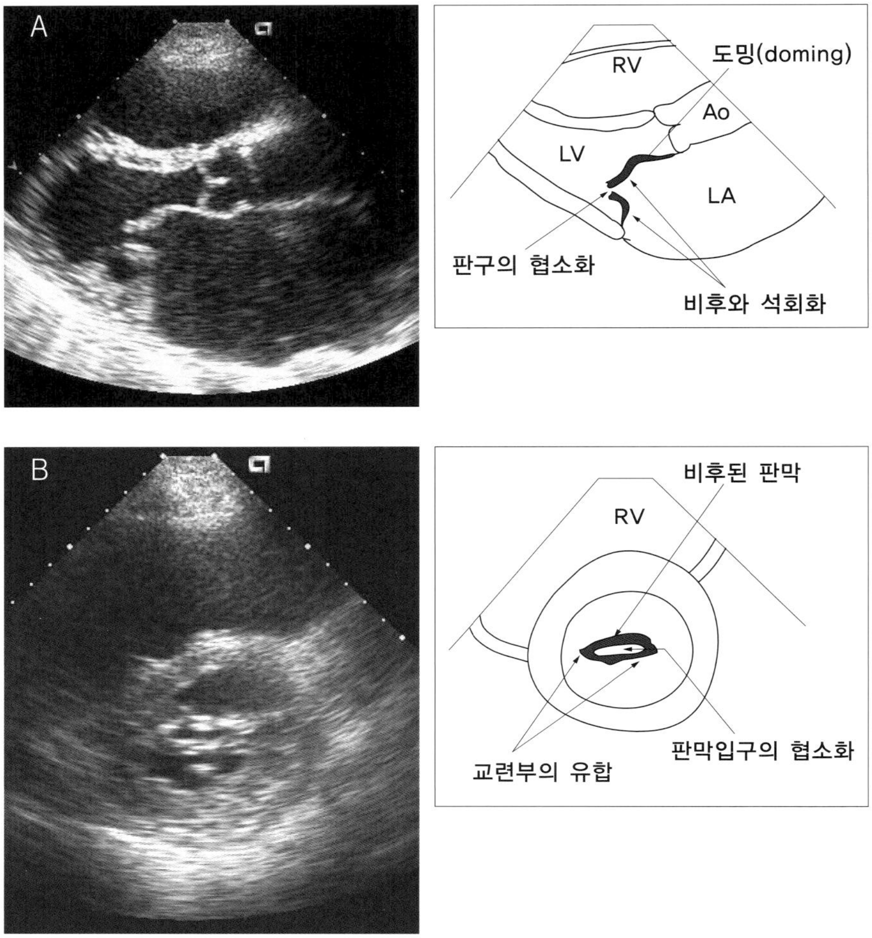

그림 4-1 승모판 협착증
흉골좌연 장축 단층도(A)에서는 승모판의 비후 · 석회화, 판입구 협소화, 판막선단부의 개방 제한, 판복의 좌심실중격측으로 확장기의 돔 형성(doming)이 보이고, 또 심한 좌심방 확대도 볼 수 있다. 승모판 레벨 단축 단층도(B)에서는 판막입구 협소화 및 교련부 유합이 보인다

류머티즘성 판막변화에 의해 상기소견을 관찰할 수 있다. 판하부병변이란 건삭이나 유두근의 비후, 단축, 유합 등의 병변(그림 4-2)이고, 이것이 심하게 되면 판막기능의 유지는 어렵고, 심부전 증상을 수반하는 경우에는 판막치환수술의 적응이 된다. 왼쪽 심방속 혈전은 좌심이(心耳)에 호발하므로 대동맥판 레벨 단축 단층도나 4강 단층도 등에서 주의해 관찰한다. 단지, 경흉벽 심에코도에서 좌심방속 혈전 검출율은 50% 이하에 지나지 않고, 필요에 따라서 검출율이 높은 경식도 심에코도를 추가한다(그림 4-3 A, B).

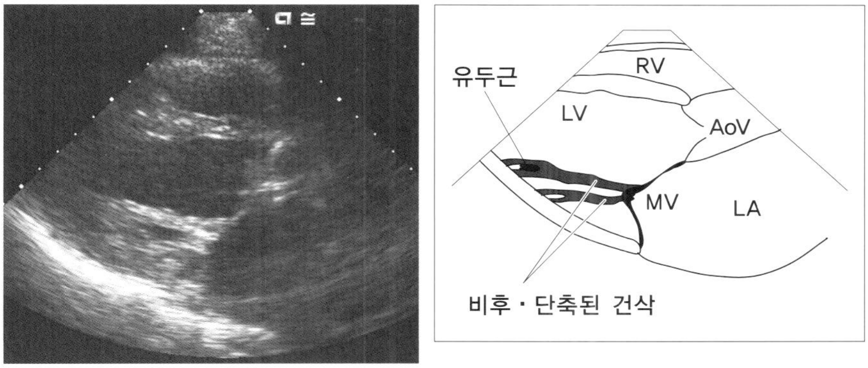

그림 4-2 승모판 협착증의 판막하부 병변
정상건삭은 가늘게 실 모양이지만 류머티즘성 변화에 따라서 건삭은 비후・단축된다.

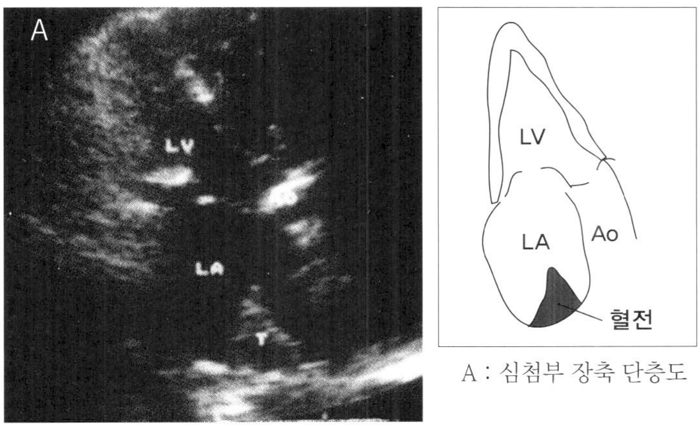

A : 심첨부 장축 단층도

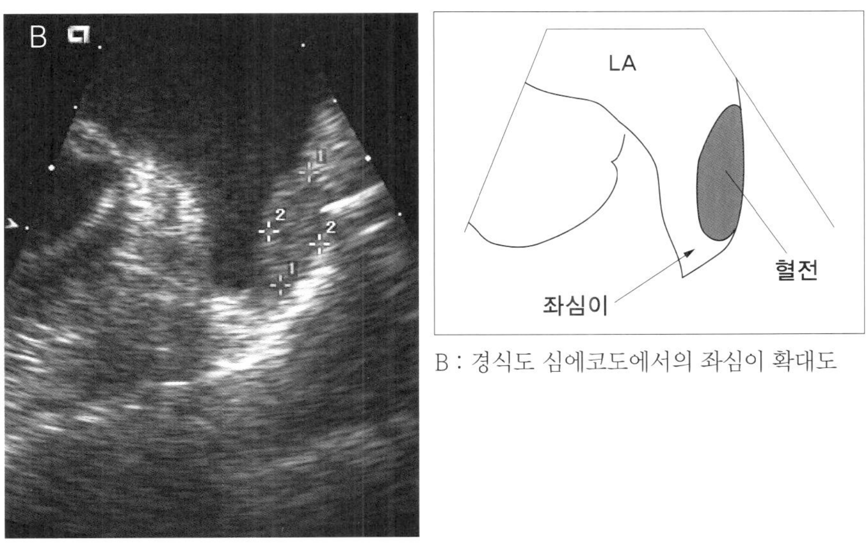

B : 경식도 심에코도에서의 좌심이 확대도

그림 4-3 좌심방 속 혈전
좌심이내에 혈전이 보인다.

경식도 심에코도 transesophageal echocardiography; TEE Side Memo 15

식도내에 전용 탐촉자를 삽입해서 심장 바로 후면에 위치하는 식도에서 초음파 빔을 투입하여 심장을 관찰하는 방법이다. 고통이나 약간의 위험성을 있지만 흉벽에 탐촉자를 두어 기록하는 경흉벽 심에코도처럼 앞 흉벽이나 폐에 의한 초음파의 감쇠가 없기 때문에 보다 명료한 화상을 얻을 수 있다. 왼쪽 심방속 혈전, 감염성 심내막염, 증식물, 승모판 일탈 · 건삭단열, 심방중격결손, 대동맥 해리 및 인공판막 기능 부전 등의 진단에 매우 유용하다.

● M모-드 그림(그림 4-4)

- 판막에코 휘도 상승
- 판막후퇴 속도(diastolic descent rate; DDR) 저하
- 확장기에 있는 후첨의 이상 전방 운동
- 판막진폭 감소
- A파의 감약(심방세동(atrial fibrillation; Af) 예에서는 A파는 볼 수 없다)
- 좌심방 확대

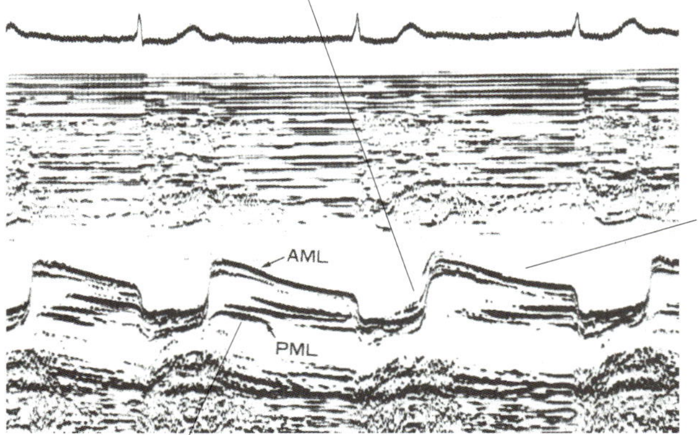

그림 4-4 승모판 M모-드 그림(승모판 협착증)

양첨 모두 에코 휘도는 상승되고 판막후퇴 속도(DDR)의 저하와 판막진폭의 감소를 보인다. 또 확장기 후첨의 이상 전방 운동도 보인다. 심방세동 증례이므로 A파는 볼 수 없다.

승모판 에코 휘도의 증대는 판막의 류머티즘성 변화에 따르는 것이다. 판막협착을 위해서 좌심실 충만에 지연이 생겨 판이 개방위치를 계속 유지하기 때문에 판막후퇴 속도가 저하되게 된다고 생각한다. 후첨의 이상 전방 운동은 전후첨의 유합에 의해 후첨이 큰 전첨에 끌려가기 때문에 생기는 본 증상에 특이적인 소견이다. 판막진폭은 판막폭의 가동성을 반영하는 바, 심한 석회화례에서는 휘도의 증강과 함께 매우 분명한 진폭감소를 나타낸다.

●컬러 도플러법 : 협착판입구를 지나 좌심실에 유입되는 모자이크 시그널이 보인다(그림 4-5).

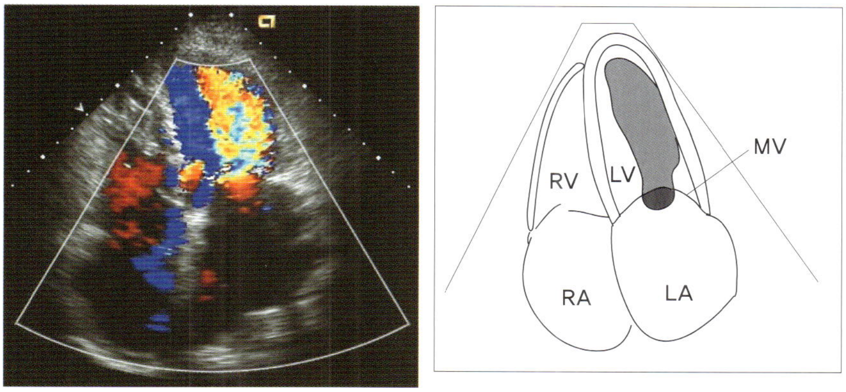

그림 4-5 협착판막 입구 통과혈류(승모판협착증)
협착판막 입구를 통과해 좌심방에서 좌심실에 유입되는 모자이크 시그널을 관찰할 수 있다.

중증도(重症度)평가

판막입구 면적과 승모판압력교차에 따라 중증도는 평가된다(표4-1).

표 4-1 승모판 협착증의 중증도

	정상	경도(mild)	중등도(moderate)	고도(severe)
판구면적(cm^2)	4~6	＞1.5	1.0~1.5	＜1.0
평균압교차(mmHg)	≒0	＜5	5~10	＞10

(1) 승모판막입구 면적(mitral valve area; MVA)의 정량적 평가

●Planimetry 법 : 판막입구 면적을 승모판 레벨 단축 단층도에서 직접 계측한다(그림 4-6).

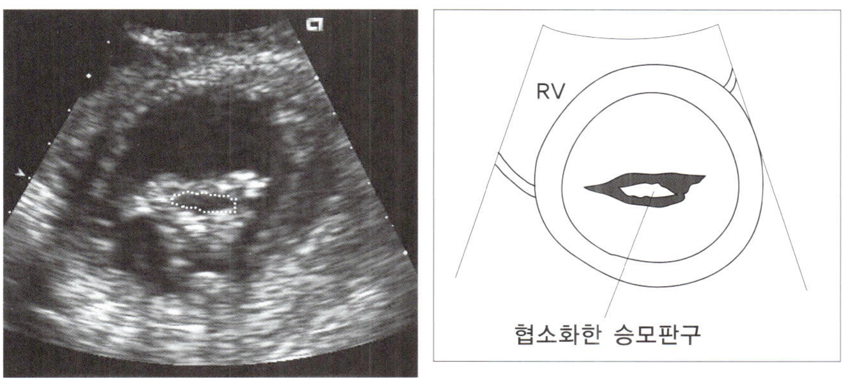

그림 4-6 승모판막입구 면적계측법(Planimetry 법)
승모판막입구 레벨 단축 단층도를 그리면서 승모판입구를 트레이스하면 직접판막입구 면적이 계측된다. 그림에서는 판막입구 면적은 0.61cm^2로 계측되었다.

Wilkins 등의 승모판 score index(표 4-2) Side Memo 16

승모판 및 판막하부병변의 정도를 단층도 소견으로 4개의 항목에 대해 각각 4 단계로 평가해 점수를 매긴다(경도 : 1점으로부터, 고도 : 4점까지). 합계 점수가 8점 이하이면 경피적 승모판교련절개수술(percutaneous transvenous mitral commissurotomy; PTMC)이 좋은 적응이지만 8점을 넘는 증례에서는 판막변화가 강하므로 승모판 치환수술을 고려한다.

표 4-2 Wilkins등의 승모판 스코아

Grade	판막 가동성	판막하부 비후	판막 비후	판막 석회화
1	판첨에만 약간 제한	약간 비후 (4~5 cm)	거의 정상	일부분의 휘도 상승
2	판첨의 가동성 불량, 판막중부. 기초부는 정상	건삭의 1/3까지	판첨의 국한성 비후 (5~8 cm)	판첨에 산재하는 휘도 상승
3	판막근부만 가동성 있음	건삭의 1/3 이상	판전체의 비후 (5~8 cm)	판중부까지 휘도 상승
4	거의 가동성 없음	유두근에 까지	판전체의 비후 (8~10 mm 이상)	판 전체에 휘도 상승

● pressure half-time(PHT) 법(p.41 그림 1-51, 1-52) : 연속파 도플러법으로 기록한 승모판 통과 혈류속도파형에서 PHT를 구한다. 승모판 협착증에서는 PHT는 100 msec 이상(정상치 20~60 msec)이 되어서 이 값이 큰 만큼 중증으로 판정된다. 이 PHT를 이용하여

식 : 승모판구 면적(cm^2)=220/PHT(msec)

에 의해서 승모판구 면적을 산출할 수 있다.

(2) 승모판 압력교차의 추정

최근의 에코 장치에서는 승모판 통과 혈류속파형을 트레이스하는 것으로 자동적으로 좌심방 좌심실간 평균압교차(mean gradient)가 산출된다.

(3) 폐고혈압의 유무와 그 중증도

컬러 도플러법으로 삼첨판 역류가 검출되면 삼첨판 역류혈류속도를 이용하여 우심실(폐동맥) 수축기압을 산출할 수 있다. 중증의 승모판 협착증에서는 폐고혈압을 합병하는 것도 많다.

2) 승모판 폐쇄 부전증(승모판 역류증) mitral regurgitation; MR

병의 용태

승모판 폐쇄 부전증은 류머티즘성과 비류머티즘성으로 나눌 수 있다. 근년에 류머티즘성 승모판 폐쇄 부전증은 감소되고 인구의 고령화 따라 비류머티즘성인 것이 증가하고 있다. 비류머티즘성에는 아래와 같이 몇 개의 원인이 있다. 승모판 역류에 의한 좌심실용량 부하 때문에 좌심실은 확대되어 과대 운동을 나타낸다. 좌심방은 확대되고, 심방세동을 합병하는 것이 많다. 좌심방압 상승이 심해지면 폐정맥압 상승에 의한 폐울혈을 초래한다.

진단

● **단층도**

- 승모판 병변(생성원인에 따라서 소견이 다르다)

이차적 소견

- 좌심실 확대
- 좌심실벽운동 증가
- 좌심방 확대

승모판 폐쇄 부전증의 원인에 따르는 직접 소견에 더해서 이차 소견으로 좌심실용량 부하(volume overload)에 의한 좌심실의 확대, 심실중격 • 좌심실 후벽운동의 증가 및 좌심방 확대가 관찰된다. 승모판 폐쇄 부전증의 수술 적응 판정에서는 좌심실 직경과 좌심실 수축기능이 중요하다.

● **컬러 도플러법** : 승모판 역류 시그널을 보인다.

승모판 폐쇄 부전증의 성인

류머티즘성 승모판 폐쇄 부전증(rheumatic mitral regurgitation)

비류머티즘성 승모판 폐쇄 부전증(non-rheumatic mitral regurgitation)

- 승모판 일탈(mitral valve prolapse; MVP)
- 승모판 건삭단열(mitral chordal rupture)
- 유두근 단열(papillary muscle rupture)
- 좌심실 확대에 따른 승모판 견인(tethering)
- 석회화 승모판륜(mitral annular calcification; MAC)
- 선천성 승모판첨 균열(mitral cleft)
- 감염성 심내막염(infective endocarditis; IE, p.87)

A. 류머티즘성 승모판 폐쇄 부전증 rheumatic mitral regurgitation

많은 경우에 승모판협착증을 동반하고 있다. 승모판협착증의 소견에 더해서 컬러 도플러법으로 승모판 역류 시그널을 볼 수 있다. 좌심방 확대 정도는 순형 승모판협착증보다 고도라고 하는 것이 많다.

B. 비류머티즘성 승모판 폐쇄 부전증 non-rheumatic mitral regurgitation

● **승모판 일탈** mitral valve prolapse; MVP : 단층도에서는 전첨, 후첨, 또는 그 양자의 좌심방측에 팽출(ballooning)소견이 관찰된다(그림 4-7 A, B). 때로는 판첨이 비후되어 보이는 일이 있지만 이것은 판첨이나 건삭이 점액종모양 변성(myxomatous degeneration)에 의해 비후, 신장되었기 때문이라고 생각할 수 있다. 이러한 변화가 삼첨판이나 대동맥판에서도 볼 수 있는 일이 있다. 컬러 도플러법에서는 일탈 부위에서 승모판 역류 시그널을 관찰할 수 있다(그림 4-8 A, B). 전형적인 증례에서는 수축 중기 클릭과

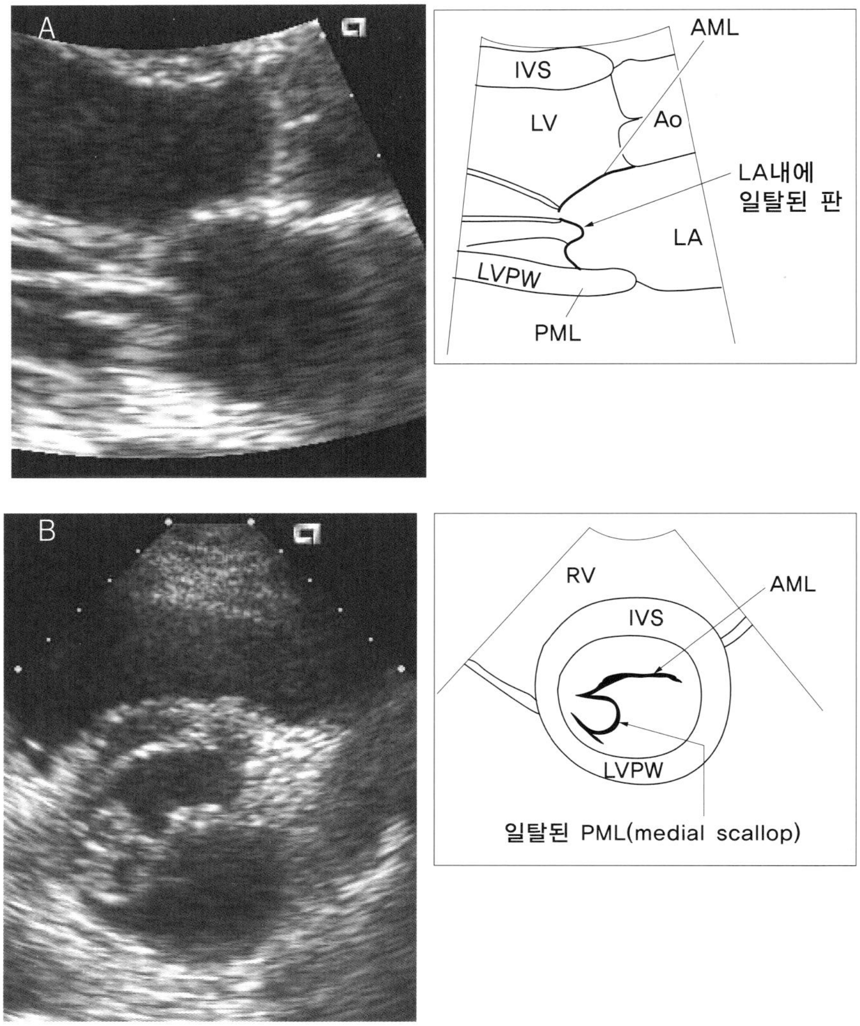

그림 4-7 승모판 일탈증(후첨의 안쪽판막깃발)
흉골좌연 장축 단층도(A)에서는 좌심방 속으로 일탈된 승모판이 보인다. 단축 단층도(B)에서는 승모판 후첨의 안쪽깃발이 크게 밀려내려와 있다.

수축 후기 잡음을 특징으로 한다.

M모-드 그림에서는 정상 승모판 에코는 수축기에 느릿한 전방 운동을 나타내지만, 이 증례에서는 수축 중기 클릭에 거의 일치하는 갑작스런 후방 운동을 보여서 수축 중기부터 후기에 걸쳐 좌심방 속에 해먹모양으로 돌출된다(mid-systolic buckling)(그림 4-9). 또 이 후방 운동이 수축 조기부터 볼 수 있는 예도 있다(pansystolic bowing). 어느 경우에도 이 수축기 에코는 다층 에코를 나타내는 것이 많다.

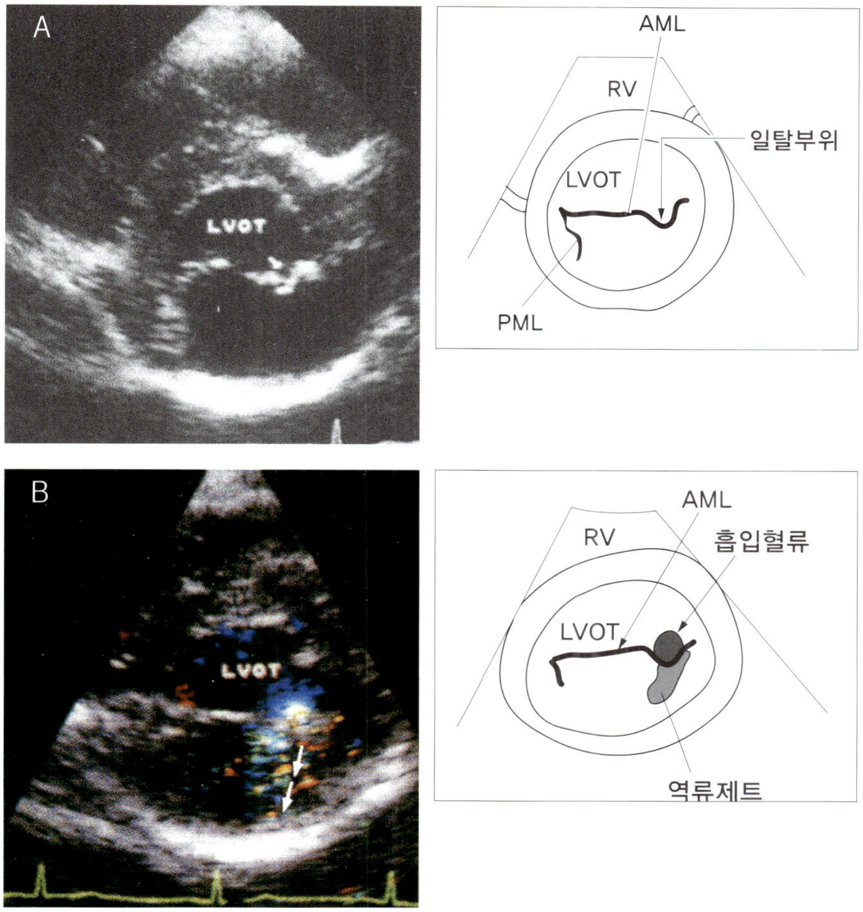

그림 4-8 승모판 일탈증(전첨)

단축 단층도(A)에서는 전첨의 전교련에 가까운 부분이 일탈되어 있고 컬러 도플러법(B)에서는 같은 부위로 빨려드는 혈류를 동반하는 승모판 역류 시그널이 보인다.

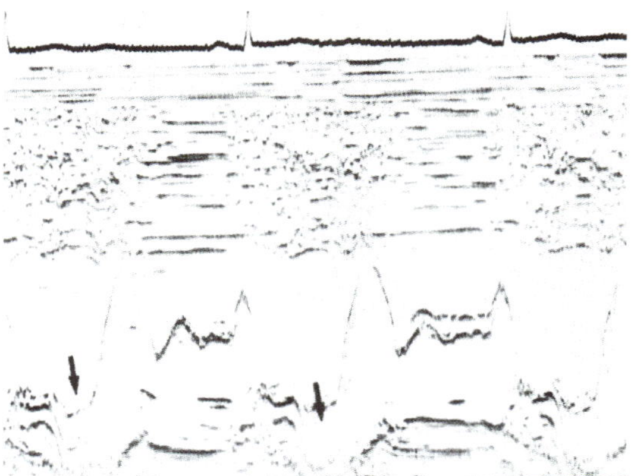

그림 4-9 mid-systolic buckling

수축 후기에 좌심방 속에 해먹모양으로 승모판이 돌출하는 mid-systolic buckling을 보인다(화살표).

●**승모판 건삭단열** mitral chordal rupture : 단층도에서는 가동성이 풍부한 단열된 건삭이나 좌심방에 고도로 일탈된 판첨이 보인다(그림 4-10). 감염성 심내막염이나 급성 심근경색이 그 원인인 경우도 있다.

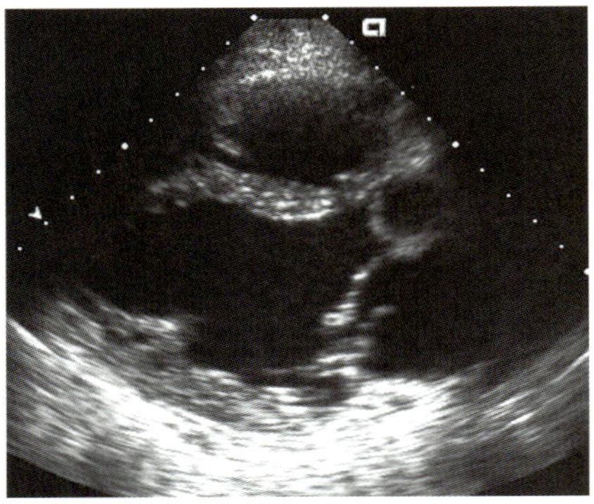

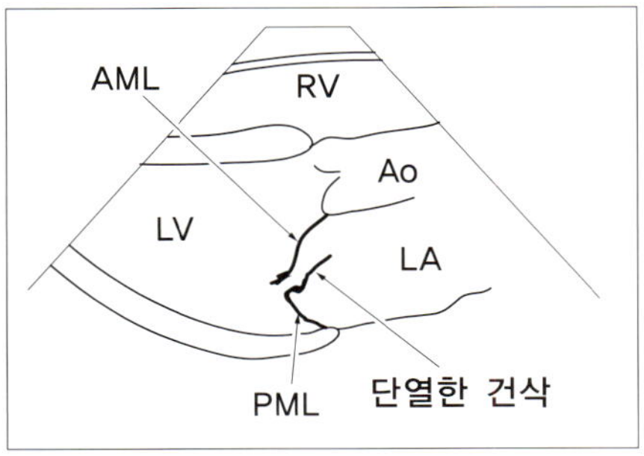

그림 4-10 승모판 건삭단열
후첨에 부착되는 건삭이 끊어져서 지지를 잃은 후첨은 단열건삭과 함께 좌심방 속으로 뒤집혀 있다.

판첨깃발 scallop과 일탈 · 건삭단열 부위 진단 Side Memo 17

승모판전첨은 큰 하나의 판첨깃발로 보이지만 후첨은 세 개의 판첨깃발 즉 안쪽판첨깃발(medial scallop), 중앙판첨깃발(middle scallop) 및 외측판첨깃발(lateral scallop)로 되어 있다(그림 4-11). 승모판 일탈이나 건삭단열의 수술법인 승모판성형술(mitral valve repair) 때에는 수술전 정보로 일탈 · 건삭단열 부위의 확인이 매우 중요하다. 단층도에 의한 병변부위 진단에 더해서 빨려드는 혈류 위치와 승모판 역류 시그널의 방향에서도 병변부위 진단이 가능하다. 빨려드는 혈류는 반드시 일탈 · 건삭단열 부위에 생기고 역류 시그널은 그 반대쪽으로 불려나온다(그림 4-12).

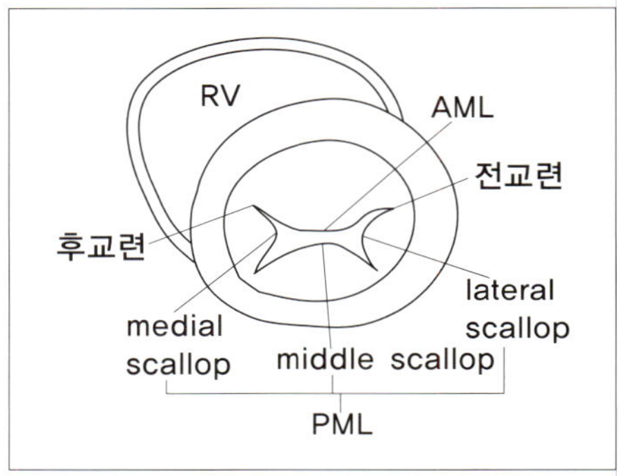

그림 4-11 승모판의 Scallop (판막깃발)

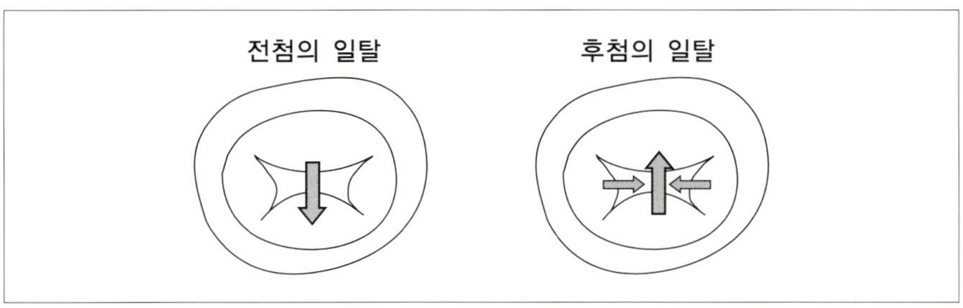

그림 4-12 Scallop(판막깃발)과 일탈 · 건삭단열 부위 진단
역류 제트는 일탈 · 건삭단열 부위의 반대쪽으로 분다. 일탈 · 건삭단열 부위가 전첨인 경우에는 앞에서 뒤로, 후첨의 middle scallop에서는 뒤에서 앞으로, medial scallop에서는 안쪽에서 바깥으로, lateral scallop에서는 바깥에서 안쪽으로 역류 제트가 보인다. 화살표는 역류 제트의 방향을 나타낸다.

● **유두근 단열** papillary muscle rupture : 대부분 급성 심근경색에 의한 유두근의 심한 허혈때문에 생긴다. 좌심방이나 좌심실내에 단열된 유두근을 볼 수 있지만 중증 심부전과 쇼크때문에 매우 예후가 나쁜 병의 용태이다.

● **좌심실 확대에 따른 승모판 견인 tethering** : 판막자체에는 기질성 변화가 없어도 좌심실이 확대되어 유두근이 외측으로 당겨가면서 건삭을 견인 (tethering)하여 수축기의 판첨접합을 방해하기 때문에 기능성 승모판 역류(functional mitral regurgitation)가 생긴다(그림 4-13). 심근경색이나 확장형 심근증 등에서 볼 수 있다.

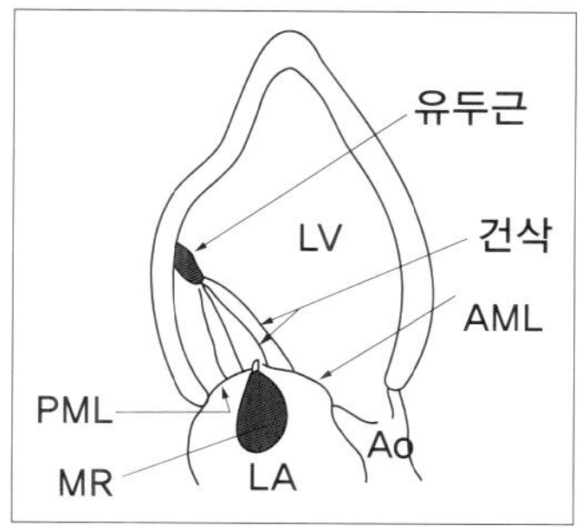

그림 4-13 기능성 승모판 역류
좌심실이 확대되어 유두근이 외측으로 밀려있어서 건삭이 좌심실 쪽으로(tethering) 견인된다. 이렇게 되어서 수축기의 판막접합이 저해되어 기능성 승모판 역류가 생긴다.

● **석회화 승모판륜(輪)** mitral annular calcification; MAC : 승모판륜부(mitral annulus)의 비후와 휘도의 증강 • 석회화를 보인다. 고령 여성에서 자주 볼 수 있다(그림 4-14). 또 말기 신부전내지 투석 증례에서도 승모판륜부의 비후 • 석회화를 보이는 일이 많고, 석회화가 승모판첨에까지 진행하면 고도의 승모판협착 및 역류를 일으키는 일이 있다.

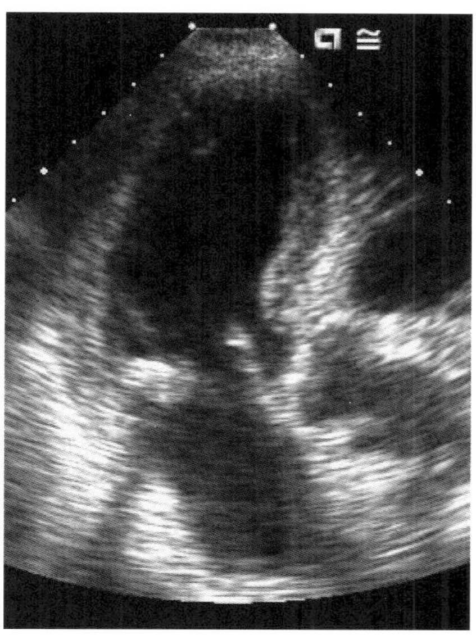

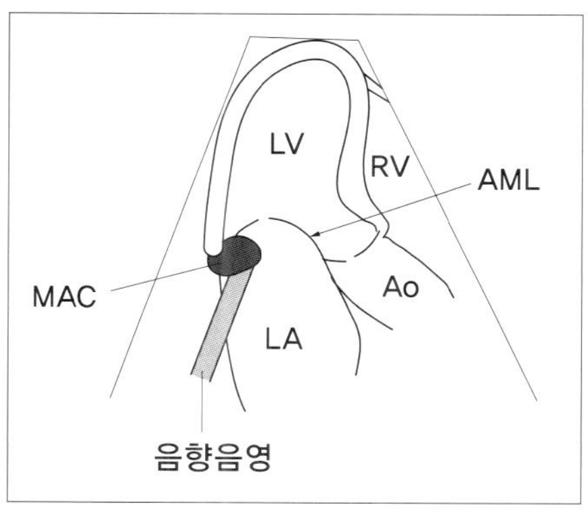

그림 4-14 석회화 승모판륜
승모판 후첨이 부착하는 부분의 판륜에 심한 비후와 석회화가 보인다. 일견, 심장 종양을 생각하게 되지만 석회화 승모판륜이다.

●**선천성 승모판첨균열** mitral cleft : 승모판전첨의 판막중앙에 균열을 일으키는 것으로, 심내막상 결손증에 합병되는 것이 많지만 승모판첨 균열이 단독으로 존재하기도 한다. 단축 단층도에서 균열이 생긴 승모판전첨은 뒤집힌 八자 모양을 보인다(그림 4-15).

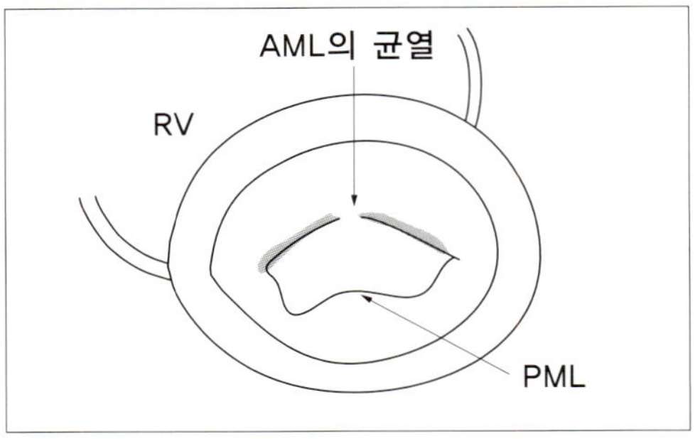

그림 4-15 승모판첨균열
균열때문에 승모판전첨은 뒤집힌 八자 모양을 나타낸다.

약제성 판막 질환 Side Memo 18

파킨슨병의 치료 등에 쓰이는 맥각 도파민 아고니스트(페르고리드, 카베르고린, 브로모크리프틴)에 의한 섬유성 판막 질환이 보고되고 있다. 판막섬유화는 승모판이나 삼첨판에 많다고 여겨져 판첨비후 · 가동성 저하에 의해 판막접합이 불량이 되어 판막역류를 초래한다. 맥각 도파민 아고니스트가 판막상의 세라토닌 수용체에 작용해서 판막 섬유화가 진행된다고 추정되고 있다. 이 판막병변은 혈중 세라토닌 농도가 상승하는 칼시노이드 증후군에 의한 판막증이나 류머티즘성 판막증과 유사하다. 맥각 도파민아고니스트 투여에 대해서는 투여전이나 투여중의 정기적인 심에코 검사가 의무로 되어있다. 만약 판막병변의 출현이 인정되면 투여 중지를 검토하지 않으면 안 된다.

중증도 평가 (표 4-3)

컬러 도플러법으로 역류 제트의 좌심방 속안 도달정도로 판정되지만(☞p.42 그림 1-53), 최근에는 vena contracta(축류부)(역류판구를 통과한 직후의 모자이크 시그널로 좌심방 속에서 가장 제트폭이 좁고 유속이 빠른 부분) 폭을 이용한 반정량적 평가나, 실제로 역류량이나 역류판구 면적 등을 산출하는 정량적 중증도 평가도 행해진다. 상세한 계측법은 생략하지만, 펄스 도플러법을 이용해 좌심실구출혈류량과 좌심실유입혈류량을 계측하여 승모판 역류량(좌심실 유입혈류량-좌심실 구출혈류량)을 구하는 방법이나, PISA(proximal isovelocity surface area; PISA) 법에 의해 유효 역류판구 면적(effective regurgitant orifice; ERO(cm^2))과 승모판 역류량(regurgitant volume(ml))을 산출하는 방법이 있다.

표 4-3 승모판 폐쇄 부전증의 중증도

	경도(mild)	중등도(moderate)	고도(severe)
vena contracta 폭(mm)	<3.0	3.0~6.9	≥7.0
역류량(ml) /beat	<30	30~59	≥60
역류율(%)	<30	30~49	≥50
유효 역류판구 면적(cm^2)	<0.2	0.2~0.39	≥0.4

Side Memo 19

PISA proximal isovelocity surface area법(그림 4-16)

승모판 역류판구 면적의 바로 위(좌심실측)에 형성되는 흡입혈류(acceleration flow)의 크기로 역류량을 산출하는 방법이다. 흡입혈류의 바깥 틀을 통과하는 혈류량은 역류판구를 통과해 좌심방에 뿜어드는 역류혈류량과 동일하다. 우선, 흡입혈류량(순간 역류량)을 계산한다. 그리고 순간 역류량을 승모판 역류 최대혈류속도로 제하면 유효역류판구면적(effective regurgitant orifice; ERO(cm^2))이 산출된다. 게다가 승모판 역류량(regurgitant volume)은 유효역류판구면적에 승모판 역류혈류속파형의 시간 속도 적분을 곱하면 산출된다.

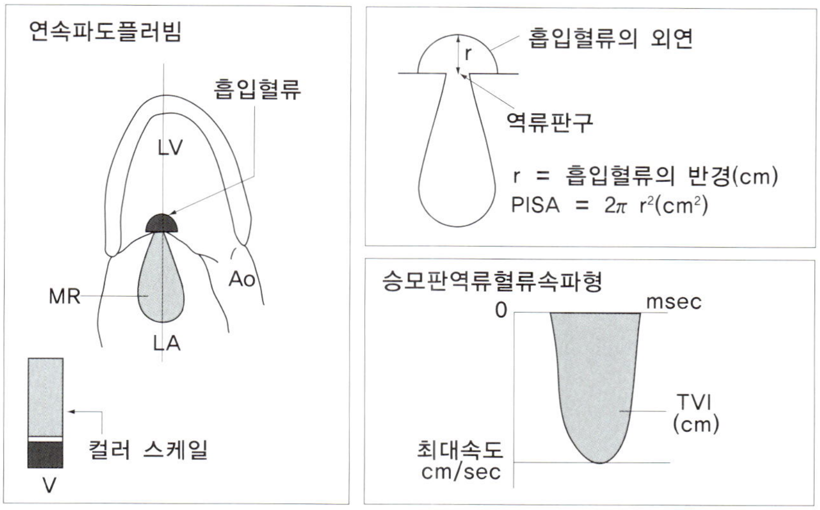

그림 4-16 PISA법

컬러 도플러법으로 속도 레인지를 보통보다 낮게 하는 것(칼라 스케일의 baseline을 내린다)과 흡입혈류는 크고 반원모양으로 표시된다. 흡입혈류의 외연을 통과하는 혈류속도(aliasing velocity)는 혈류반전현상(aliasing)(p.30 Side Memo 4)의 원리에 따라서 설정한 속도 레인지(칼라 스케일의 하한 유속값 : V)의 값과 동일하다. 흡입혈류 외연의 표면적(PISA)과 혈류속도(aliasing velocity)에서 흡입혈류가 형성되었을 시상에서의 순간 역류량을 산출할 수 있다.

> 식 : 순간 역류량(flow rate(ml/sec))
> =흡입혈류의 변연상의 혈류속도(aliasing velocity)(cm/sec) × PISA(cm^2)
> 〔aliasing velocity=칼라 스케일의 하한의 유속값 : V,
> PISA=2π(흡입혈류의 반경(cm))^2〕

다음에, 연속파 도플러법으로 승모판 역류혈류속파형의 최대혈류속도 및 시간 속도 적분(time-velocity integral; TVI(cm))을 계측한다. 흡입혈류의 외연을 통과하는 혈류량은 역류판구를 통과하는 혈류량과 동일하기 때문에 유효역류판구 면적(effective regurgitant orifice; ERO(cm^2))은,

> 식 : ERO(cm^2)=순간 역류량(ml/sec)/승모판 역류 최대혈류속도(cm/sec)

로 계산할 수 있다. 게다가 승모판 역류량(regurgitant volume)은

> 식 : 승모판 역류량(ml)=ERO(cm^2) × 승모판 역류혈류속파형 TVI(cm)

로 계산할 수 있다.

2 대동맥판질환 aortic valve disease

1) 대동맥판 협착증 aortic stenosis; AS

병의 용태

류머티즘성과 비류머티즘성으로 나눌 수 있다. 비류머티즘성에는 판막경화 (sclerosis) • 변성(degeneration)과 선천성 판막이상(2첨판)(bicuspid valve)이 대부분을 차지한다. 판막경화 • 변성은 노령과 동맥 경화 등에 따라서 진행하기 때문에 고령화가 진행된 나라에서는 판막경화 • 변성에 따른 대동맥판 협착증이 증가하고 있다. 또, 말기 신부전내지 투석 증례에 있어서 석회화에 의한 판막협착을 보이기도 한다. 대동맥판협착에 따르는 좌심실압부하 때문에 좌심실벽 비후 • 비대를 보인다. 장기간 증상없이 경과하지만 실신 • 협심증 • 심부전이 출현한 후의 예후는 매우 불량하므로 판막치환 수술을 고려한다.

진단

● 단층도(그림 4-17 A, B)

- 판막에코 휘도 증강
- 판첨비후 • 석회화
- 판구 협소화
- 수축기판막개방의 감소
- 판막 돔 형성(류머티즘성이나 2첨판인 경우)

이차적 소견

- 좌심실벽 비후 • 비대(left ventricular hypertrophy; LVH)(그림 4-18)
- 대동맥협착 후 확장(post-stenotic dilatation)

좌심실압력부하(pressure overload)이기 때문에 좌심실벽은 균일하게 비후되어 구심성 좌심실비대(concentric hypertrophy)를 나타낸다. 좌심실 확대는 볼 수 없기 때문에 좌심실강은 협소화된다. 단축 단층도로 판첨의 수가 두 개이면 2첨판이라고 진단되지만, 고도 석회화례에서는 2첨판인지 정상의 삼첨판인지의 구별은 어렵다. 경식도 심에코도는 판막형태나 2첨판과 삼첨판의 구별에 유용하다. 대동맥2첨판례에서는 대동맥벽조직 이상과의 관련성이 지적되고 있어서 상행 대동맥류나 대동맥 박리가 합병이 많으므로 특별히 주의해 관찰한다.

좌심실직경과 수축기능의 판정은 M모-드 그림 및 단층그림으로 한다. 좌심실의 정보는 수술 적응의 결정에서도 중요하다. 수술 적응례에서는 치환 인공판막 사이즈를 결정하는데 있어서 대동맥판륜직경의 계측도 중요하다.

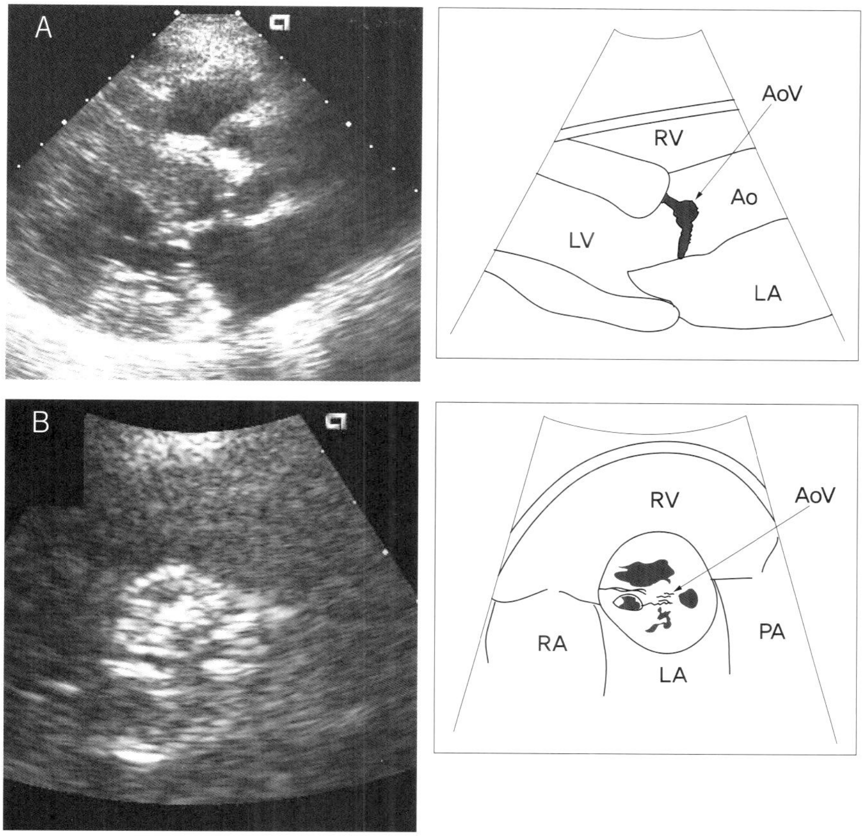

그림 4-17 대동맥판협착증
흉골좌연 장축 단층도(A)에서는 대동맥판의 비후, 석회화 및 판구의 협소화와 좌심실벽비후가 보인다. 대동맥판 레벨 단축 단층도(B)에서는 대동맥판막전체가 고도로 석회화되어서 2첨판인지 삼첨판인지 판별할 수 없다.

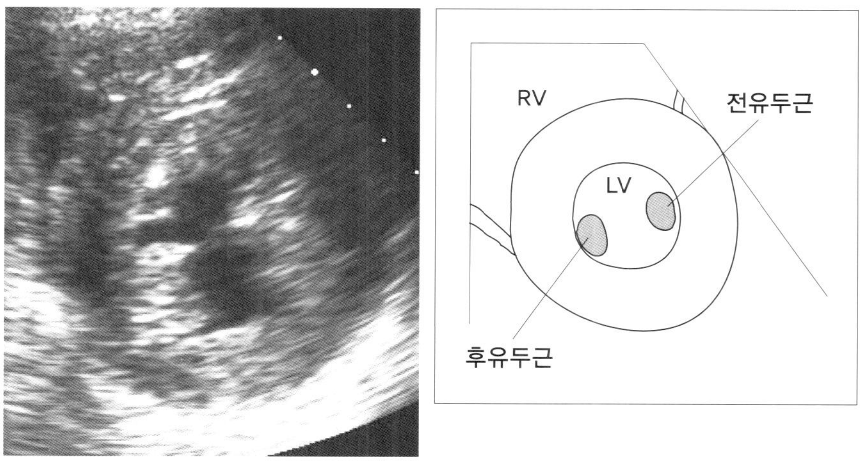

그림 4-18 유두근 레벨 단축 단층도(대동맥판 협착증)
대칭성 좌심실벽 비후가 보인다.

● **M모-드 그림** (그림 4-19) : 대동맥판 다중 에코와 판막개방 저하

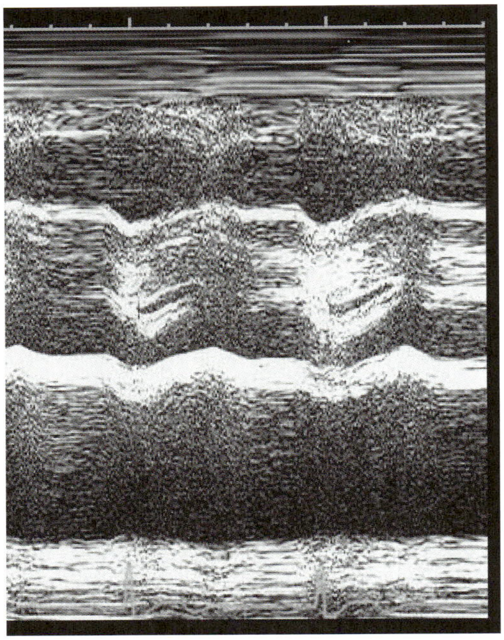

그림 4-19 대동맥판막 M모-드 그림(대동맥판막 협착증)
대동맥판막 다중 에코와 판막개방 저하가 보인다.

● **컬러 도플러법** : 협착판구를 통과하는 모자이크 시그널이 인정된다(그림 4-20).

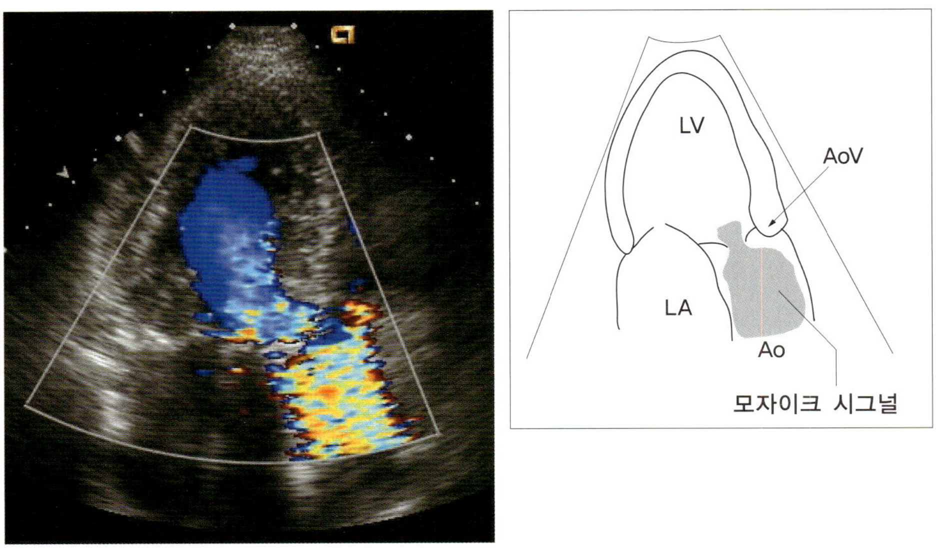

그림 4-20 심첨부 장축 단층도(대동맥판 협착증)
협착판구를 통과하는 모자이크 시그널을 관찰할 수 있다.

중증도 평가

단축 단층도에서 직접 대동맥판 입구 면적(aortic valve area; AVA)을 계측할 수 있기도 하지만 고도 석회화례에서는 계측이 곤란하다. 연속 도플러법으로 대동맥판구 통과 혈류속파형을 기록하여 최대압교차(maximal gradient)와 함께 평균압교차를 구한다(mean gradient)(그림 4-21). 또 연속식(continuity equation)으로도 판구 면적을 계산할 수 있다. 판구 면적, 판구 면적 계수(판구 면적을 체표 면적으로 제한다)나 압교차로 중증도를 평가한다(표 4-4).

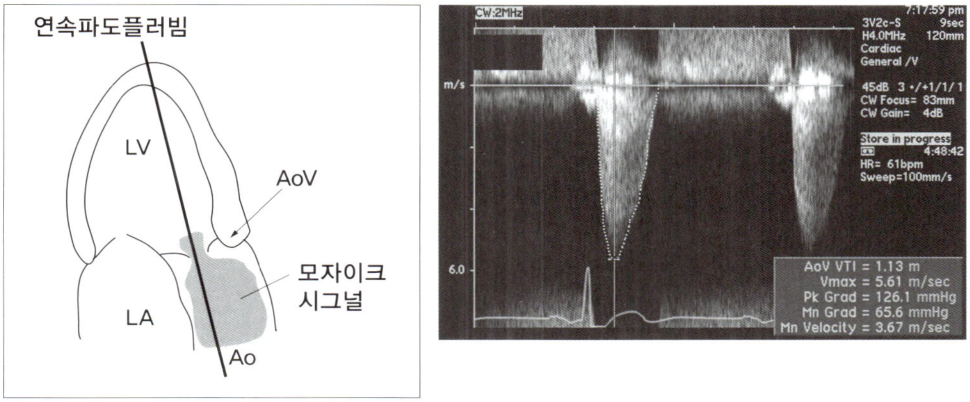

그림 4-21 대동맥판구 통과 혈류속파형(대동맥판 협착증)
컬러 도플러로 그려낸 대동맥판구 통과혈류시그널에 연속파 도플러법을 이용해 혈류속파형을 기록해 압교차를 산출한다.

표 4-4 대동맥판협착증의 중증도

	경도(mild)	중등도(moderate)	고도(severe)
평균압교차(mmHg)	<25	25~40	≥40
최대압교차(mmHg)	<36	36~64	≥64
판구면적(cm^2)	>1.5	1.0~1.5	≦1.0
판구면적계(cm^2/m^2)			<0.6

* 대동맥판경화증(aortic valve sclerosis) : 대동맥판의 비후와 휘도 상승이 보이지만, 판개방 제한이 거의 없고, 대동맥판의 최대압교차가 25 mmHg 이하인 것을 특히 대동맥판경화증이라고 부른다. 대동맥판 협착증의 초기 단계이다.

연속식 continuity equation(그림 4-22, ☞p.35 그림 1-42, ☞p.39 그림 1-48)

연속된 관강에 대해 어느 단면에서도 유량은 일정한다고 하는 이론에서 협착부 면적을 계산하는 방법이다. 대동맥판 협착증에서는 대동맥판구 면적의 추정법으로 이용된다.

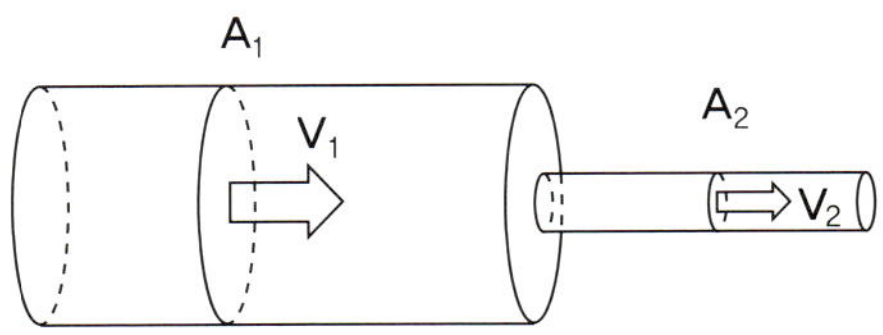

그림 4-22 연속식

부위 A1를 유속(V1)으로 통과하는 혈류량(Q1)과 부위 A2를 유속(流速)(V2)으로 통과하는 혈류량(Q2)은 같다. 펄스 도플러법으로 부위 A1의 혈류속파형을 기록하여 트레이스하면 혈류속파형의 시간 속도 적분(time-velocity integral; TVI)을 계산할 수 있다. 혈류량(Q1)은

> 식 : Q1(ml)=부위 A1의 단면적(cm^2)×TVI(cm)

에서 산출할 수 있다.
마찬가지로 혈류량(Q2)은

> 식 : Q2(ml)=부위 A2의 단면적(cm^2)×TVI(cm)

에서 산출할 수 있다.

Q1=Q2는 항상 성립한다.

예 : 대동맥판 협착증에서의 판구 면적 산출

좌심실 유출로를 통과하는 혈류량과 대동맥판구를 통과하는 혈류량은 같다. 좌심실 유출로를 통과하는 혈류량은 심박출량 계산 방법으로 구할 수 있다(☞p.39 그림1-48). 연속파 도플러법으로 대동맥판구 통과 혈류속파형의 시간 속도 적분을 계측하여

> 식 : 좌심실 유출로 통과혈류량=대동맥판구 통과혈류량
> 좌심실 유출로단면적×좌심실 유출로 혈류속파형의 TVI
> = 대동맥판구 면적×대동맥판구 통과 혈류속파형의 TVI

에 대입하면, 대동맥판구 면적을 산출할 수 있다.

Side Memo 21

카테터법과 도플러법으로 계측한 대동맥판 압력교차와의 차이

대동맥판 협착증에서 연속파 도플러법으로 계측한 최대압교차는 순간 최대압교차에 가깝다. 한편 심장 카테터 검사에서는 좌심실에서 대동맥으로 카테터를 빼내면서 기록한 빼내기압곡선으로 좌심실과 대동맥의 수축기압력의 차이(peak to peak gradient)를 계측하고 있다. 양자는 다른 것에 주의를 해야 한다. 일반적으로 카테터법으로 계측한 압교차는 도플러법으로 계측한 최대압교차보다 작고 도플러법으로 계측한 평균압교차와 근사하다. 따라서 도플러 파형을 트레이스 하여 최대압교차와 함께 평균압교차를 계측하는 것은 중증도 판정에 매우 중요하다(그림 4-23). 덧붙여 현재는 변성 · 경화된 대동맥판을 통과시켜 카테터를 좌심실에 삽입하는 것은 색전증 등의 위험성이 있고, 도플러법으로 중증도가 판정 가능하므로 카테터에 의한 판막압교차평가는 거의 시행하지 않는다.

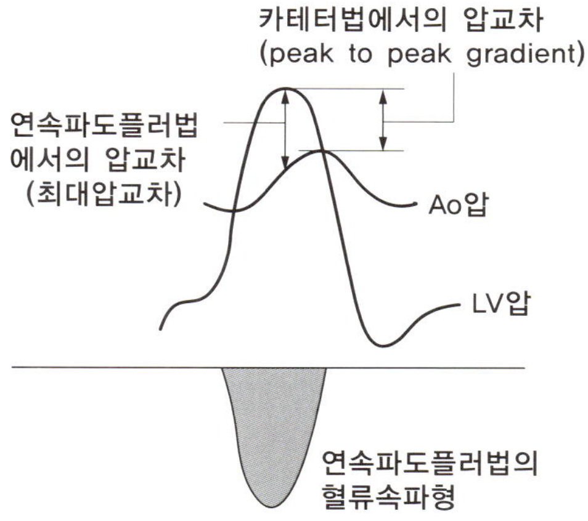

그림 4-23. 대동맥판압교차 : 도플러법과 카테터법의 차이

Side Memo 22

대동맥판상 · 판하협착(그림 4-24)

대동맥판상부 혹은 판하부가 선천성인 막 형태 혹은 터널 형태를 보이면서 협착을 일으킨다. 성인 예에서는 빈도는 드물고, 대동맥판 통과혈류속도가 고속인 경우는 대부분이 대동맥판성협착이다. 그러나 판성협착에 판상 · 판하협착이 합병하기도 한다. 이 때문에 항상 판상 · 판하협착의 가능성도 생각해 두지 않으면 안 된다. 판성협착이면 단층도로 판 그 자체의 기질적 변화와 개방 제한이 인정될 것이다. 판자체에 이상이 없는데 대동맥판 통과혈류속도가 고속으로 있는 경우는 대동맥판상 · 판하협착을 감별 할 필요가 있다. 또, S자 모양중격이나 폐색성 비대형 심근증에 의한 좌심실 유출로협착도 감별 한다.

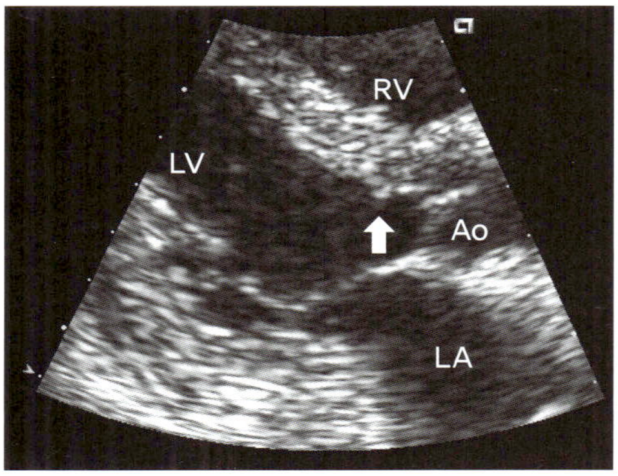

그림 4-24 대동맥판하협착

대동맥판하의 심실중격에 막 모양의 돌출물(화살표)이 보인다. 대동맥판에는 기질적 이상이나 개방 제한을 보이지 않지만 판하협착부에서 혈류가 가속되기 때문에 대동맥판 통과혈류속도도 빨라진다.

2) 대동맥판폐쇄 부전증(대동맥판역류증) aortic regurgitation; AR

병의 용태

류머티즘성, 판막변성, 판막일탈, 감염성 심내막염에 의한 판막천공(perforation), 선천성판막이상(2첨판, 4첨판) 등 대동맥판막 자체의 이상, 혹은 대동맥판륜확장증(annuloaortic ectasia; AAE), 상행 대동맥류(aortic aneurysm)·해리(aortic dissection), 대동맥염증후군(aortitis syndrome) 등 대동맥판륜이나 상행대동맥의 이상 등이 원인이 된다. 대동맥판역류에 의한 좌심실용량부하(volume overload)이기 때문에 좌심실은 확대되고 과대 운동을 나타낸다. 만성 대동맥판폐쇄 부전증에서는 장기간 무증상으로 경과하여 말기가 되어 고도의 좌심실 확대를 나타내게 되면 좌심방압 상승과 폐정맥압상승에 의한 폐울혈을 초래한다. 한편 급성 대동맥판폐쇄부전증은 긴급 수술을 고려하는 병의 용태이며 급격한 좌심실 확장기압 상승에 의한 확장 조기 승모판 폐쇄를 보이는 일이 있다.

진단

● **단층도**

- 대동맥판병변/대동맥 변화(성인에 따라서 소견이 다르다)

이차적 소견(그림 4-25)

- 좌심실 확대
- 좌심실벽운동 증가

판막석회화의 정도, 판막일탈이나 천공의 유무 등 판막을 상세하게 관찰하고 동시에 대동맥판륜부나 상행대동맥의 확장 등 판막 주위도 잘 관찰한다. 이차적 소견으로 좌심실은 용량 부하에 따라서 확대되어 벽운동의 증가를 동반한다. 중증례나 이병기간이 긴 증례에서는 좌심실심근장해 때문에 고도의 좌심실 확대 및 수축기능 저하가 보인다. 좌심실 확대의 정도나 수축기능은 수술 시기 결정에 중요한 지표이다.

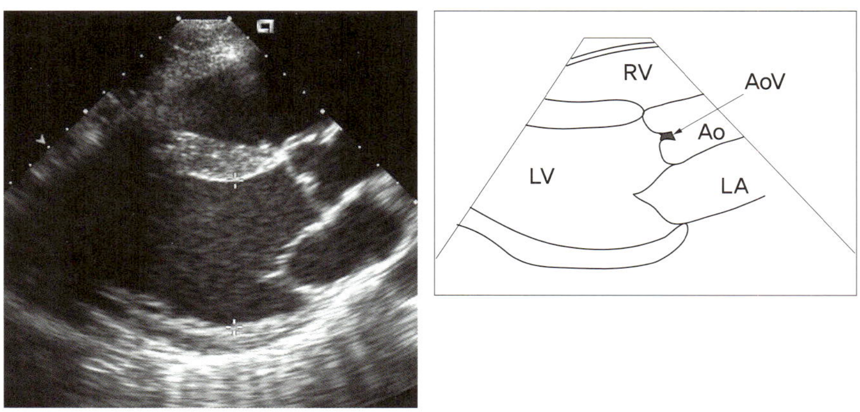

그림 4-25 대동맥판 폐쇄 부전증
대동맥판막판첨에는 경도의 휘도 상승과 비후가 있고 좌심실은 확대되어 있다.

● M모-드 그림(그림 4-26) : 승모판 전첨의 확장기 진동(diastolic fluttering)을 보인다. 대동맥판역류가 승모판 전첨으로 향해 뿜어 나오기 때문이다.

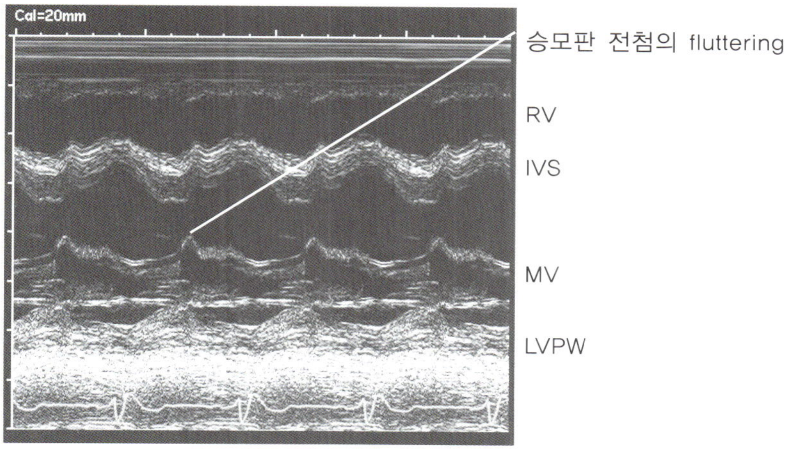

그림 4-26 승모판 M모-드 그림(대동맥판 폐쇄 부전증)
승모판 전첨의 확장기 진동(diastolic fluttering)을 보인다. 동시에 심실중격과 좌심실 후벽은 과대 운동을 하고 있다.

● 컬러 도플러법(그림 4-27) : 대동맥판 역류시그널을 보인다.

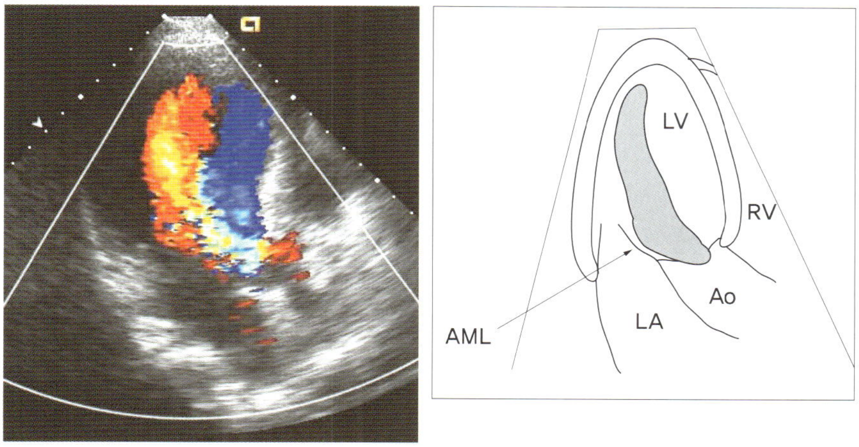

그림 4-27 대동맥판 역류시그널(대동맥판폐쇄 부전증)
승모판 전첨에 내뿜는 모자이크 시그널을 보인다.

대동맥판폐쇄 부전증의 원인

- 류머티즘성
- 판막변성
- 판막일탈
- 감염성 심내막염에 의한 판막천공(perforation)
- 선천성 판막이상(2첨판, 4첨판)(그림 4-28 A, B)
- 대동맥판륜확장증(annuloaortic ectasia; AAE)
- 상행대동맥류(aortic aneurysm) • 해리(aortic dissection)
- 대동맥염 증후군(aortitis syndrome)

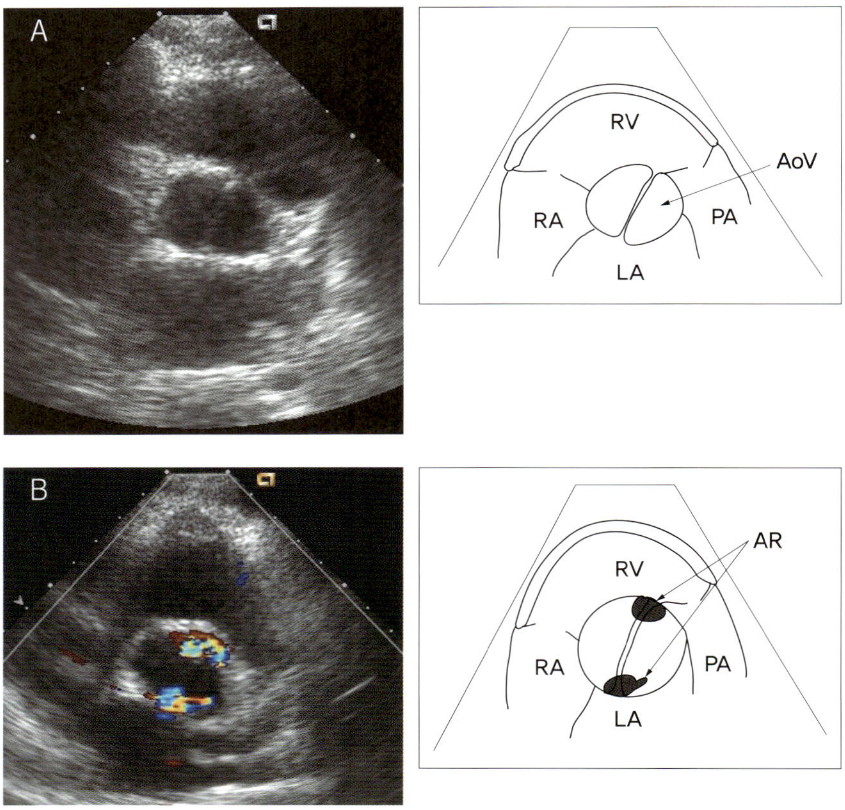

그림 4-28 대동맥 2첨판

대동맥판 단축 단층도(확장기)(A)에서는, 폐쇄된 판첨은 2첨판인 것을 알 수 있다. 컬러 도플러법(B)에서는 좌우 판첨의 양단에서 대동맥판 역류시그널이 보인다.

중증도 평가 (표4-5)

컬러 도플러법에 의해 역류 제트의 왼쪽 실내 도달정도로 판정되지만(p.42 그림1-54), 최근에는 흉골좌연 장축 단면에서 역류 제트폭/좌심실 유출로 직경비율, vena contracta (축류부)(역류판구를 통과한 직후의 모자이크 시그널로 좌심실 유출로내에서 가장 제트폭이 좁고 유속이 빠른 부분) 폭, 연속파 도플러법에 따르는 대동맥판 역류혈류속도파형압반감 시간(pressure half-time; PHT), 펄스 도플러법에 따르는 흉부 하행 대동맥 • 복부 대동맥의 전체 확장기 역류혈류속도파형 등을 이용한 반정량적 평가나 PISA법(p.71 Side Memo 19)등에서 실제로 역류량이나 역류판구 면적 등을 산출하는 정량적 중증도 평가도 할 수 있다.

표 4-5 대동맥판 폐쇄 부전증의 중증도

	경도(mild)	중등도(moderate)	고도(severe)
제트폭/좌심실유출로 직경비율(%)	≤25	26~64	≥65
vena contracta 폭(mm)	<3.0	3.0~6.0	>6.0
압력반감 시간(PHT)(msec)	≥400	250~399	<250
흉부 하행 대동맥의 역행파	확장 조기		전확장기
역류량(ml)	<30	30~59	≥60
역류율(%)	<30	30~49	≥50
유효 역류판구 면적(cm^2)	<0.10	0.10~0.29	≥0.30

3 삼첨판 질환 tricuspid valve disease

1) 삼첨판협착증 tricuspid stenosis; TS

대부분은 류머티즘성이지만, 매우 드문 질환이다. 류머티즘성에서는 많은 경우 승모판 질환을 합병하고 있다. 삼첨판의 돔 형성(doming), 판구 협소화 및 판막통과 혈류속도의 증가 등이 인정된다. 판구 면적 < 1.0 cm^2를 기준으로 중증으로 한다.

2) 삼첨판 폐쇄 부전증(삼첨판 역류증) tricuspid regurgitation; TR

병의 용태

삼첨판폐쇄부전증은 삼첨판 그 자체에 기질적 변화를 가지는 기질성(일차성) 역류와 기질적 변화가 없는 기능성(2차성) 역류로 나눌 수 있지만, 대부분은 기능성 삼첨판 역류이다. 기질성 삼첨판 역류의 원인으로는 류머티즘성, 엡스타인 기형, 감염성 심내막염, 판막일탈, 건삭단열, 흉부, 타박 등의 외상성, 카르치노이드 증후군 등이 있다. 기능성 삼첨판막 역류는 우심실압부하(좌심계 질환, 폐고혈압증 등), 우심실용량부하(심방중격결손증 등), 우심실기능 저하(부정맥근원성 우심실 심근증 등) 등에 의하고, 우심실・삼첨판륜부가 확대되어 판막접합 부전이 생기는 것으로 일어난다. 또 고령자의 만성 심방세동례에서도 흔히 삼첨판 역류를 보인다. 고도 삼첨판막 역류에서는 부종, 울혈간 및 심박출량 저하 등을 일으킨다.

진단

- **단층도** : 삼첨판의 관찰은 한정된 단층도로 하지만(☞p.19, 심장 각부의 정상 단층심 에코도 소견 참조), 삼첨판막 후첨을 그릴 수 있는 것은 우심실유입 장축 단층도 뿐이다.

• 삼첨판막병변

기질성 삼첨판 역류 : 성인(成人)에 따라서 소견이 다르다.

기능성 삼첨판 역류 : 판막 자체에는 이상을 보이지 않는다. 그러나 중증례에서는 장기간의 판역류에 의한 삼첨판 에코 휘도 상승 등을 보이는 경우가 있다. 또 고도의 삼첨판륜 확대에서는 수축기에 삼첨판판첨이 접합되지 않는 삼첨판이개(離開)가 보인다(그림 4-29).

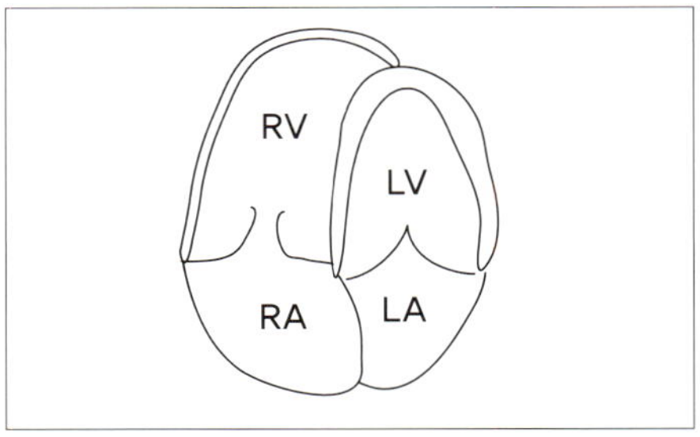

그림 4-29 수축기 삼첨판 이개(離開)
삼첨판륜이 고도에 확대되어 수축기에 삼첨판 판첨이 접합되지 않기 때문에 고도의 삼첨판 역류가 생긴다.

이차적 소견

- 우심실 확대
- 심실중격 기이(奇異)성 운동
- 우심방 확대
- 하대정맥 확대

삼첨판 폐쇄 부전증의 성인에 의한 직접 소견에 추가로 이차 소견으로 우심실용량 부하(volume overload)에 의한 우심실의 확대, 심실중격 기이성 운동 및 우심방 확대 등을 보인다.

● **도플러법** : 삼첨판 역류 시그널을 보인다. 고도 삼첨판 역류에서는 수축기에 간정맥속까지 판역류가 흘러든다. 연속파 도플러법으로 삼첨판 역류혈류속도로 우심실 • 우심방간압교차를 계산한다.

중증도 평가

컬러 도플러법에 따르는 역류 제트의 우심방으로의 도달정도로 판정된다(☞p.42 그림 1-53). 승모판 역류와 같이 정량적 중증도 평가법(표 4-6)도 할 수 있다. 승모판이나 대동맥판수술에 임하여 중등도 이상의 기능성 삼첨판 역류를 합병하고 있는 경우는 삼첨판 성형방법의 적응을 고려하기 위해 특히 수술 전의 평가는 중요하다.

표 4-6 고도 삼첨판폐쇄부전증의 지표

	고도 (severe)
vena contracta 폭(mm)(axial flow 폭)	>7.0
유효역류판구면적(cm^2)	≧0.4
간정맥내쪽의 삼첨판역류 불러들어옴	+
역류량(ml)/beat	≧45
삼첨판륜 지름(mm)	≧40

삼첨판 폐쇄 부전증의 중증도와 폐고혈압 Side Memo 23

삼첨판 역류와 폐고혈압의 중증도는 반드시 일치하지 않는다. 삼첨판 역류가 경도라도 연속파 도플러법으로 고도의 우심실 · 우심방간압교차가 계측되는 경우도 있다. 반대로, 고도 삼첨판 역류라도 압교차가 작은 경우도 드물지 않다. 삼첨판 역류의 중증도에 관계없이 연속파 도플러법으로 압교차를 측정하여 폐고혈압의 정도를 평가할 필요가 있다.

4 폐동맥판질환 pulmonary(pulmonic) valve disease

1) 폐동맥판협착증 pulmonary(pulmonic) stenosis; PS

병의 용태

협착부위에 따라 폐동맥판성협착, 판하협착, 판상협착으로 나눌 수 있지만 그 대부분은 선천성으로 생긴다. 판성협착이면 판 돔 형성(doming), 판구 협소화 및 판막통과 혈류속도의 증가 등을 보인다. 판하(깔때기부) 협착은 비대형 심근증에 따른 우심실 비후가 원인일 경우도 있어서 깔때기부의 근성비후와 이 부위를 통과하는 고속혈류가 보인다.

중증도 평가

연속파 도플러법으로 60 mmHg 이상의 최대압교차를 보이면 중증으로 판정한다. 다만 폐동맥판 협착증에서는 연속파 도플러빔을 협착부 고속혈류와 평행으로 투입하는 것이 곤란한 경우도 많아서 카테터법에 따르는 압교차의 평가도 중요하다. 운동시 호흡 곤란 • 실신 등의 증상이나, 40~50 mmHg 이상의 압교차를 보이면 벌룬판막 형성방법 등 협착부위의 물리적 해제를 고려한다.

2) 폐동맥판 폐쇄 부전증(폐동맥판 역류증) pulmonary(pulmonic) regurgitation; PR

병의 용태

폐고혈압증에 의한 폐동맥판륜 • 우심실 확대에 의해서 생긴 것, 기능성(2차성) 폐동맥판역류가 대부분이다. 감염성 심내막염, 특발성 폐동맥 확장증, 선천성 폐동맥판질환 수술 후 등에 의한 경우도 있다.

중증도 평가

컬러 도플러법에 따르는 역류 제트의 오른쪽 심실내의 도달정도로 판정되지만(☞p.42 그림 1-55), 정량적 평가법을 포함해 확립된 기준이 부족하다.

5 인공판막 prosthetic or artificial valve

인공판막에는 판 구성분 모든 것이 인공물로 되어 있는 기계판과 소나 돼지 등의 판막이나 심막을 이용해 만들어진 생체판 등 2 종류가 있다(그림 4-30 A, B). 승모판, 대동맥판, 삼첨판 위치 등에 둘 수 있는 인공판의 분류(그림 4-31 A, B)나 인공판 기능부전(협착(개방 제한) • 역류)의 유무, 디스크나 벨브 착지 등에 생기는 혈전이나 증식물, 판륜부 농양의 검출에 심에코법은 유용하다. 단층도에서는 인공판의 움직임, 혈전이나 증식물, 판륜부농양 여부를 조사한다. 컬러 도플러법으로 인공판협착이나 판막역류 (판막통과역류(transvalvular leakage)(판구로부터의 역류) • 변주위 역류(paravalvular leakage)(벨브 착지의 주위로부터의 역류))에 의한 비정상 모자이크 제트가 존재하지 않을까 확인한다. 연속파 도플러법으로 인공판 통과 혈류속파형을 기록하여 최대혈류속도나 압력반감 시간(PHT)(승모판위치 및 삼첨판위치인 경우)를 구해서 인공판협착의 존재와 그 정도를 평가한다. 인공판의 종류나 사이즈에 따라서 인공판 통과 혈류속도는 다르지만 일반적으로 대동맥판위치 인공판이면 최대 통과 혈류속도가 3.0 m/sec 이상, 승모판위치인공판이면 최대 통과 혈류속도가 2.0 m/sec 이상 또는 PHT 200 msec 이상인 경우에 인공판협착을 의심한다. 단지 경흉벽 심에코도에 따른 인공판의 관찰에 대해서는 인공판에서 생기는 아티팩트(artifact)(가짜 에코 신호)때문에 일정한 제한이 있다. 임상에서는 경흉벽 에코그림으로 이상이 의심되는 경우에는 인공판 아티팩트의 영향이 적은 그림을 얻을 수 있는 경식도 에코의 평가가 매우 유용하다.

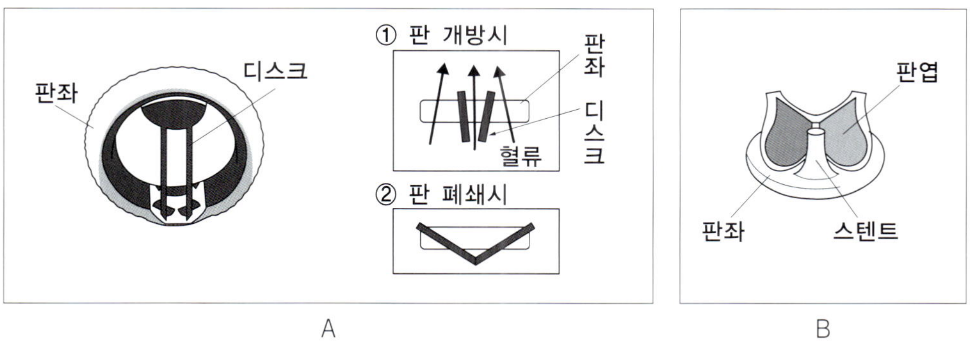

그림 4-30 기계판(St. Jude bileaflet valve)와 생체판(Carpentier-Edwards valve)

A : 2매의 반원형 디스크(판엽)는 판개방시에는 벨브 부착지에 대해서 거의 수직으로 판폐쇄시에는 V자형이 된다.

B : 쇠 심막을 이용해 만들어진 3매의 판막을 벨브 부착지와 벨브 부착지에서 솟아있는 3개의 스텐트로 지지되어 있다. 판의 개방과 폐쇄는 대동맥판과 비슷한 동태를 나타낸다.

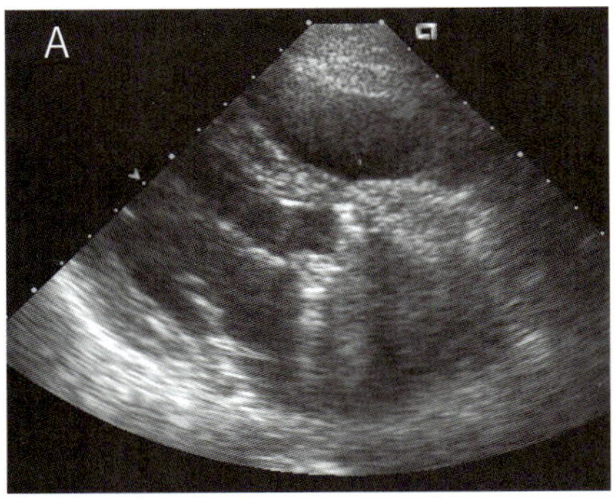

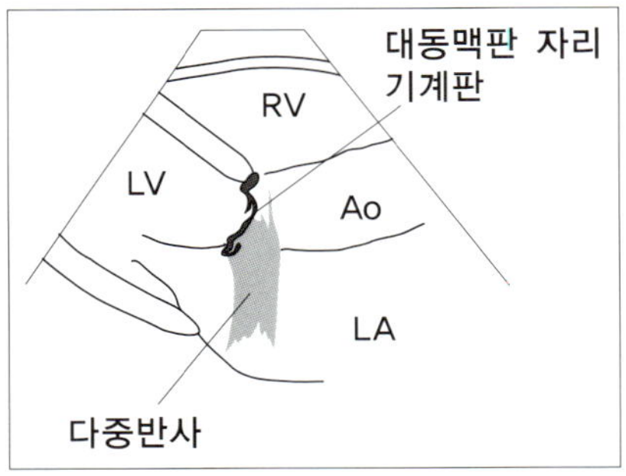

A : 대동맥판막 위치 기계판

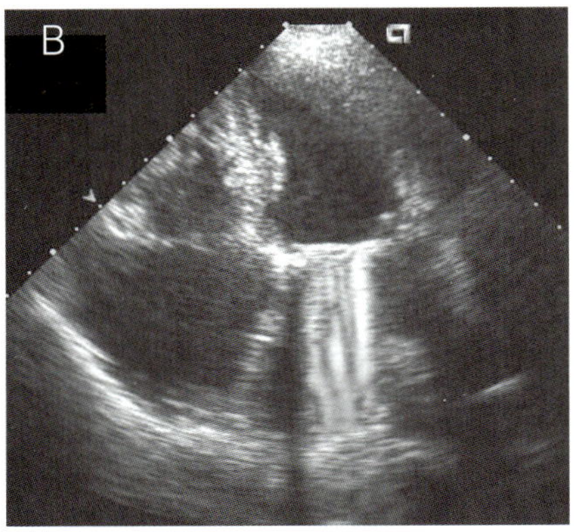

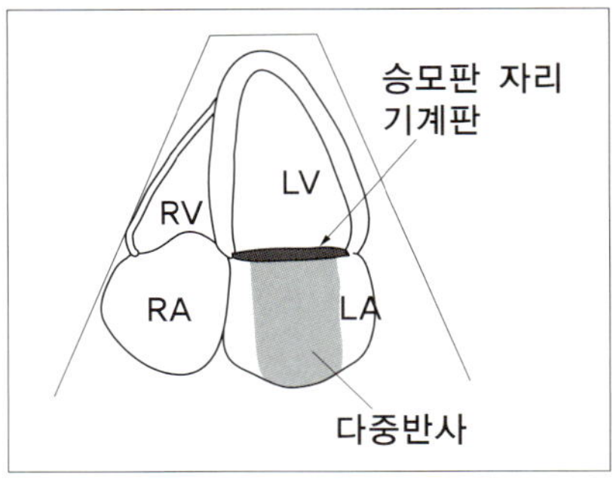

B : 승모판 위치 기계판

그림 4-31 기계판

A : 기계판의 등쪽에 아티팩트(다중 반사)가 보인다.

B : 와 같이 기계판의 등쪽에 다중 반사가 보인다. 다중 반사는 강반사체인 기계판에 의해서 초음파 빔이 몇 번이나 반사되기 때문에 생긴다.

음향 음영 acoustic shadow

Side Memo **24**

인공판막같은 강반사체에서는 투입된 초음파가 모두 반사되어 버려서 강반사체보다 후방의 구조물에는 초음파가 닿지 않기 때문에 그림이 되지 않는다. 즉 강반사체의 후방에 무엇인가 구조물이 있어도 무에코구역이 되어 아무것도 보이지 않는다(그림 4-32).

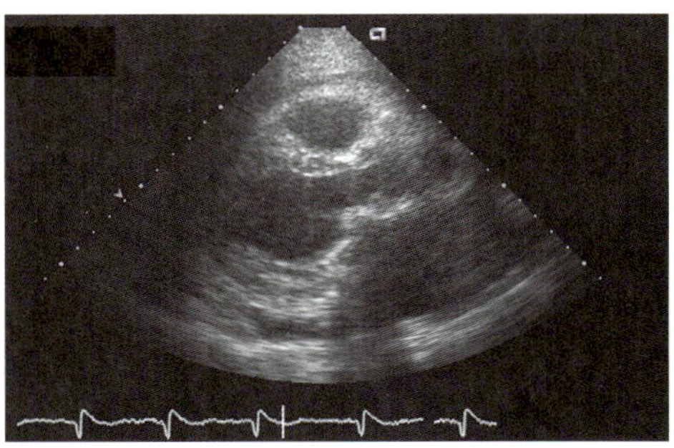

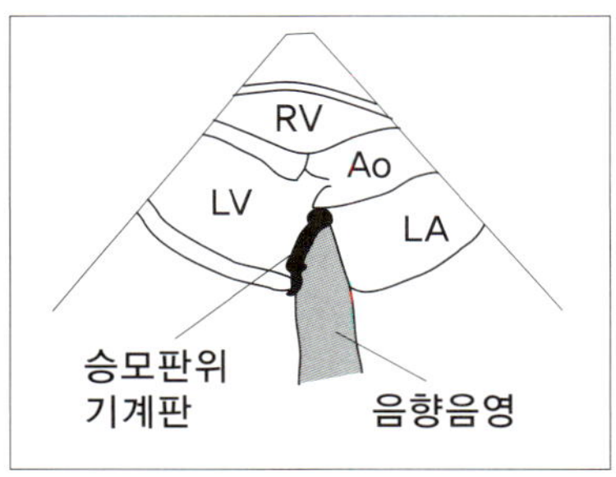

그림 4-32 음향 음영

승모판 위치 기계판의 디스크와 벨브 둘레에 의한 음향 음영으로 왼쪽 심방속의 일부에는 초음파 빔이 도달하지 않고 무에코구역이 되어 검게 빠져 있다. 만일 이 영역에 인공판 역류 시그널이 있어도 그려낼 수 없다. 본례에서는 기계판에 의한 다중 반사는 보이지 않았다.

6 감염성 심내막염 infective endocarditis; IE

세균이나 진균류가 심내막이나 판막에 감염되어 증식물(vegetation)로 불리는 감염병소가 형성된다(그림 4-33, 4-34). 증식물은 판막에 부착되는 끈모양, 결절모양의 구조물로 대동맥판, 승모판에 많고, 그 다음에 삼첨판에서 볼 수 있으나 폐동맥판은 드물다. 단층도에서는 증식물의 부위, 크기, 운동을 관찰한다. M모-드 그림에서는 증식물은 다층 에코 또는 shaggy 에코(그림 4-35)로 기록될 수 있다. 판막감염의 진전에 따라 증식물 뿐만이 아니라 판막 파괴에 의한 판(막)류(valve aneurysm), 판막천공, 판륜부농양(ring abscess) 등도

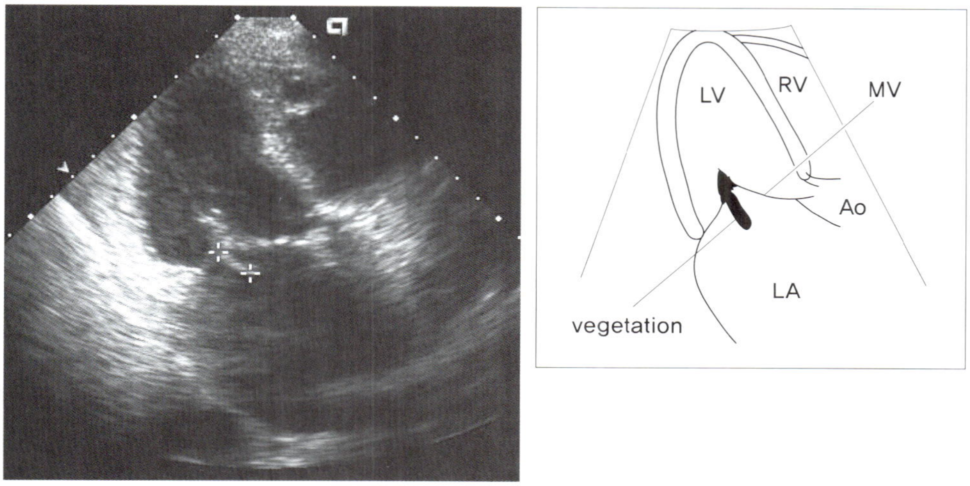

그림 4-33 증식물
승모판에 부착된 증식물이 보인다.

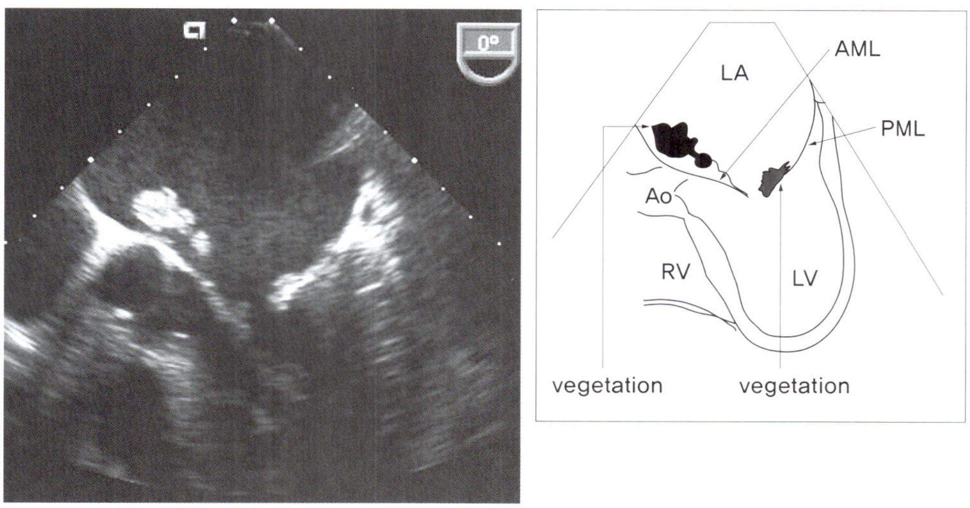

그림 4-34 증식물(경식도 심에코도)
전첨에 부착된 증식물은 길고, 끝은 매우 크고 가동성이 풍부하다. 또, 후첨의 판첨에서 판복(弁腹)에 걸쳐서 사마귀처럼 증식물이 부착되어 있다.

(형성된다(그림 4-36). 판륜부농양은 대동맥판륜에 호발하고 판륜부에 에코투량상(echo-free space)을 보인다. 컬러 도플러법에서는 합병된 판막역류를 진단한다. 이상혈류시그널로 판막천공을 진단되기도 한다. 감염성 심내막염은 기초심장질환(판막증, 선천성 심장질환 등)이나 인공판을 가지면 합병되기 쉽다.

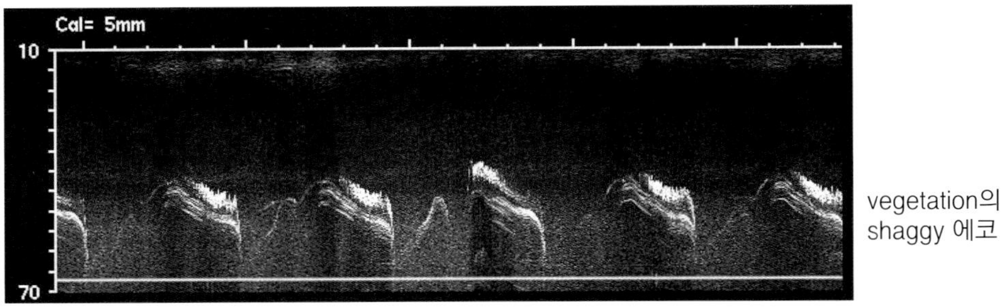

그림 4-35 증식물(M모-드 그림)
증식물은 혈류에 따라 미세한 움직임을 보이고 있기 때문에 M모-드 그림에서는 다층 에코 또는 shaggy 에코로 기록될 수 있다.

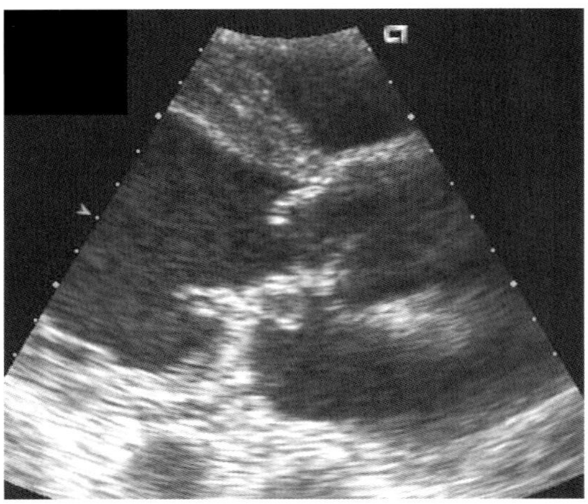

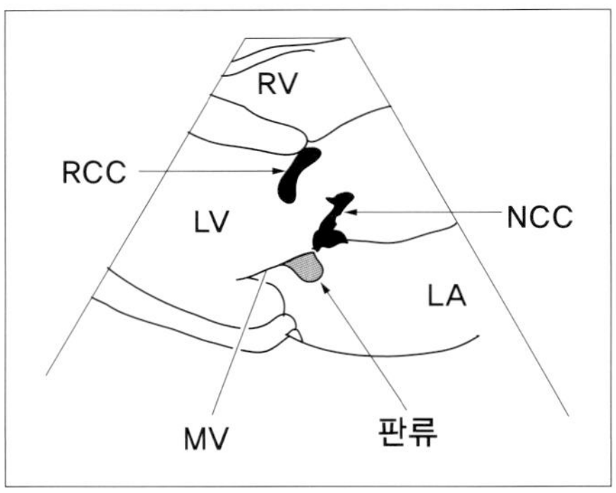

그림 4-36 감염성 심내막염
대동맥판은 심하게 파괴되어 있지만 특히 오른쪽관첨은 크고 좌심실측에 뒤집혀 있다. 승모판 전첨에는 감염에 의한 판막류(瘤)가 보인다. 중증 감염성 심내막염인데, 대동맥판에서 승모판에 감염이 파급되어 있다. 대동맥판륜부에는 판륜부농양을 형성하고 있을 가능성도 부정할 수 없다.

5장 심근증
Myocardial Disease

Key Point
- □ 비대형, 확장형, 구속형 및 부정맥원성 우심실 심근증으로 대별된다.
- □ 비대형 심근증은 비대칭성이고 또한 불균일한 좌심실벽 비후가 특징이다.
- □ 심첨부 비대형 심근증의 진단에는 상세한 심첨부 관찰이 필요하다.
- □ 확장형 심근증은 좌심실 확대와 좌심실 수축부전이 특징이다.
- □ 원인이 분명한 것을 특정 심근증이라고 부른다.

1) 비대형 심근증 hypertrophic cardiomyopathy; HCM

심근 사르코메아 유전자 이상(미오신중쇄유전자 등)을 원인으로 하는 경우가 많고, 좌심실벽 비후와 좌심실 확장장해를 기본 병의 용태로 한다. 비대형 심근증은 수축기 좌심실내압교차 유무에 따라 폐색성(obstructive)과 비폐색성(non-obstructive)으로 대별된다.

● 단층도(그림 5-1-A, B)

- · 비대칭성에다가 불균일한 좌심실 벽비후(asymmetric left ventricular hypertrophy)
- · 좌심실 벽비후에 수반하여 좌심실강 협소화
- · 좌심실 수축기능은 정상
- · 좌심방 확대

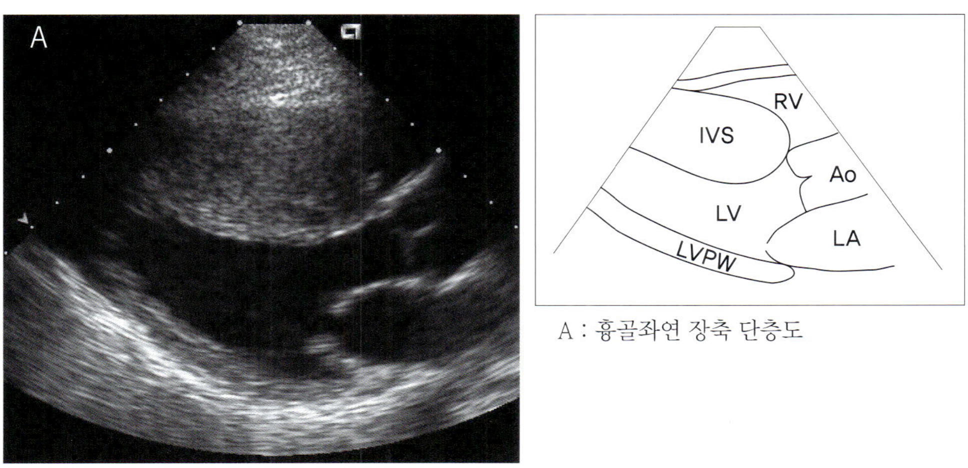

A : 흉골좌연 장축 단층도

그림 5-1 비대형 심근증 (A)
심실중격에 고도의 비후가 보이지만 좌심실 후벽은 정상 벽두께이다.

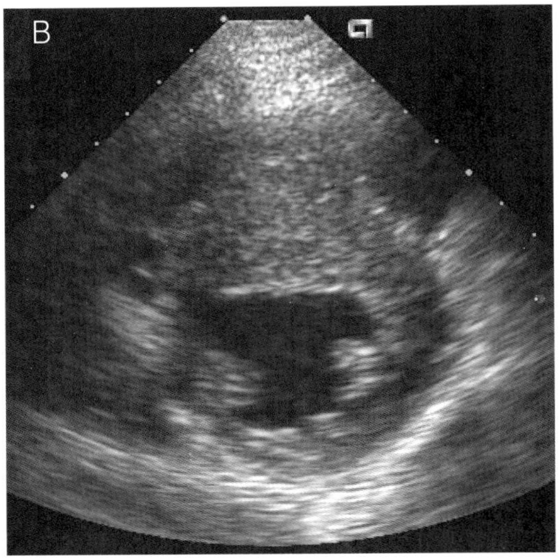

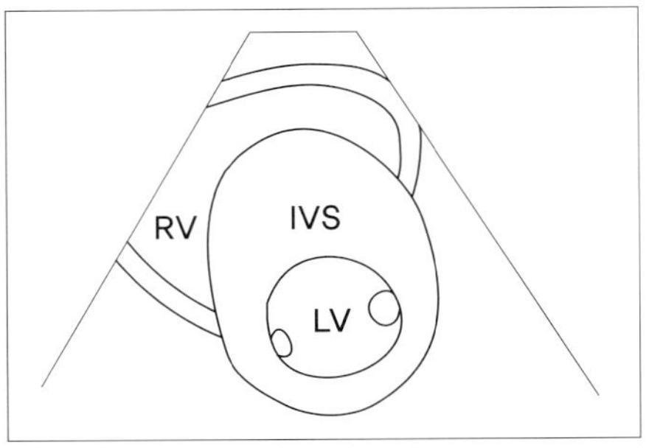

B : 흉골좌연단축단층도

그림 5-1 비대형 심근증 (B)
심실중격에서 고도의 비후가 보이고 좌심실 앞벽과 측벽에도 경도의 비후를 보인다. 좌심실 후하벽은 정상 벽두께이며, 비대칭성으로 불균일한 좌심실 벽비후이다.

● M모-드 그림(그림 5-2)

- 비대칭성중격비후(asymmetric septal hypertrophy; ASH) : 심실중격벽 두께와 좌심실 후벽두께의 비율이 1.3이상을 나타내는 비대칭성중격비후를 보이는 것이 많다.
- 승모판 수축기 전방 운동(systolic anterior motion; SAM) 및 대동맥판 수축중기 반폐쇄(mid systolic closure)는 폐색성으로 볼 수 있다.

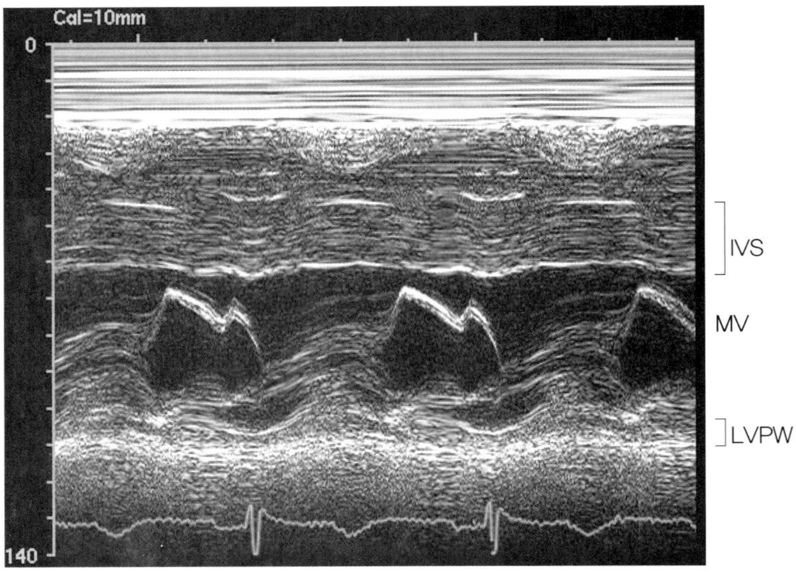

그림 5-2 M모-드 그림(비대형 심근증)
심실중격벽두께는 22 mm로 고도의 벽비후를 보이지만 좌심실 후벽에 비후는 없고 심실중격벽두께와 좌심실 후벽두께의 비율이 1.3이상을 나타내는 비대칭성중격비후이다.

● 도플러법

- 좌심실 유입혈류속파형으로 좌심실 확장기능평가(승모판륜속도파형을 참고)(☞p.51 Side Memo 11)
- 수축기 좌심실내 모자이크혈류(폐색성)

폐색성 비대형 심근증 hypertrophic obstructive cardiomyopathy; HOCM

심실중격비후가 심한 증례에서는 좌심실 유출로가 협소화해서 수축기에 압교차를 일으켜서 폐색성 비대형 심근증이라 한다. 폐색성에서는 승모판 에코는 이상 수축기 전방 운동(SAM)을 나타낸다(그림 5-3 A, B). 대동맥판 에코에서는 수축중기 절반폐쇄가 보인다(그림 5-4). 컬러 도플러법에서는 좌심실 유출로에 수축기 모자이크혈류를 보인다(그림 5-5). 심첨부 어프로치에서 연속파 도플러법을 이용하고, 이 좌심실 유출로 모자이크혈류속도를 측정하는 것으로 좌심실 유출로압교차를 계측할 수 있다(그림 5-6).

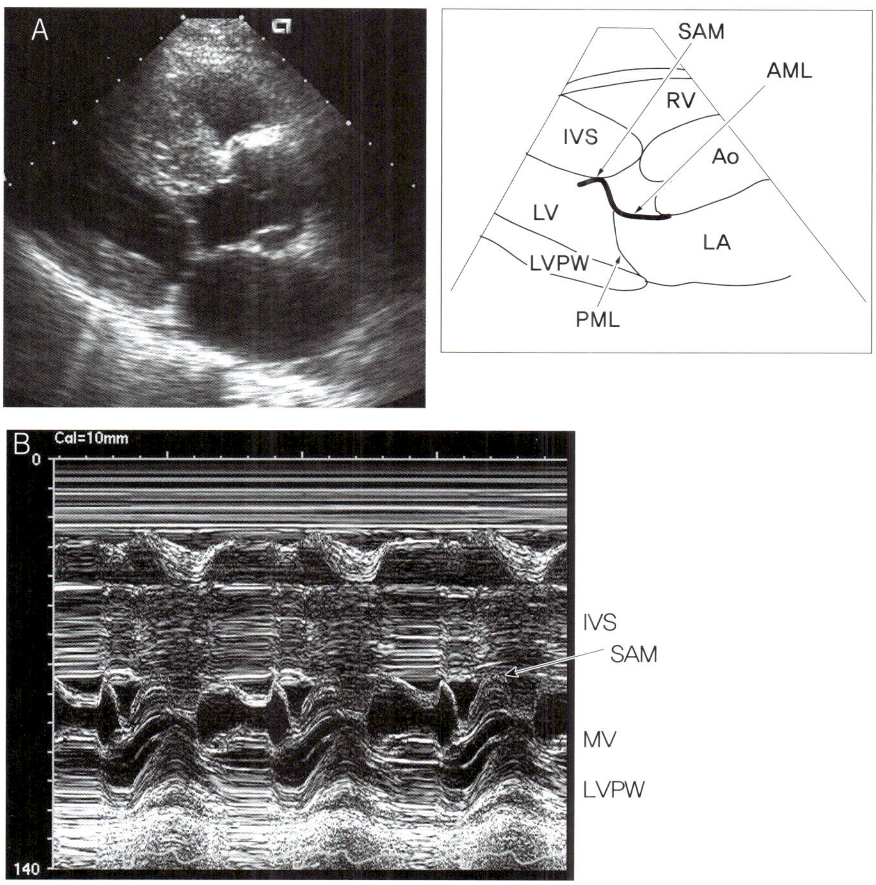

그림 5-3 승모판 수축기 전방 운동(SAM)(폐색성 비대형 심근증)

흉골좌연 장축 단층도(수축기)(A)에서는 승모판 전첨이 이상 전방 운동을 나타내어서 심실중격에 접하고 있다. 이것을 M모-드 그림(B) 보면 수축기에 승모판 전첨이 전방으로 운동해서 일정시간 심실중격에 접하고 있는 것을 확인할 수 있다.

그림 5-4 대동맥판 수축중기 절반폐쇄(M모-드 그림)(폐색성 비대형 심근증)

폐색성 비대형 심근증에서는 좌심실구출은 대부분 수축 조기에 있고 수축 중기에는 폐색이기 때문에 좌심실 구출혈류의 급격한 감소를 일으키고 대동맥판은 수축 중기 절반폐쇄(화살표)를 나타낸다.

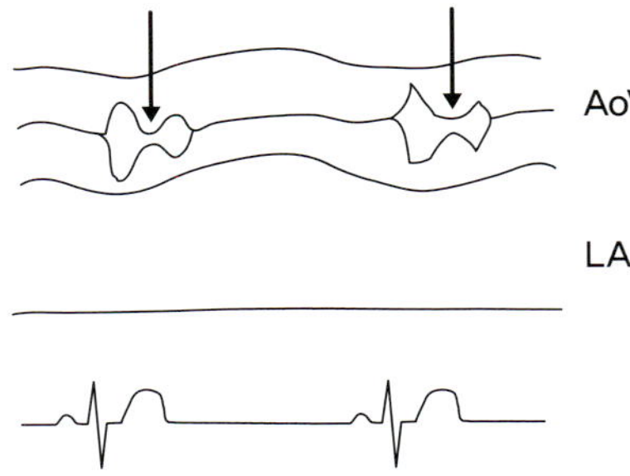

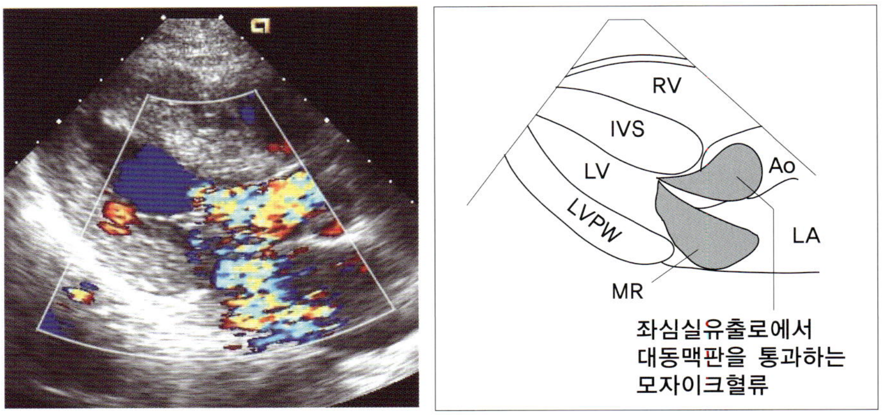

그림 5-5 좌심실 유출로수축기 모자이크혈류(폐색성 비대형 심근증)

폐색성 비대형 심근증에서는 심실중격비후와 승모판 수축기 전방 운동 때문에 수축기에 좌심실유출로가 협소화된다. 이 때문에 좌심실 유출로에 수축기 모자이크혈류가 보인다. 또 승모판 수축기 전방 운동때문에 전첨과 후첨의 접합이 불량이 되어 승모판 역류가 보이는 것이 많다.

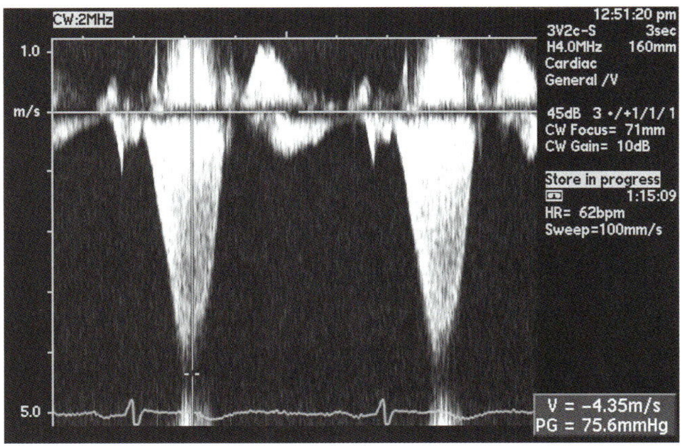

그림 5-6 좌심실 유출로압교차

심첨부 어프로치로 연속파 도플러법을 이용해 기록한 좌심실 유출로 혈류속파형을 나타낸다. 최대혈류속도는 4.35 m/sec이며, 베르누이의 간이식으로 좌심실유출로 최대압교차는 75.6 mmHg로 계산할 수 있다.

또, 폐색성 비대형 심근증의 특수한 형태로는 심실 중부 폐색(mid-ventricular obstruction)으로 불리는 것이 있다(그림 5-7). 폐색 부위는 좌심실 중부에 있어서 좌심실 중부의 벽비후가 매우 분명하다.

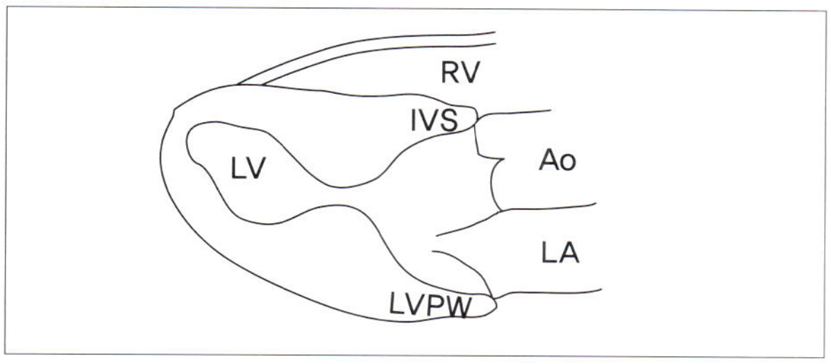

그림 5-7 심실 중부 폐색
좌심실 중부의 벽비후가 매우 분명하고 폐색 부위는 좌심실 중부에 있다.

심첨부 비대형 심근증 apical hypertrophic cardiomyopathy; apical HCM

좌심실 벽비후가 심첨부에 국한 되어 있는 것이다(그림 5-8). 심전도로 거대 음성 T파를 동반하는 것이 많다. 심첨부 비대형 심근증은 심첨부를 상세하게 관찰하지 않으면 진단이 곤란하다.

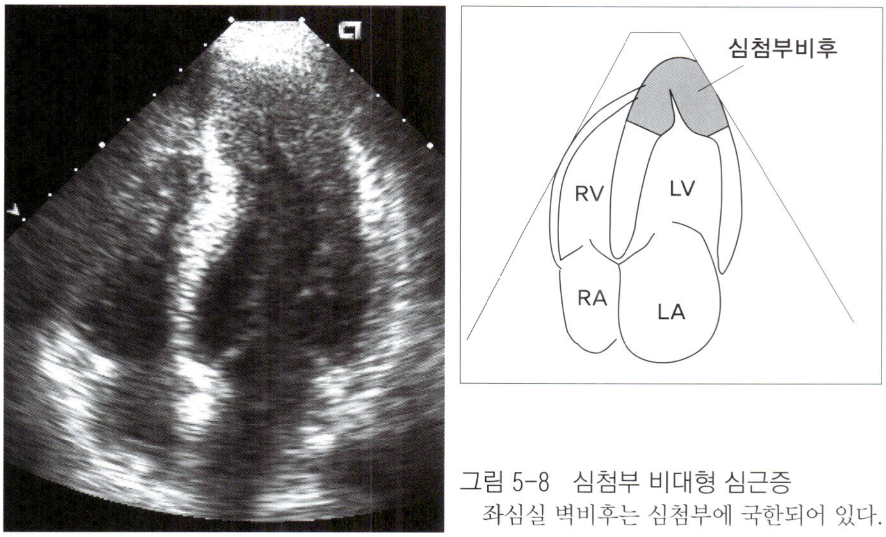

그림 5-8 심첨부 비대형 심근증
좌심실 벽비후는 심첨부에 국한되어 있다.

확장시상 비대형 심근증 dilated phase of hypertrophic cardiomyopathy; D-HCM

병초기는 비대형 심근증으로 전형적인 비대칭성 좌심실 벽비후를 보이고 좌심실 수축기능도 정상적이다. 그러나 경과와 함께 좌심실벽 비박화 · 좌심실 확대 · 좌심실수축기능 저하가 진행되어서 확장형 심근증과 닮은 형태를 취하는 한 무리가 있어서 확장시상 비대형 심근증으로 불린다. 그 예후는 현저히 나쁘다.

2) 확장형 심근증 dilated cardiomyopathy; DCM

유전자 비정상에 의한 경우도 있지만 특발성(원인 불명)이 많다. 좌심실 확대와 좌심실 수축부전을 기본 병의 용태로 한다.

● 단층도(그림 5-9 A, B)

- 좌심실 확대
- 좌심실전체의 벽운동 저하(미만성 저수축)(diffuse hypokinesis)
- 좌심실 수축기능 저하
- 좌심방 확대
- 좌심실내 혈전을 보이는 일이 있다

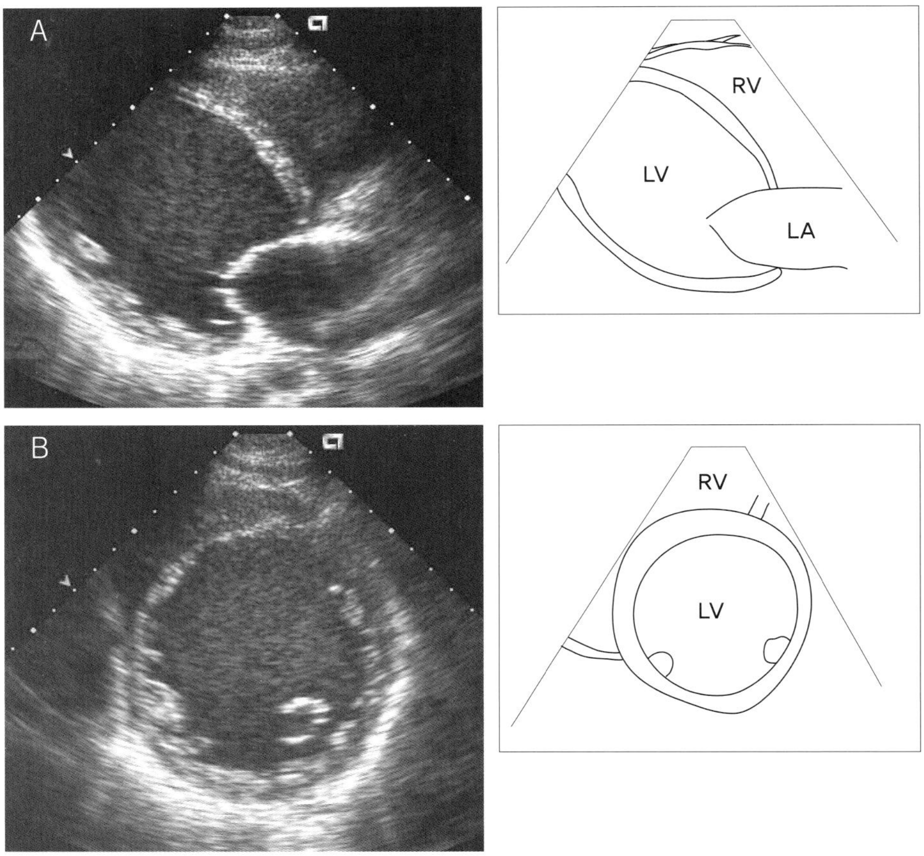

그림 5-9 확장형 심근증
흉골좌연 장축 단층도(A) · 단축 단층도(B)(확장기)에는 고도의 좌심실 확대와 미만성 낮은 수축이 보인다.

● M모-드 그림(그림 5-10)

- 심실중격 및 좌심실 후벽의 약한 수축
- 승모판 에코의 낮은 진폭

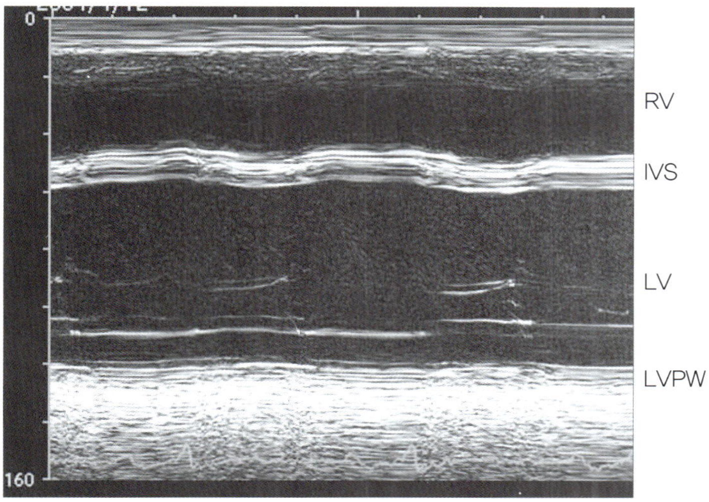

그림 5-10 좌심실 M모-드 그림(확장형 심근증)
좌심실은 확대되고 심실중격 및 좌심실 후벽의 심한 낮은 수축을 보인다. 또, 승모판 에코는 약한 진폭을 나타낸다.

● 도플러법
- 흔히 기능성 승모판 역류를 합병한다
- 좌심실 유입혈류속도파형으로 좌심방압 추정
- 우심실(폐동맥) 수축기압 추정

확장형 심근증의 예후(prognosis) 예측

좌심실 유입혈류속파형(速波形)은 예후 평가에 중요한 지표가 된다. 비대상성 심부전 상태에서는 좌심방압이 높고, 좌심실 유입혈류속파형은 구속형을 나타낸다. 심부전 치료에 따라 대상기가 되었을 경우는 좌심방압의 저하로 좌심실 유입혈류속파형은 거짓 정상화형이나 이완 장해형으로 변화된다. 그러나 심근 장해가 고도인 경우는 심부전 치료 후에도 구속형에서 변화하지 않는다. 충분한 심부전 치료 후에도 구속형 좌심실 유입혈류속도파형을 나타내는 증례는 좌심실 수축기능 저하 뿐만이 아니라 고도의 좌심실 확장기능 저하(좌심방압 상승)를 합병하여 매우 예후가 나쁘다.

3) 구속형 심근증 restrictive cardiomyopathy; RCM

매우 드문 질환이며, 좌심실의 확장 장해가 실태이다. 좌심실확장 말기 용적의 감소를 보이지만 좌심실 벽비후나 좌심실 확대는 보이지 않고 좌심실 수축기능도 정상적이다. 좌심방에서 좌심실로 충분한 혈액이 유입될 수 없기 때문에 좌심방 확대와 좌심방압 상승을 일으킨다. 심에코도 소견은 좌심방 확대와 좌심실 유입혈류속파형이 구속형인 것 등이다.

4) 부정맥유발성 우심실심근증(우심실이형성증) arrhythmogenic right ventricular cardiomyopathy; ARVC

매우 드문 질환이며 우심실 확대, 우심실 벽운동 이상 및 우심실 수축부전을 보이고 심실성 부정맥을 합병하는 것이 많다.

● **특정 심근증 specific cardiomyopathy** : 좌심실 벽비후나 확대의 원인이 분명한 것은 특정 심근증이라 한다. 고혈압(hypertension)이나 대동맥판 협착증에서는 좌심실압 부하에 따라 대칭성의 균일한 좌심실 벽비후(구심성 좌심실비대)가 생긴다. 또 중증 관동맥 질환이나 대량의 알코올 섭취에 따라 확장형 심근증 비슷한 심확대를 나타내기도 한다. 게다가 내분비 질환, 신경관계 질환, sarcoidosis(그림 5-11), amyloidosis(그림 5-12) 등에 동반하여 심근증 유사한 좌심실벽비후나 좌심실확대를 보이는 일이 있다.

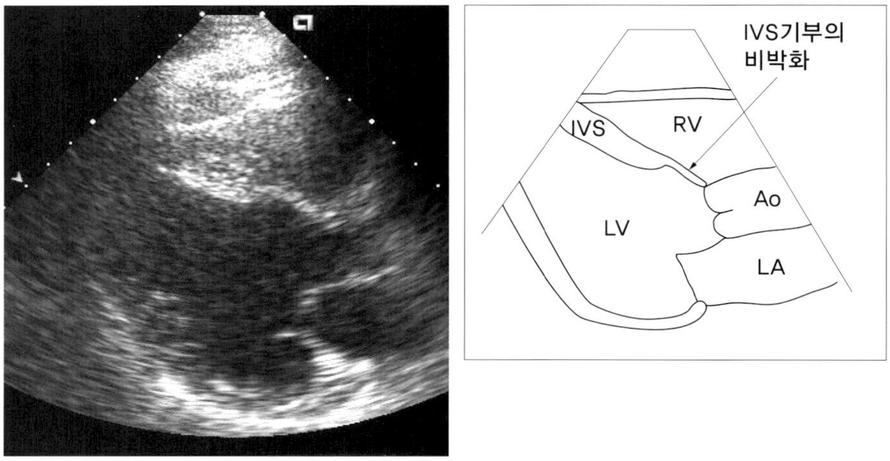

그림 5-11 심장 sarcoidosis
심장 sarcoidosis증에 특징적인 소견인 심실중격근부(대동맥판에 가까운 부분)에 국한된 비박화가 보인다. 또, 좌심실의 확대도 볼 수 있다.

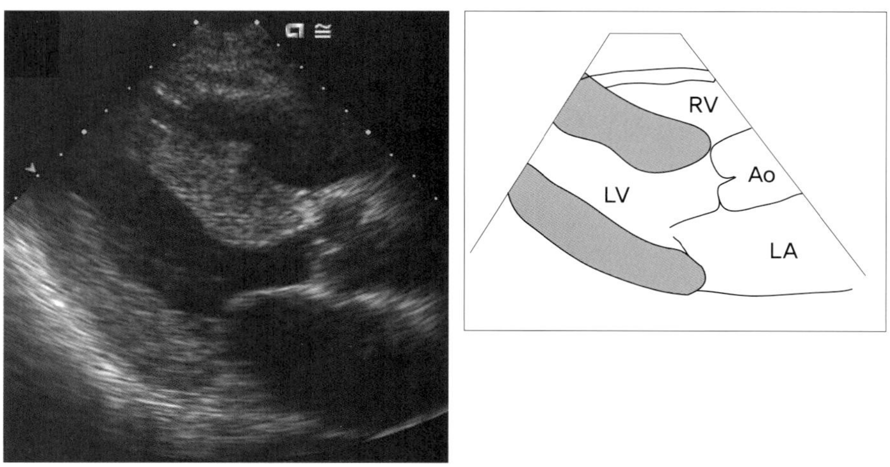

그림 5-12 심장 Amyloidosis
좌심실은 미만성으로 비후되어 있다. 게다가 심근쪽의 아밀로이드 침착때문에 좌심실벽은 과립형상 에코를 나타낸다.

좌심실 비대 left ventricular hypertrophy; LVH

일반적으로 좌심실벽이 비후되어 있는 경우를 좌심실 벽비후 혹은 좌심실 비대라고 부른다. 한편, 좌심실 심근 중량(left ventricular mass)이 증가되어 있는 경우를 좌심실비대라고 부르기도 한다. 좌심실 심근 중량의 계산법에는 M모-드 그림과 단층도에 의하는 것이 있다. M모-드 그림으로 좌심실 확장말기 지름과 심실중격 · 좌심실 후벽두께를 계측하면,

식 : 좌심실심근 중량(g)=0.8(1.04(IVS 두께+LVDd+LVPW 두께)^3 LVDd^3)+0.6
(좌심실을 회전 타원체로 가정)

에서 좌심실심근 중량을 계측할 수 있다. 이 식으로도 알겠지만, 좌심실심근 중량에는 좌심실 벽비후 뿐만 아니라 좌심실 직경도 크게 영향을 주고 있다.

고혈압 증례의 좌심실 형태는 체표 면적으로 보정한 좌심실심근 중량 계수와 상대적 좌심실 벽두께((IVS 두께+LVPW 두께)/LVDd)를 기준하여 네 개의 형태로 분류된다(그림 5-13).
일반적으로 좌심실압부하에서는 상대적 좌심실 벽두께 증가를 동반하는 구심성 비대, 좌심실용량 부하에서는 상대적 좌심실 벽두께 증가를 동반하지 않는 원심성 비대를 초래하지만, 고혈압에 의한 좌심실압부하가 지속되면 구심성 비대에서 원심성 비대로 진행하는 경우도 있다. 좌심실심근 중량 증가는 예후 불량 인자의 하나이지만 좌심실 심근 중량이 정상적인 구심성 리모델링에서 심혈관이벤트 발증의 위험 인자라는 보고가 있다.

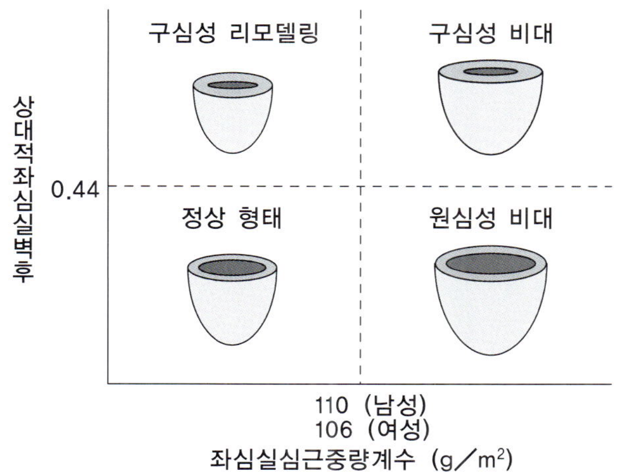

그림 5-13 좌심실 형태의 분류
구심성 비대 : 좌심실심근 중량 계수 증가(+) 상대적 좌심실 벽두께 증가(+), 원심성 비대 : 좌심실심근 중량 계수 증가(+) 상대적 좌심실 벽두께 증가(-), 구심성 리모데링 : 좌심실심근 중량 계수 증가(-) 상대적 좌심실 벽두께 증가(+), 정상 형태 : 좌심실 심근 중량 계수 증가(-) 상대적 좌심실벽 두께 증가(-).
(*상대적 좌심실 벽두께와 좌심실심근 중량 계수의 삭제값(그림에서는, 각각 0.44, 110 g/m^2(남성)/106 g/m^2(여성))은 보고에 따라서 다소 다르다.

S자 모양 중격 sigmoid septum(그림 5-14)

Side Memo 26

대동맥 경화나 사행(蛇行) 등에 의해서 심실중격 근부가 좌심실 내에 밀려들며 S자 모양이 되어 있는 것을 말한다. 고령자에서 잘 볼 수 있는 소견이며 병적 의의는 적다. 단 좌심실 유출로협착을 초래하는 일이 있고 특히 고령 여성에서 빈도가 높다. 좌심실이 작은 고령 여성에서는 탈수 등에 의해 좌심실이 한층 더 작아지는 것으로 좌심실 유출로협착이 고도가 되어 혈압 저하나 쇼크를 초래하는 일이 있다.

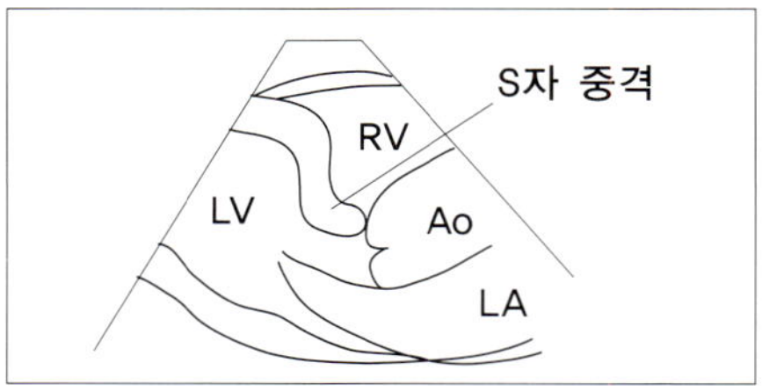

그림 5-14 S자 모양 중격
심실중격근부(대동맥판에 가까운 부분)가 좌심실내에 밀려들어서 S자 모양을 나타낸다. S자 모양 중격에 때문에 좌심실유출로는 협소화된다.

문어잡이통형 심근 장해

Side Memo 27

takotsubo cardiomyopathy or ampulla cardiomyopathy(그림 5-15)

급성 심근경색 비슷한 가슴 통증과 심전도 변화를 보이고 좌심실 심첨부를 중심으로 한 일과성 무수축을 나타내는 질환이다. 원인은 불명이지만 정신적 · 육체적 스트레스를 유인으로 하는 것이 많다. 관동맥조영에 의해서 관동맥협착 · 폐색을 보이지 않는 것으로 보다 확정 진단된다.

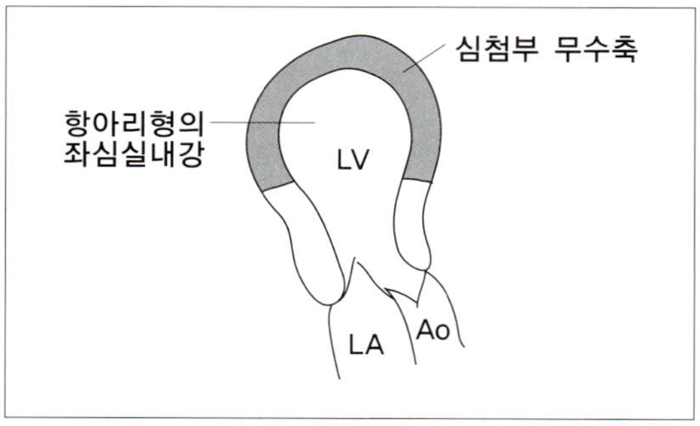

그림 5-15 문어잡이통형 심근 장해 (수축 말기)
좌심실심첨부를 중심으로 한 무수축을 보이지만 좌심실근부의 벽운동은 정상적이다. 이 때문에 수축 말기의 좌심실내강은 낙지잡이통모양의 형태를 보인다.

6장 심근염 · 심막 질환

Myocarditis · Pericardial Disease

Key Point

- □ 급성 심근염에서는 염증 부위의 좌심실벽 종대(腫大)와 벽운동 이상을 보인다.
- □ 심막액 저류는 에코 프리 스페이스로 보인다.
- □ 심낭압전에서는 우심실허탈을 보인다.
- □ 수축성 심막염에서는 심방 확대와 하대정맥 확장을 보인다.

1) 급성 심근염 acute myocarditis

염증을 일으킨 부위의 좌심실심근의 종대(腫大)와 벽운동 저하를 보인다. 염증이 좌심실 전체에 이르면 미만성 좌심실벽 비후(종대)와 벽운동 저하를 볼 수 있다. 심막염을 합병하면 심막액 저류(貯留)를 보이기도 한다.

2) 심막(심낭) 액(pericardial effusion) 저류(그림 6-1 A, B, C)

심근 표면을 감싸는 장측 심외막(visceral epicardium)은 대동맥 · 폐동맥 근부 · 좌심방 중간부위(폐정맥 유입부)에서 반전해서 벽측 심외막(parietal epicardium)이 되어 심장을 외측에서 감싼다. 장측, 벽측막이 마주 대면된 것을 심막(pericardium)이라 한다. 장측 심외막과 벽측 심외막 사이에는 심막강으로 불리는 좁은 틈(간격)이 있고 거기에는 심막액/심낭액(pericardial effusion)으로 불리는 체액이 있다. 그 양은 정상인 경우 20~50 ml이고, 성분은 혈장에 유사하다. 심막액 저류는 장측 심외막과 벽측 심외막의 사이의 에코투량상(echo-free space)로 나타난다. 심막액이 증가되면 좌심실 주위 뿐만이 아니라 우심실의 전방에도 에코투량상을 볼 수 있게 된다. 대량의 심막액 저류에서는 심장 전체가 심막액 속에서 규칙적으로 운동하여 전기적 교호맥(electrical alternans)을 일으켜서 진자심장(swinging heart)으로 불리운다.

심외막하 지방조직 subepicardial fat Side Memo 28

장측 심외막(visceral epicardium)과 심근 표면의 사이(즉 심막강외)에는 심외막하 지방조직이 존재한다. 또, 벽측 심외막(parietal epicardium)의 외측에는 심막외 지방조직(epipericardial fat)도 있다. 비만증례 등에서는 이 지방조직이 풍부하게 있고, 특히 심외막하 지방조직과 심막액과는 감별이 필요하게 되는 경우가 있다. 전형적으로는 심막액은 에코 프리 스페이스로 그려지나 지방조직은 완전한 에코 프리 스페이스는 아니고 내부에 지방조직을 반영한 미소 과립상 에코를 나타낸다. 이 미소 과립상 에코는 심근 운동에 따라 이동한다. 또, 일반적으로 심막액은 좌심실 뒤 아래쪽 면부터 저장되고 심외막밑 지방조직은 좌심실 뒤 아래쪽 면보다 우심실 전면에 많다. 우심실 전면에서만 관찰되는 스페이스는 심외막하 지방조직일 가능성이 높다.

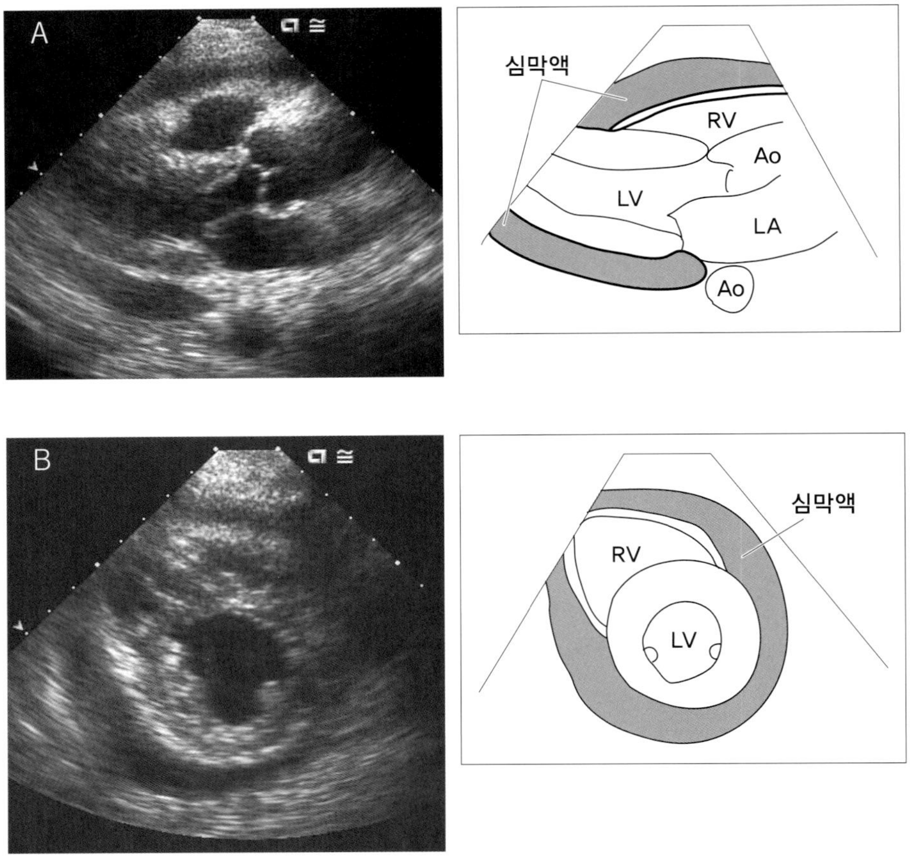

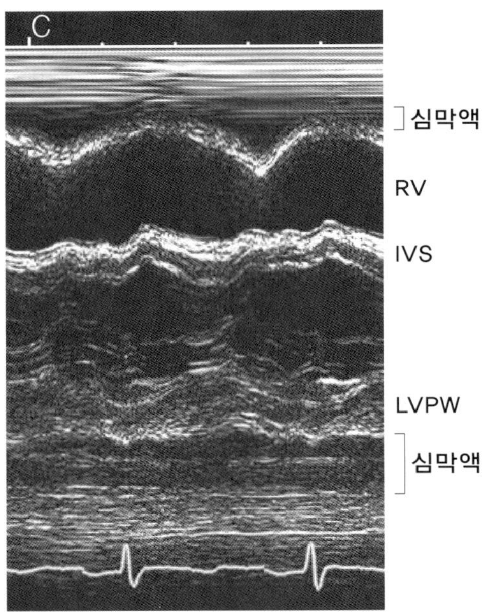

그림 6-1 심막액 저류(貯留)
흉골좌연 장축 단층도(A)와 단축 단층도(B)에서는 심장 전체를 둘러싸듯이 대량의 심막액 저류가 보인다. M모-드 그림(C)에서도 우심실의 앞 및 좌심실 후벽 뒤에 에코 프리 스페이스로 심막액 저류를 확인할 수 있다.

심막액과 흉수의 감별

Side Memo 29

심막액은 하행 대동맥 전방에 위치하지만 흉수는 하행 대동맥의 후방에 위치한다(그림 6-2). 또, 심막은 대동맥 · 폐동맥 근부 · 좌심방 중부(폐정맥 유입부)에서 반전하고 있기 때문에 이것보다 머리쪽 레벨에서는 심막액은 볼 수 없다.

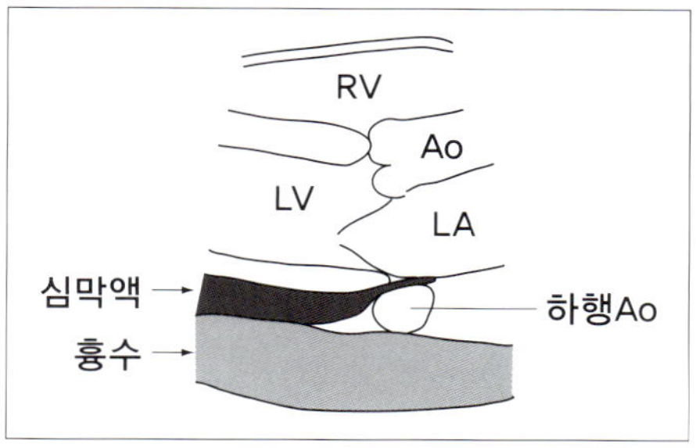

그림 6-2 심막액과 흉수의 감별

3) 심낭압전 cardiac tamponade

심막액 저류에 따라 심막강 내압이 증가한 상태를 심낭압전라고 부른다. 높은 심막강 내압이기 때문에 심실을 확장할 수 없다. 이 때문에 심박출량 저하에 따라 혈압 저하 · 쇼크를 초래한다. 심낭압전는 응급이 필요한 병의 용태이며, 심막천자 · 배액 등 시급한 치료가 필요하다. 심막액 저류량과 심막강 내압은 반드시 관련되지 않고, 대량의 심막액 저류를 보여도 심막강 내압이 높지 않으면 심낭압전 상태는 되지 않는다. 반대로 소량의 심막액에서도 급속히 저류되면 경우(심파열이나 대동맥 해리에 따른 출혈에 의하는 것 등)는 심막강 내압은 증가해 심낭압전이 된다. 단층도에서 심막액 저류에 따라 심막강 내압 증가에 이어지는 확장 조기의 우심실허탈(early diastolic collapse)(그림 6-3)이 되면, 심낭압전를 일으키고 있다고 생각할 수 있다.

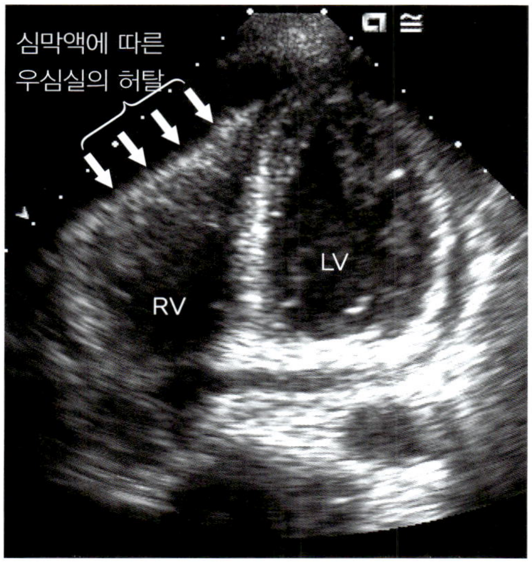

그림 6-3 심낭압전

저류된 심막액으로 심막강 내압이 상승하고, 확장 조기에 우심실 허탈을 보인다.

4) 수축성 심막염 constrictive pericarditis; CP

비후 · 경화된 심막 때문에 심실의 확장 장해를 일으킨다. 심실은 확장 조기에 급격하게 확장하지만 경화된 심막에 방해되어 그 확장은 곧 정지되고 심실쪽의 혈액 유입은 장해된다. 심막비후가 매우 뚜렷하면 비후된 심막 에코가 보인다(그림 6-4). 심실의 확대는 보이지 않고, 심실 확장 장해이기 때문에 심방이 확대된다. 또, 호흡성으로 좌심실과 우심실의 크기가 변동한다. 흡기시에는 좌심실이 작아지고 심실중격은 우심실측에서 좌심실측으로 밀리고 우심실이 확대된다(그림 6-5).

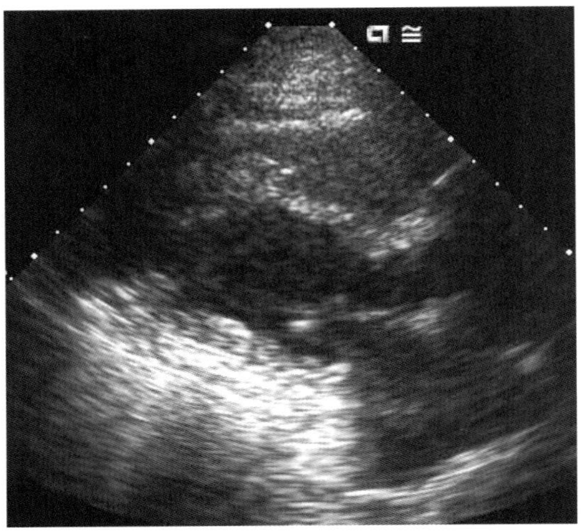

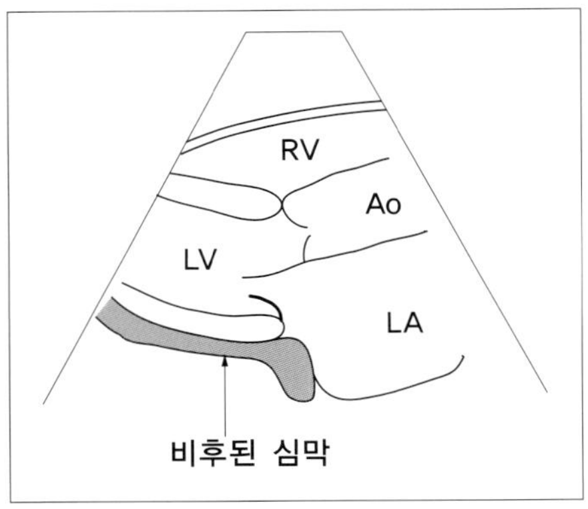

그림 6-4 수축성 심막염
좌심실의 뒤쪽의 심막은 비후되어 휘도가 상승하였다. 좌심방에서 좌심실쪽으로의 혈액 유입 장해 때문에 좌심방은 확대되어 있다.

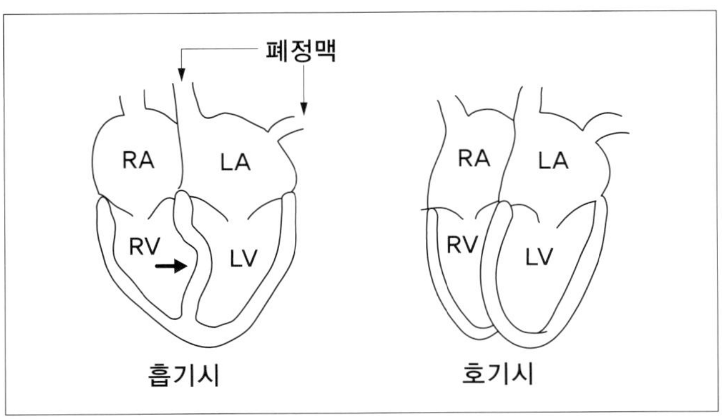

그림 6-5 흡기시의 좌심실 축소(수축성 심막염)
흡기시에는 좌심방에서 좌심실로 혈액 유입이 감소되어 좌심실은 작아진다. 좌심실이 축소되면 심실중격이 우심실측에서 좌심실측으로 밀리고, 우심실은 확대된다.

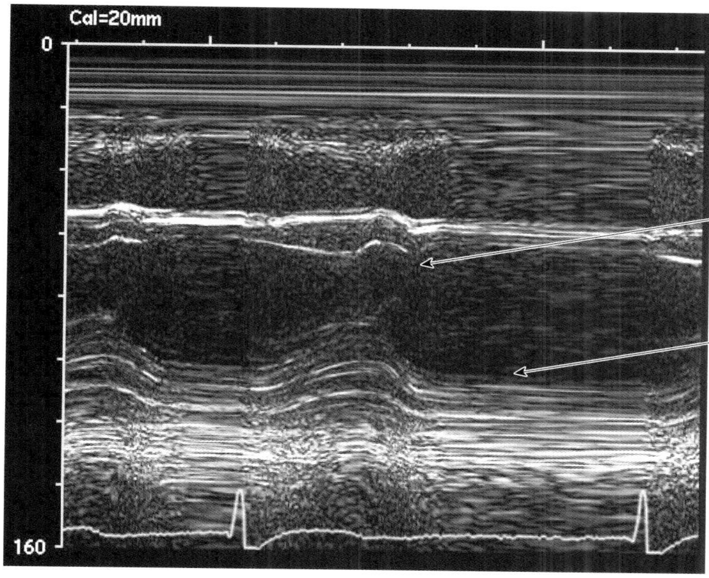

그림 6-6 좌심실 M모-드 그림(수축성 심막염)
심실중격의 확장 조기에 이상 후방 운동이 보이고, 좌심실 후벽은 확장 조기에 후방에 잘려 들어간 자국 다음에 이어지는 평탄한 움직임을 보인다.

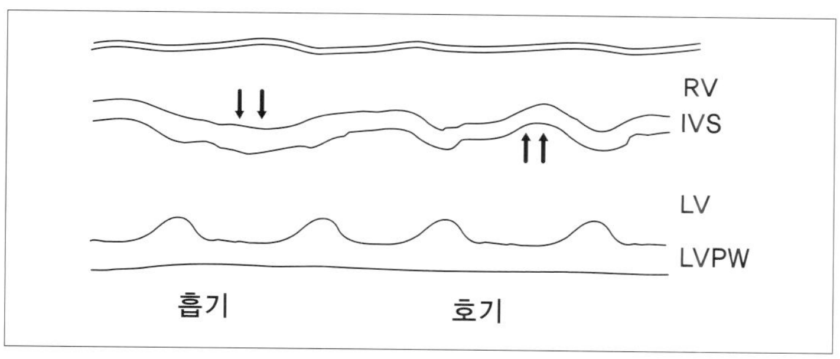

그림 6-7 호흡성에 변동되는 심실중격 위치(수축성 심막염)
M모-드 그림에서는 흡기시에 좌심실이 작아지면 심실중격의 위치는 전방(우심실측)에서 후방(좌심실 후벽측)으로 밀려가게 된다. 심실중격은 호기시에는 반대 방향으로 움직인다.

M모-드 그림에서는 심실중격의 이상 운동, 좌심실 후벽의 dip and plateau pattern(확장 초기의 후방으로 잘려 들어간 자국과 거기에 계속되는 평탄한 언덕)이 보인다(그림 6-6). 또 심실중격의 위치는 호흡성에 따라 변동된다(septal bounce)(그림 6-7).

펄스 도플러법에서는 좌심실 및 우심실 유입혈류속파형에서 E파의 증고와 A파의 감고가 보이는 것과 동시에 E파 속도의 호흡성 변동이 큰 것이 특징이다. 흡기에 의해서 좌심실유입파형 E파 속도는 저하되고, 반대로 우심실유입 파형 E파 속도는 증가한다(그림 6-8). 좌심실 유입혈류속파형 E파 속도는 호흡에 의해서 25% 이상((호기 E파 속도-흡기 E파 속도)/흡기 E파 속도≥25%), 우심실 유입혈류속파형 E파 속도는 40% 이상((흡기 E파 속도-호기 E파 속도)/호기 E파 속도≥40%) 변동하는 경우가 많다. 또 우심방압상승에 따라 하대정맥 지름은 확대되고 호흡성직경 변동도 작다(그림 6-9).

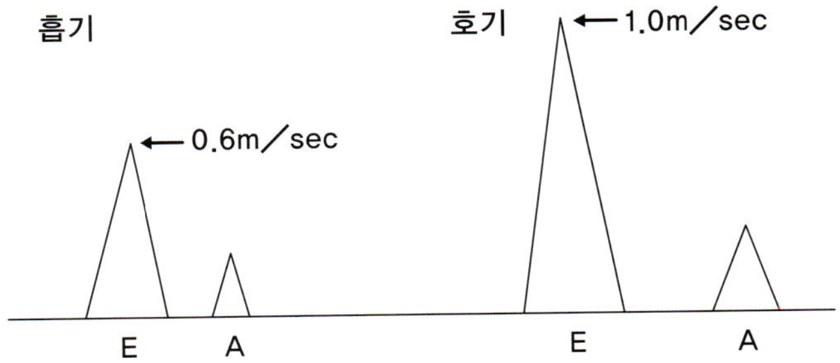

그림 6-8 좌심실 유입혈류속파형 E파의 호흡성 변동(수축성 심막염)
흡기시의 좌심실 유입혈류속파형 E파 속도는 호기시에 비해 매우 분명하게 작아진다.

식 : 좌심실 유입혈류속파형의 호흡성 변동율=(호기 E파 속도-흡기 E파 속도)/흡기 E파 속도

이 식에서 호흡성 변동율은(1.0-0.6)/0.6=0.66이 되고 호흡성 변동율은 66.6%로 계산된다. 수축성 심막염에서는 이 호흡성변동율은 25%를 넘는 경우가 많다.

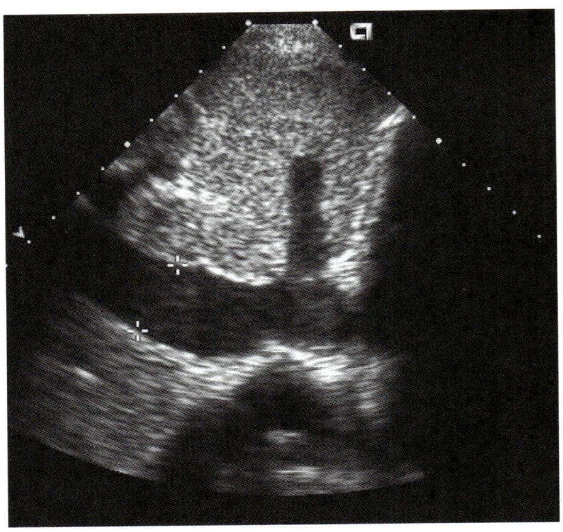
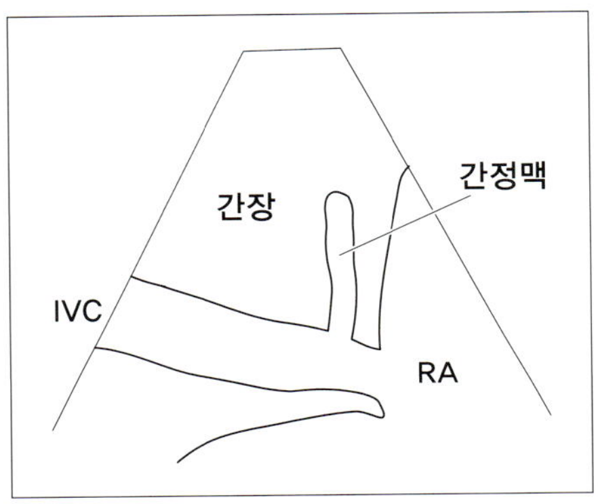

그림 6-9 하대정맥(수축성 심막염)
매우 분명하게 확대된 하대정맥과 간정맥을 볼 수 있다.

Side Memo 30

수축성 심막염의 좌심실 · 우심실 유입혈류속파형의 호흡성 변동의 기전

정상례에서는 흡기시에는 흉강 내압이나 폐정맥압과 마찬가지로 심장내압도 저하된다. 그러나 수축성 심막염에서는 경화된 심막에 방해되어 흡기에 의한 흉강 내압 저하가 심장내강에까지 전달되지 않기 때문에 심장내압이 저하되지 않는다. 이 때문에 흡기시에는 폐정맥압은 저하되지만 좌심방압은 저하되지 않고, 폐정맥에서 좌심방쪽의 혈액 유입이 감소된다. 이 결과 흡기시의 좌심방에서 좌심실쪽의 혈액 유입의 감소가 생겨 좌심실은 작아진다. 좌심실이 축소되면 심실중격이 우심실측에서 좌심실측으로 밀려서 위치해 우심실은 확대된다. 이 결과 흡기시에는 우심방으로부터 우심실로 혈액 유입이 증가한다. 수축성심막염으로 볼 수 있는 기맥(흡기시에 혈압이 10 mmHg를 넘어 낮아지는 현상)은 흡기시의 좌심실쪽의 혈액 유입 감소의 결과 좌심실의 1회 박출량이 감소하기 때문에 생긴다.

7장 심강내 이상 에코

Intracardiac Masses

Key Point

- □ 심강내에는 이상 에코로 잘못 알기 쉬운 정상 구조물이 있다.
- □ 원발성 종양으로는 양성 종양 특히 점액종이 많다.
- □ 심내 혈전과 증식물을 간과하지 않는다.

심장 종양(cardiac tumor), 혈전, 증식물 등 심강내 종괴는 단층그림에서 심강내 이상 에코로 발견된다. 주의해야 할 점은 심강내에는 이상 에코로 잘못 알기 쉬운 정상 구조물이 존재하는 것이다. 우심방속의 정맥동판(sinus venosus valve)유잔, 좌심실내 가성건삭, 좌심방내 폐정맥 개구부 에코, 우심실내 육주(肉柱) 등이다. 심장 종양은 악성 종양의 심막 전이가 가장 많지만, 심장 원발성 종양으로는 양성 종양 특히 점액종이 압도적으로 많다. 점액종은 좌심방에 호발하고(75%), 그 다음에 우심방, 드물게 심실에서도 볼 수 있다. 그 외에 지방종, 섬유종, 횡문근종, 육종등도 있지만 매우 드물다.

1) 점액종 myxoma

많게는 심방중격에 줄기를 가진다. 큰 종양에서는 수축기에는 좌심방 속에 있지만 확장기에는 승모판의 개방에 따라 승모판구에 빨려드는 소견이 보인다. 단층그림에서는 종양의 크기, 형상, 운동의 관찰이나 줄기의 검출이 용이하다(그림 7-1-A, B). M모-드 그림에서는 승모판 개방에 조금 늦게 전첨밑에 다층의 종양 에코를 보인다.

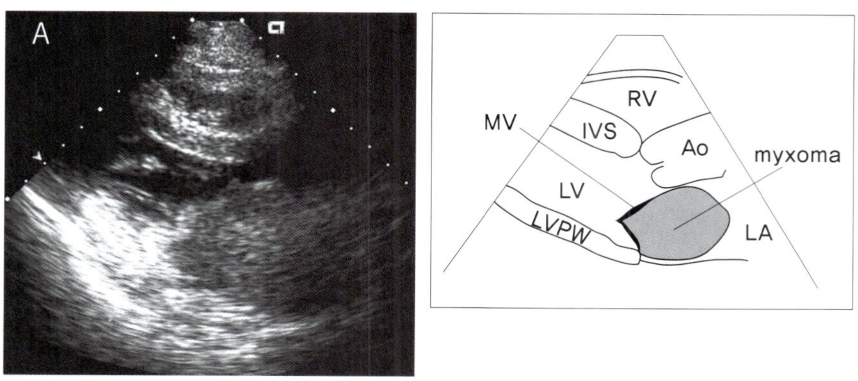

그림 7-1. 점액종-(A)

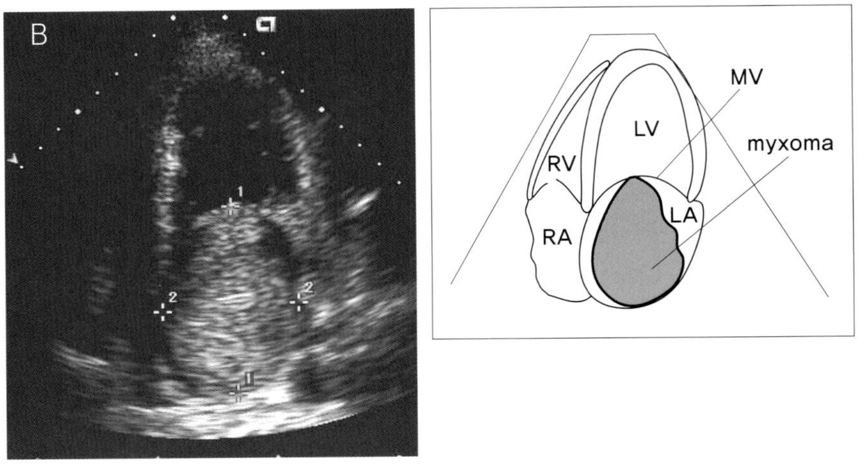

그림 7-1 점액종 (B)
흉골좌연 장축 단층도(A)와 심첨부 4강 단층도(B)로, 좌심방 속을 채우는 거대한 종양 에코가 보인다.

2) 혈전 thrombus

좌심방 혈전은 승모판 협착증이나 심방세동 증례에서 볼 수 있고, 왼쪽 심이(心耳)에 호발한다. 경흉벽 심에코도로 좌심방 혈전을 그려낼 수 있기도 하지만(그림 7-2), 왼쪽 심이속안 혈전 등을 포함하여 찾아내기는 그리 용이하지 않다(그림 7-3). 한편 경식도 심에코도는 왼쪽 심이를 포함한 좌심방전체를 상세하게 관찰할 수 있기 때문에 혈전의 진단에 매우 유용하다(그림 7-4). 혈전 근방에서는 뭉게뭉게 에코(smoke-like echo or spontaneous echo contrast)가 관찰되는 일이 있다(그림 7-5). 좌심실속 혈전은 심근경색(특히 심실류 합병예), 확장형 심근증 등에서 볼 수 있다. 단층그림으로 혈전의 호발부위인 심첨부를 상세하게 관찰한다.

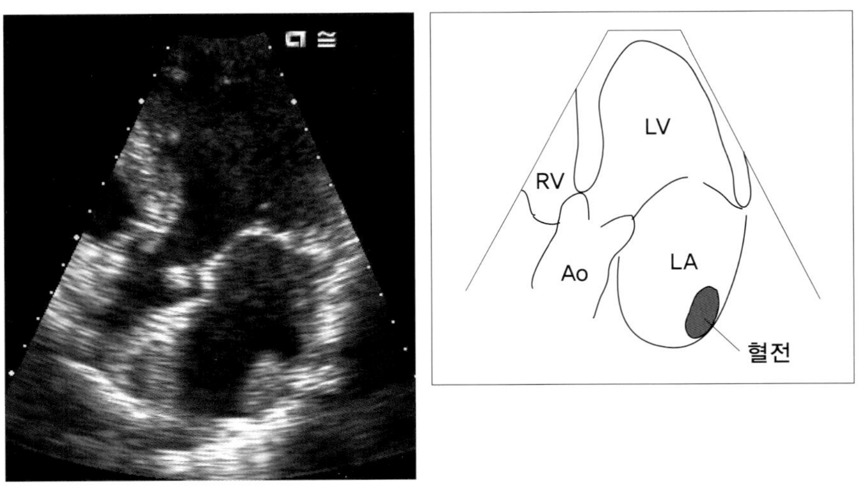

그림 7-2 좌심방 속 혈전(심첨부 5강 단층도)
좌심방벽에 부착되어 혈전을 보여준다.

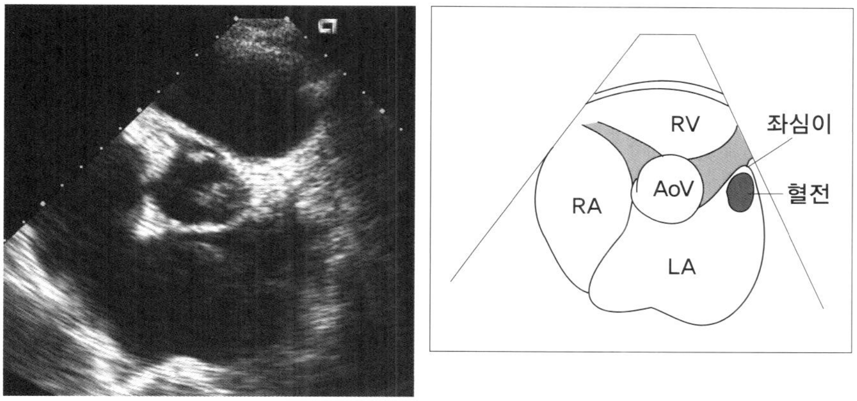

그림 7-3 좌심방 심이내 혈전
흉골좌연 대동맥판 레벨 단축 단층그림에서 좌심방 심이가 더욱 잘 관찰되도록 탐촉자를 미세조절하면 좌심이내 혈전을 그려낼 수 있는 경우도 있다. 단지, 좌심방 · 좌심이 확대가 없는 증례 등에서는 찾아내기가 곤란하다.

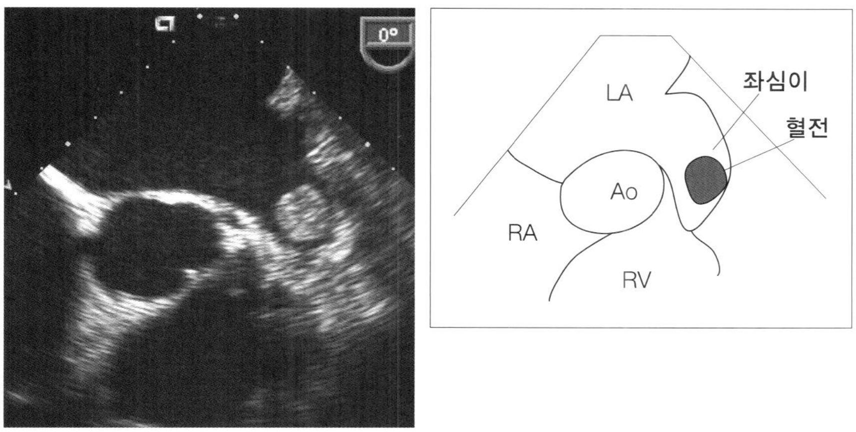

그림 7-4 왼쪽 심이내 혈전(경식도 심에코도)
그림 3과 같은 증례이지만 경흉벽 심에코도에 비해서 명료하게 혈전이 그려져 있다.

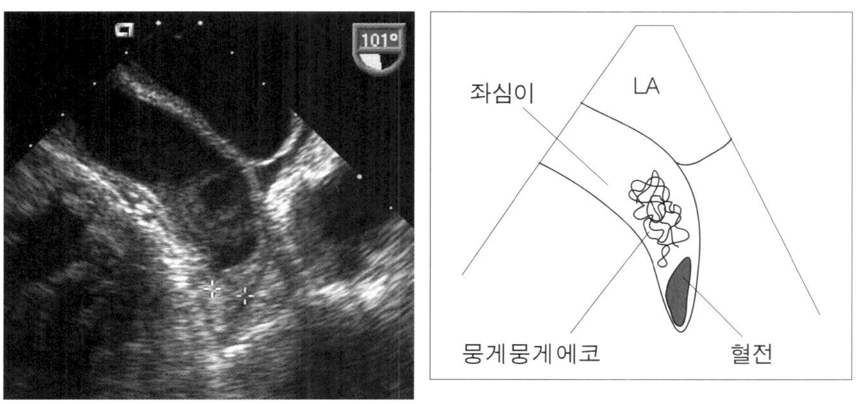

그림 7-5 왼쪽 심이내 혈전(경식도 심에코도)
경식도 심에코도에 의해서 왼쪽 심이의 첨단까지 관찰이 가능하다. 본례에서는 왼쪽 심이 첨단에 혈전을 보이고 혈전 주변에는 뭉게뭉게 에코가 보인다.

뭉게뭉게 에코 smoke-like echo or spontaneous echo contrast Side Memo 31

승모판협착증 예의 좌심방이나 좌심실류 내부 등 혈류가 정체되어 있는 영역에서는 자욱하게 연기가 뭉게뭉게 움직이는 듯 한 에코를 보는 일이 있어서 뭉게뭉게 에코로 불리운다. 혈류속도가 저하하면 혈액 점조도가 증가해서 적혈구 응집 · 돈꾸러미 모양이 생긴다. 이 적혈구 응집 · 돈꾸러미 형성이 에코근원이라고 생각되고 있다.

3) 증식 vegetation

4장의 감염성 심내막염 항을 참조(☞p.87).

4) 심강내 유치 카테터

폐동맥에 유치한 스완 · 간츠 카테터나 우심실에 삽입한 페이스 메이커 리드를 관찰할 수 있다.

5) 정맥동판 잔류 congenital remnant of the sinus venosus

태생기의 정맥동판이 남아 있는 것이다. 정맥동판은 판의 부착 부위등에 의해서 Eustachian 판, Thebesian 판, Chiari 망과 구별되지만, 대부분에서 병적 의의는 없다. 단층도에서는 우심방에 가동성이 있는 끈같은 구조물로 보인다(그림 7-6)(p.8 그림 1-7-A).

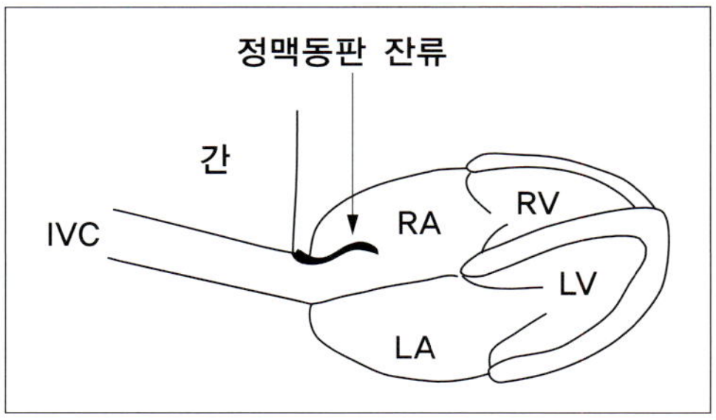

그림 7-6 정맥동판 잔류
하대정맥의 우심방유입 부위에서 보게 되는 정맥동판(Eustachian판) 잔류를 볼 수 있다.

6) 좌심방 폐정맥 개구부 에코

좌심방 후벽에 열려있는 폐정맥의 격벽이 이상 에코로 인정되어 좌심방 속 혈전과 감별이 필요하게 되는 일이 있다(그림 7-7).

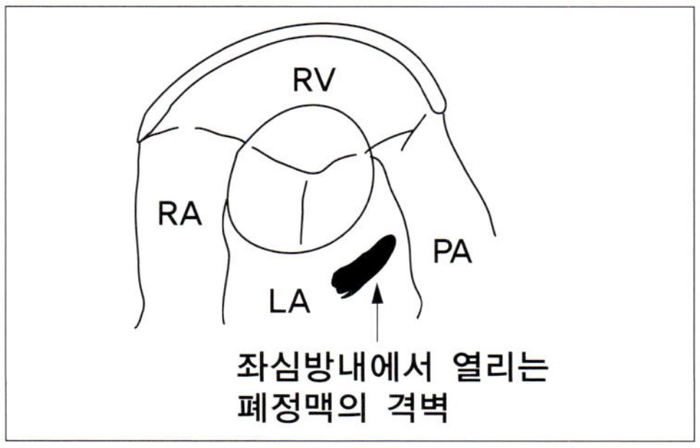

그림 7-7 좌심방 속 폐정맥 개구부 에코
일견, 혈전을 생각하게 하는 이상 에코로 보이는 경우가 있다.

7) 우심실내 육주와 조절대　moderator band

우심실속에는 좌심실에 비해 육주가 풍부하다. 심실중격과 우심실자유벽을 연결하는 근성 조직은 특히 조절대로 불리지만, 이것들은 모두 우심실내의 정상 구조물이다(그림 7-8). 조절대는 심실중격 벽두께를 측정할 때에 중격의 일부라고 오인되기 쉽고 중격 벽두께를 과대평가하는 요인의 하나이다.

8) 좌심실내 가성건삭　pseudo or false tendon

심실중격과 좌심실자유벽을 연결하는 끈모양의 구조물이며, 병적 의의는 거의 없다. 가성건삭도 조절대와 함께 중격벽두께를 과대평가하는 요인의 하나이다(그림 7-8).

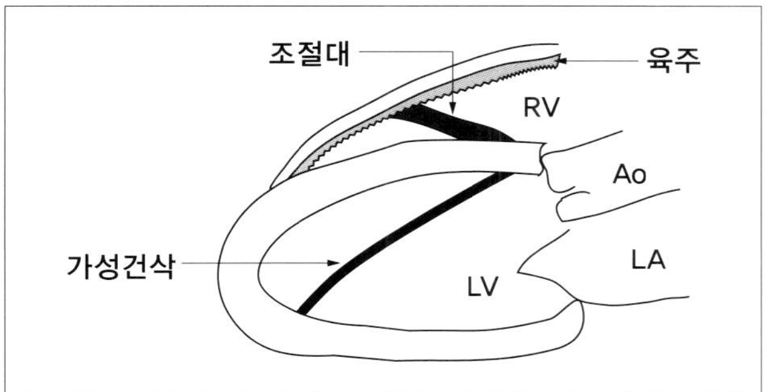

그림 7-8　우심실내 육주 · 조절대 및 왼쪽 실내 가성건삭
심실중격벽 두께를 측정할 때 중격의 일부라고 오인되기 쉬우므로 주의를 해야 한다.

9) 심방중격류(瘤)　interatrial septal aneurysm

심방중격이 류(瘤)처럼 부풀어 오른 것인데 중격이 심주기에 맞추어 심방사이를 좌우로 운동하기도 한다(그림 7-9). 류속안에 혈전 형성, 난원공개존(patent foramen ovale; PFO) 및 기이성 색전증(paradoxical embolism)과의 관련성이 지적되고 있다.

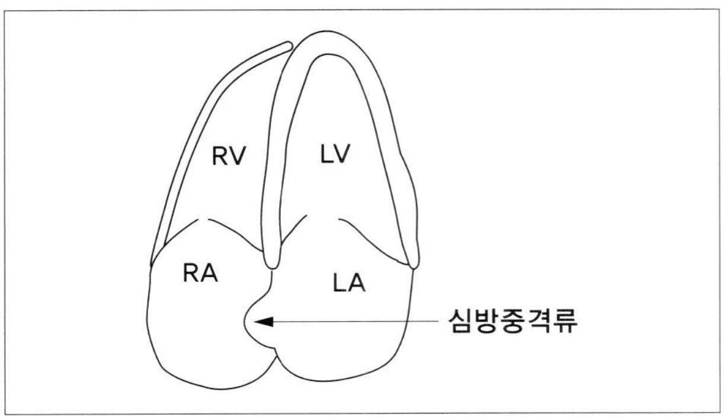

그림 7-9　심방중격류(瘤)

8장 폐고혈압증
Pulmonary Hypertension

Key Point

- □ 우심실압 부하에 의한 심실중격의 수축기 편평화를 볼 수 있다.
- □ 연속파 도플러법으로, 삼첨판 역류에서 폐동맥 수축기압을 추정한다.

특발성 폐동맥성폐고혈압증(idiopathic pulmonary arterial hypertension; IPAH) 혹은 원발성 폐고혈압증(primary pulmonary hypertension; PPH), 폐색전증(pulmonary embolism; PE), 선천성 심장질환 및 2차성 폐고혈압증(승모판막증, 확장형 심근증등 좌심장 질환, 호흡기질환, 교원병 등)에 의해 폐동맥 수축기압이 30 mmHg 이상인 상태를 말한다. 많은 경우 우심실은 확장되고 만성 압부하에서는 우심실 비대가 인정된다. 단층도에서는 우심실압부하에 의한 심실중격의 수축기 편평화와 거기에 따르는 좌심실 협소화를 보인다(그림 8-1 A, B). 심실중격의 수축기 편평화는 등용확장기까지 지속된다. 심실중격의 편평화가 심해지면 좌심실은 초승달모양의 형태를 나타낸다. 심방중격결손증 등 우심실용량부하 질환에서는 수축기는 아니고 확장기에 한해서 심실중격의 편평화를 볼 수 있는 것에 주의한다. 연속파 도플러법으로 삼첨판 역류에서 우심실(폐동맥) 수축기압을 추정한다(그림 8-2). 폐고혈압증의 중증도는 폐동맥 수축기압에 따라서 평가된다(표 8-1). 삼첨판 역류의 중증도와 압교차는 반드시 일치하지 않는다(☞p.83 Side Memo 23). 흉골좌연 단축 단층도로 주폐동맥과 좌우 폐동맥을 그려서 폐동맥의 확대나 혈전 유무도 관찰한다.

표 8-1. 폐고혈압증의 중등도

	정상	경도(mild)	중등도(moderate)	고도(severe)
폐동맥수축기압(mmHg)	<30	30~50	50~70	>70

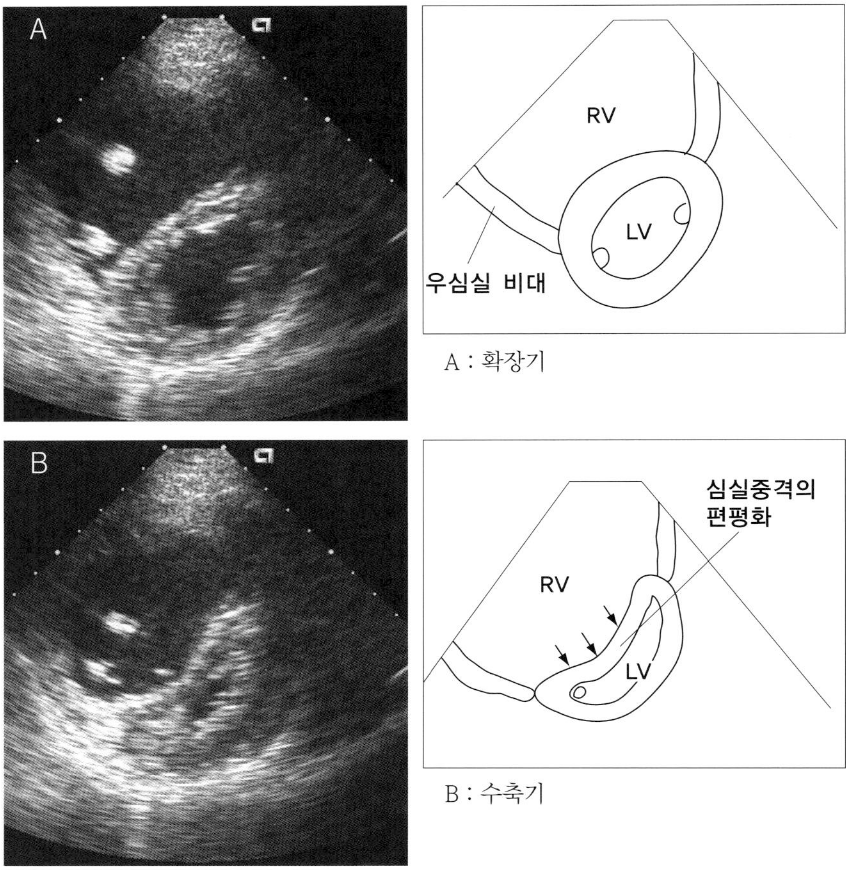

그림 8-1 폐고혈압증

유두근 레벨 단축 단층도(A)에서는 심한 우심실확대와 비대를 보이고 (B)에서는 우심실압부하에 의한 심실중격의 수축기 편평화 및 거기에 따르는 좌심실 협소화때문에 좌심실은 초승달모양의 형태를 나타내고 있다.

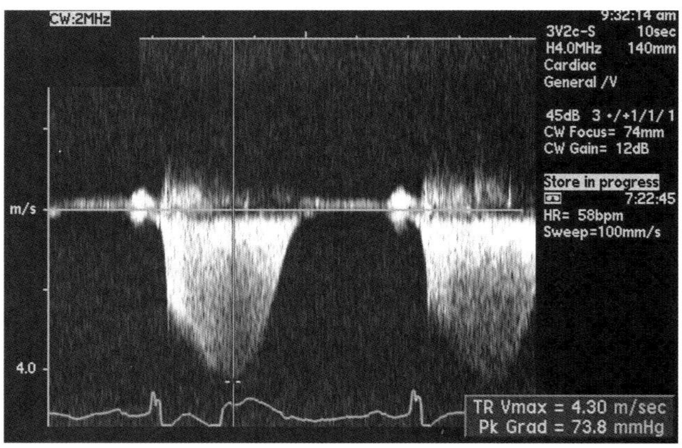

그림 8-2 연속파 도플러법에 따르는 삼첨판 역류혈류속파형(速波形)

삼첨판 역류혈류속도에서 계산한 압교차는 73.8 mmHg이다. 우심방압을 10 mmHg로 가정하면 폐동맥 수축기압은 83.8 mmHg로 추정된다.

9장 대동맥 질환

Disease of the Aorta

Key Point

- □ 흉골상와(上窩) 어프로치에서 대동맥궁부를 관찰한다.
- □ 흉골좌연 어프로치로 대동맥 근부를 관찰한다.
- □ 흉골하 어프로치로 복부 대동맥을 관찰한다.

1) 대동맥 해리 aortic dissection

흉골상와 어프로치에서 상행 대동맥과 대동맥궁부의 위강(false lumen)이나 내막플랩(intimal flap)을 검출하는 것으로 진단할 수 있다(☞p.45 그림 1-60). 상행 대동맥 해리의 합병증인 대동맥판역류, 심막액저장이나 심낭압전, 좌심실벽 운동이상은 응급 수술의 적응이니 주의해 관찰한다. 흉골하 어프로치로 DeBakey I형 또는 IIIb형 해리에 동반되는 복부 대동맥 해리를 진단할 수 있기도 하다.

2) 대동맥판륜확장증 annuloaortic ectasia; AAE(그림 9-1)

대동맥 근부에 국한된 매우 분명한 확대를 보이고 대동맥판역류를 동반하는 것이 많다.

말판 증후군(Marfan syndrome)에 흔히 합병된다.

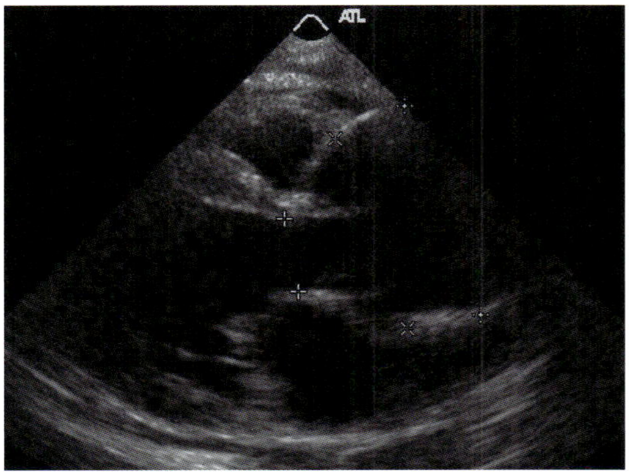

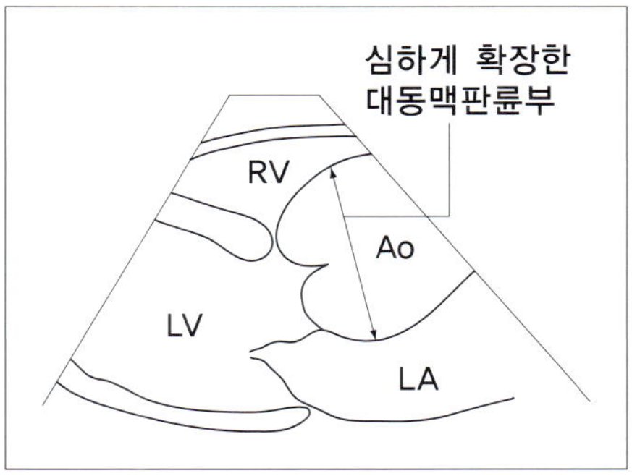

그림 9-1 대동맥판륜확장증

대동맥판륜부는 매우 분명하게 확대되어 있다. 합병되는 대동맥판역류에 따라서 좌심실의 확대도 볼 수 있다.

3) 대동맥류(瘤) aortic aneurysm

흉골위패임 어프로치에 따라 상행 대동맥, 대동맥궁부의 대동맥류를 검출한다(그림 9-2). 흉골밑 어프로치에서는 복부 대동맥을 그려내고, 한층 더 탐촉자를 복부 대동맥을 따라서 아래쪽으로 이동시켜 가면 복부 대동맥류를 진단할 수 있다(그림 9-3). 정확히 배꼽위에 탐촉자를 위치시킨 영역이 복부 대동맥류의 호발부위이다.

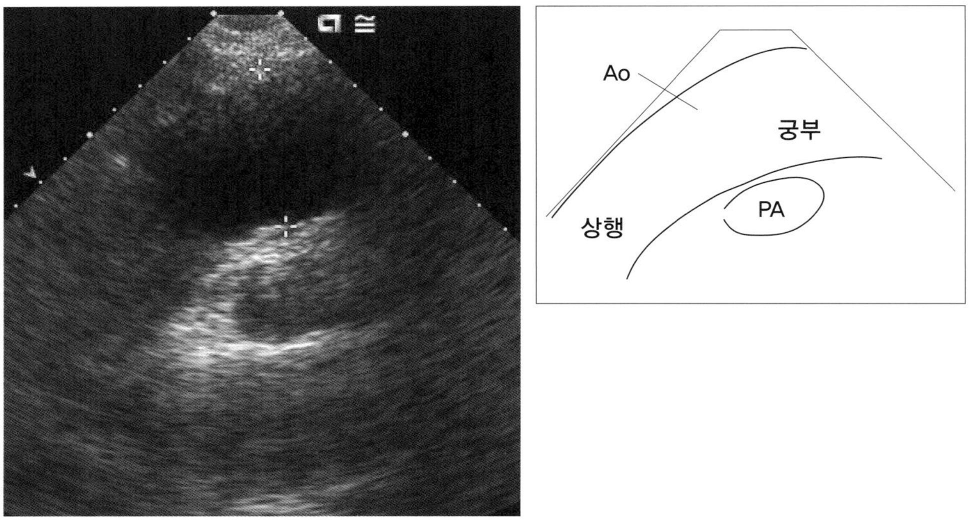

그림 9-2 궁부 대동맥류(瘤)
흉골위 패임 어프로치로 상행 대동맥에서 특히 궁부 대동맥의 확대를 확인한다.

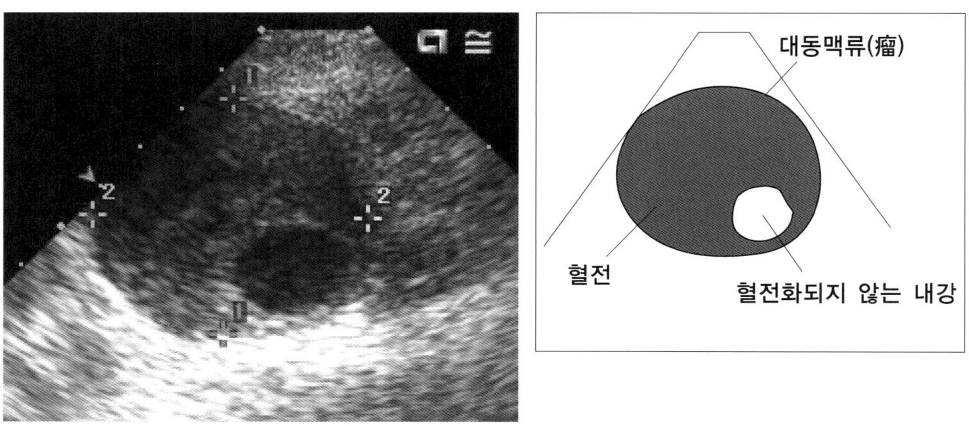

그림 9-3 복부 대동맥류
배꼽상부에서 관찰된 복부 대동맥류의 단축 단층도이다. 확대된 대동맥 내강은 광범위하게 혈전화 되어 있다.

10장 선천성 심장질환

Congenital Heart Disease

Key Point

- □ 합병 심장기형은 하나라고는 할 수 없다.
- □ 폐 · 체 혈류비(Qp/Qs)를 측정한다.
- □ 우심실부하(폐고혈압)의 정도를 평가한다.
- □ 우심방압(정맥압)을 평가한다.

(1) 심방중격결손증 atrial septal defect; ASD

심방중격에 결손구멍이 있기 때문에 심방 레벨에서 좌우 션트가 생긴다. 그 결과 우심실 용량부하를 일으켜 우심실 확대를 보인다. 결손구멍의 부위에 따라 일차구멍 결손(primum defect), 2차구멍 결손(secundum defect), 정맥동결손(sinus venousus defect) 및 관상정맥동결손(coronary sinus venousus defect)으로 분류된다(그림 10-1). 2차 구멍 결손이 이른바 중심부형 중격결손으로 가장 빈도가 높고, 일차구멍 결손, 정맥동결손 및 관상정맥동결손은 드물다. 일차구멍 결손은 심내막상결손증(endocardial cushion defect; ECD)의 불완전형으로 통상 승모판 균열(mitral cleft)을 합병한다.

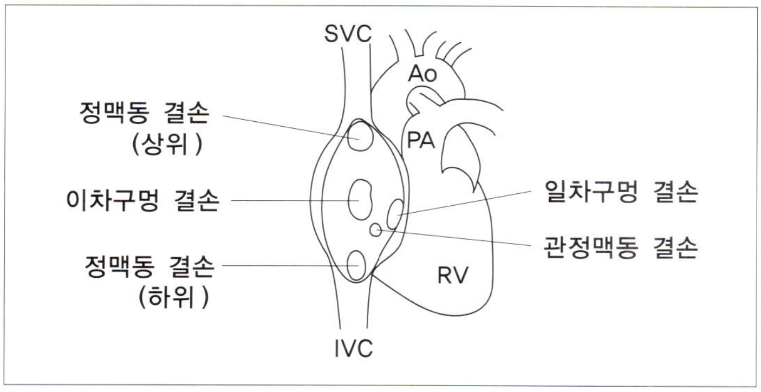

그림 10-1 심방중격결손증의 병형 분류(우심방이 열린 그림)

일차구멍결손(primum defect), 2차구멍결손(secundum defect), 정맥동결손(sinus venousus defect) 및 관상정맥동결손(coronary sinus venousus defect)으로 분류된다.

단층도 : 우심실 용량부하에 의한 우심실 확대를 보인다(그림 10-2). 단축 단층도에서는 우심실 용량부하때문에 심실중격의 확장기 편평화를 보인다. 우심실 압력부하와는 달리 수축기에는 심실중격의 편평화를 보이지 않는다. 좌심실은 수축기에는 원형이지만 확장기에 타원형을 나타낸다.

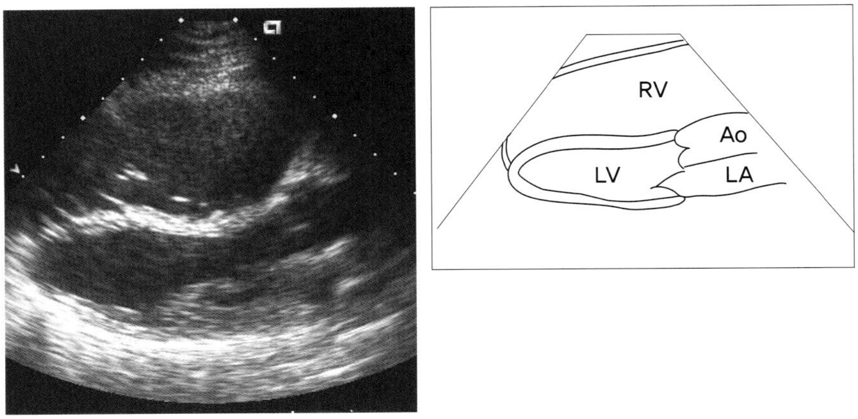

그림 10-2 심방중격결손증
고도의 우심실 확대를 보이고 좌심실은 작다.

● **M모-드 그림** : 우심실 용량부하 때문에 심실중격 기이성 운동(paradoxical motion)이 보인다(그림 10-3). 확장기에는 심실중격 편평화에 따라 심실중격은 후방으로 이동하고 수축기에는 좌심실은 원형이 되기 위해 심실중격은 전방으로 이동한다. 이것을 M모드법으로 기록하면 수축 · 확장기 각각에 정상 심실중격운동과는 완전히 반대의 방향으로 이동하는 기이성 운동을 확인할 수 있다.

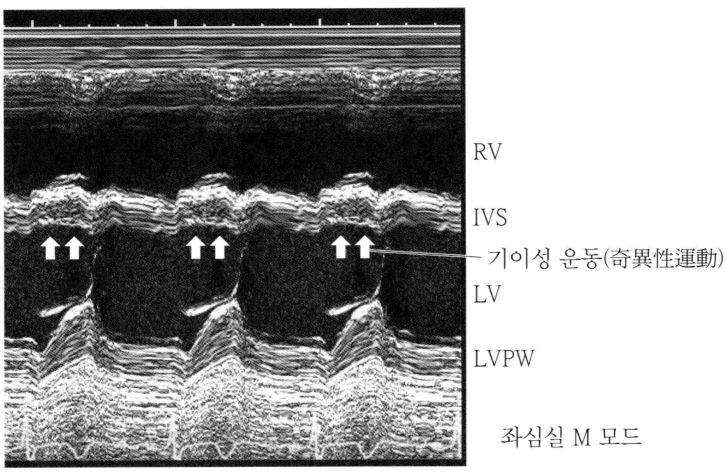

그림 10-3 심실중격의 기이성 운동(심방중격결손증)
심실중격이 확장기에는 후방으로, 수축기에는 전방으로 이동(기이성 운동)하고 있는 것을 확인할 수 있다.

● **도플러법** : 흉골좌연 4강 단층그림이나 흉골하 4강 단층그림 등에서 결손구멍을 그려내고, 결손구멍을 좌심방에서 우심방으로 통과하는 좌우 션트혈류시그널을 관찰한다(그림 10-4,10-5). 삼첨판 역류를 합병하는 경우가 많아서 연속파 도플러법에 의해 폐동맥 수축기압을 추정한다.

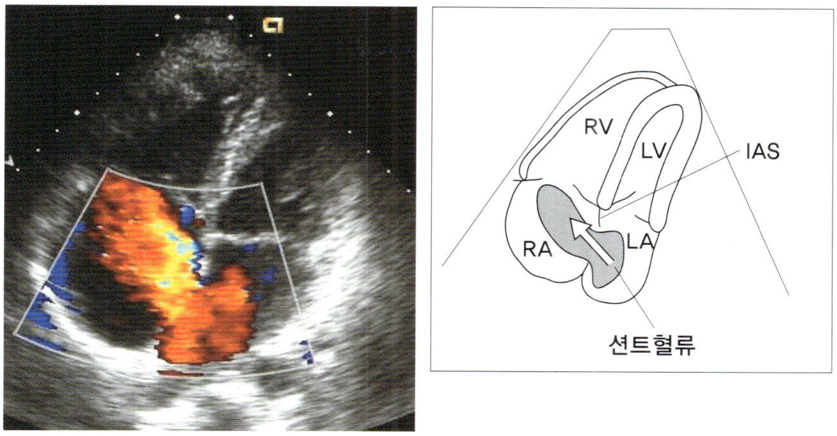

그림 10-4 흉골좌연 4강 단층그림(심방중격결손증(2차 구멍 결손))
결손구멍을 지나는 좌심방에서 우심방쪽의 션트혈류시그널을 보인다.
결손구멍은 심방중격 중앙에 있어서 결손구멍의 변연과 심실중격 사이에 심방중격을 묘출할 수 있다.

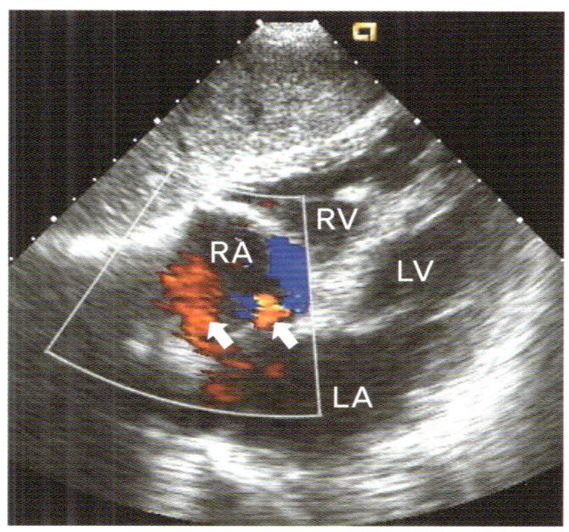

그림 10-5 흉골하 4강 단층그림
(심방중격결손증(2차 구멍 결손))
결손구멍을 지나는 좌심방에서 우심방쪽의 션트혈류 시그널을 보인다. 결손구멍은 2개이다.

●**폐 · 체 혈류비(Qp/Qs)의 계산(☞p.45, 3 도플러 심에코법)** : Qp/Qs는 션트 질환의 수술 적응을 결정하는 중요한 지표이다. 심방중격결손증인 경우는 일반적으로 Qp/Qs 2.0가 이상이 수술 적응이 된다.

정맥동결손은 일반 어프로치에서는 그려내기 곤란한 일이 많다. 우심실 확대나 심실중격의 기이성 운동을 보이는데도 좌우 션트혈류를 검출하지 못하고 그 외의 원인도 분명하지 않으면 정맥동결손을 의심하고, 흉골우연에서의 어프로치나 경식도 심에코도를 이용해 결손구멍과 션트혈류를 확인한다.

일차구멍 결손(심내막상결손)에서도 2차 구멍 결손과 같은 우심실용량 부하 소견이 보이지만, 4강 단층그림으로 일차구멍 결손이 심방중격 하부에 관찰되고(그림 10-6), 심방중격과 승모판 전첨은 불연속이 된다. 불완전형 심내막상결손증에서는 심실중격결손은 합병되지 않지만 승모판 전첨에 균열(cleft)이 있어서 승모판 역류의 원인이 된다. 완전형 심내막상결손증에서는 심실중격결손증을 합병한다.

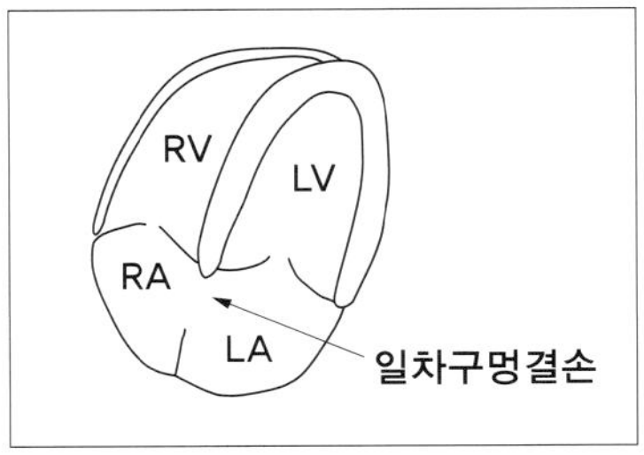

그림 10-6 심방중격결손증(심내막상결손증(일차구멍결손))

결손구멍은 심방중격의 중앙이 아니고 심실중격측에 위치한다. 결손구멍의 변연과 심실중격의 사이에 심방중격은 보이지 않는다.

2) 심실중격결손증 ventricular septal defect; VSD

심실중격에 결손구멍이 있기 때문에 심실 레벨에서 좌우 션트가 생긴다. 그 결과로 우심실 및 좌심실 용량부하를 보인다. Kirklin 분류에 의하면 I형(깔때기부 중격결손) : 우심실유출로 폐동맥판직하의 결손, II형(막양부 중격결손) : 심실중격의 막양부 및 그 주위의 결손, III형(심내막상 결손) : 우심실 유입부 삼첨판중격첨 하부의 결손, IV형(근성부 결손) : 심 첨부 가까이의 근성부중격의 결손으로 나눌 수 있다(그림 10-7 A, B).

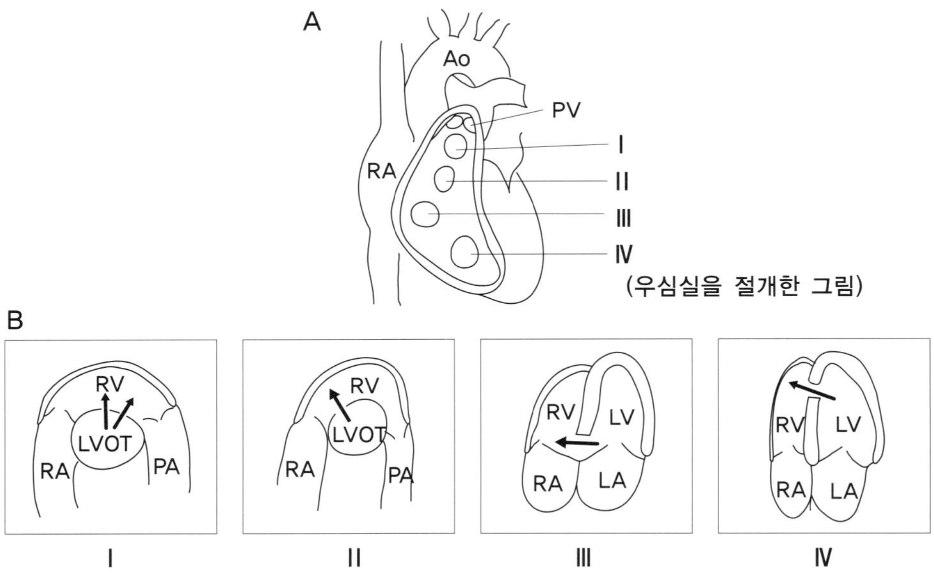

그림 10-7 심실중격결손증의 병형 분류(Kirklin 분류)

I형(깔때기부중격 결손), II형(막양부중격 결손), III형(심내막상 결손), IV형(근성부 결손)으로 분류된다.

B : I형에서는 대동맥판직하 레벨 단축 단층그림 폐동맥판직하를 포함한 우심실 유출로에, II형에서는 우심실 유입로(단축 단층그림 10시 위치)에, III형에서는 4강 단층도를 약간 등쪽으로 기울여서 삼첨판과 승모판이 접하는 부분에, IV형에서는 심첨부 가까이의 근성부중격에 결손구멍을 볼 수 있다. 션트혈류는 화살표 방향으로 흐른다.

- **단층도** : 흉골좌연 장축 및 단축 단층도나 4강 단층도로 결손구멍을 관찰한다. 결손구멍이 작은 Roger형에서는 그려내기 어렵다. 또 결손구멍의 자연 폐쇄와 관련되는 막양부 심실중격류나 삼첨판중격첨에 의한 삼첨판류(tricuspid pouch)를 합병하기도 한다. 션트량이 많은 경우에는 좌심실 및

우심실의 확대가 보이고 폐혈류의 증가와 함께 폐동맥의 확대를 보인다.

- **도플러법** : 결손구멍을 좌심실에서 우심실로 통과하는 좌우 션트혈류시그널을 보인다(그림 10-8 A, B).
  연속파 도플러법으로 션트 최대혈류속도를 계측해서 최대압교차를 계산한다.
  카프로 수축기 혈압을 측정하면

식 : 수축기 혈압(좌심실수축기압)-최대압교차=우심실수축기압 에서

우심실(폐동맥) 수축기압을 추정할 수 있다. 또, 삼첨판 역류를 합병하고 있으면 역류혈류속도에서 폐동맥 수축기압을 추정할 수도 있다. 게다가 폐 · 체 혈류비(Qp/Qs)의 계산도 한다.

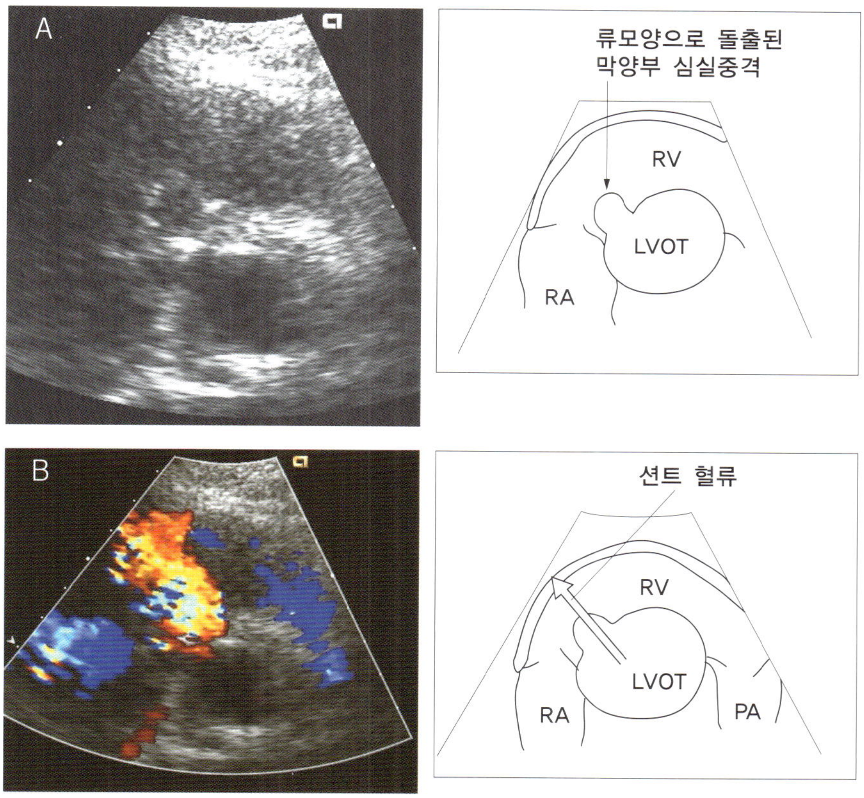

그림 10-8 심실중격결손증(막양부중격결손) II형
대동맥판 직하의 단축 단층도(A)에서는 막양부 심실중격이 류(瘤)모양으로 우심실측에 내밀고 있다. 컬러 도플러법(B)에서는 같은 부위를 통과하는 좌심실 유출로 우심실로 션트혈류가 보여 막양부 심실중격류를 동반하는 심실중격결손증 Kirklin II형이라고 진단할 수 있다.

3) 팔로4징증 tetralogy of Fallot; T/F, TOF

폐동맥협착, 심실중격결손, 대동맥기승(騎乘), 우심실 비대를 4징(徵)으로 한다.

● **단층도/도플러법**(그림 10-9) : 흉골좌연 장축 단층도에서 확대된 대동맥이 심실중격에 걸쳐있고 심실중격결손, 우심실 비대, 폐동맥협착(우심실유출로협착), 좌심실의 저형성 등이 관찰된다. 심실중격결손증 단독인 경우와는 달라서 좌심실과 우심실은 등압이기 때문에 결손구멍을 통과하는 모자이크혈류는 인정되지 않는다. 도플러법에서는 폐동맥협착의 존재와 정도를 알 수 있다.

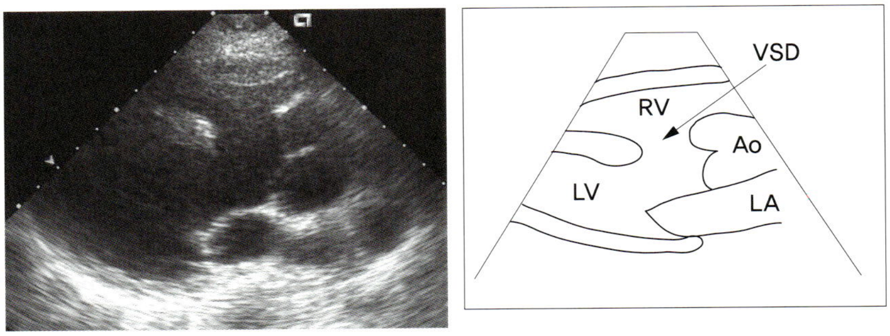

그림 10-9 팔로4징증
대동맥은 심실중격보다 앞쪽에 위치하고, 심실중격결손구멍을 말 안장 걸치듯이 위치한다(대동맥 기승).

4) 엡스타인 기형 Ebstein's anomaly

삼첨판의 부착이상에 의한 우심방화 우심실(右房化右室) 및 우심실 기능부전을 보이고 자주 삼첨판 역류를 보인다.

● **단층도/도플러법**(그림 10-10) : 4강단층도나 우심실유입로 장축 단층도에서 삼첨판중격첨 혹은 삼첨판 후첨 부착부위의 우심실측 편위를 관찰할 수 있다. 삼첨판 부착 부위의 우심실측 편위 때문에 우심실 유입로는 우심방화되어 우심방화우심실이 인정된다. 우심방 · 우심실은 매우 분명하게 확대되어 삼첨판 역류를 보인다.

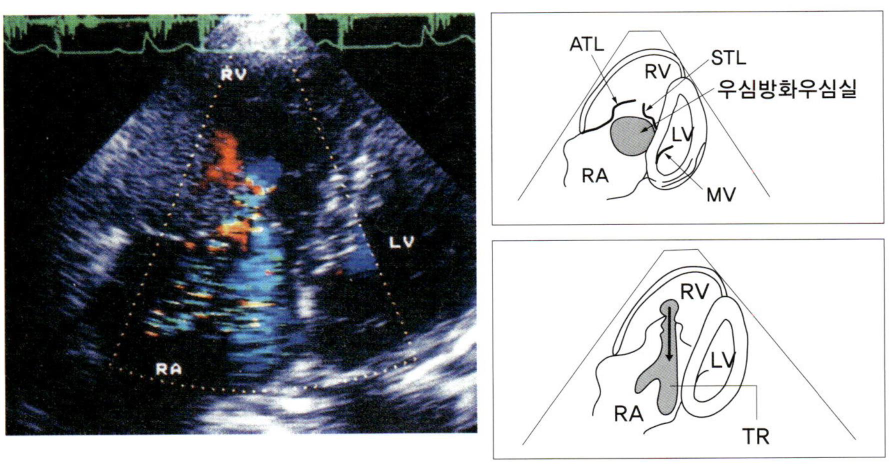

그림 10-10 엡스타인 기형
삼첨판중격첨의 우심실측 편위를 보인다. 삼첨판의 우심실측 편위 때문에 우심실 유입로는 우심방화되어 있다(우심방화우심실). 우심방 · 우심실은 매우 분명하게 확대되고 심한 삼첨판 역류를 보인다.

5) 동맥관개존증 patent ductus arteriosus; PDA

태생기의 동맥관이 남아서 열려있기 때문에 대동맥에서 동맥관을 통해 폐동맥으로 혈액이 유입된다. 혈액 유입은 수축기 · 확장기에 걸쳐서 연속적으로 생겨 좌심실 용량부하에 의한 좌심실 확대를 보인다.

● **단층그림/도플러법**(그림 10-11) : 흉골좌연 단축 단층도에서 주폐동맥부터 좌우의 폐동맥 분기부를 그려낸다. 좌우 폐동맥의 사이에 하행 대동맥을 관찰할 수 있다. 컬러 도플러법에서는 하행 대동맥에서 동맥관을 통과해 폐동맥내에 유입하여 이어서 폐동맥판구부로 향해 흐르는 모자이크 시그널을 관찰할 수 있다. 이차 소견으로 좌심실 용량부하에 동반되는 좌심실 확대를 보인다.

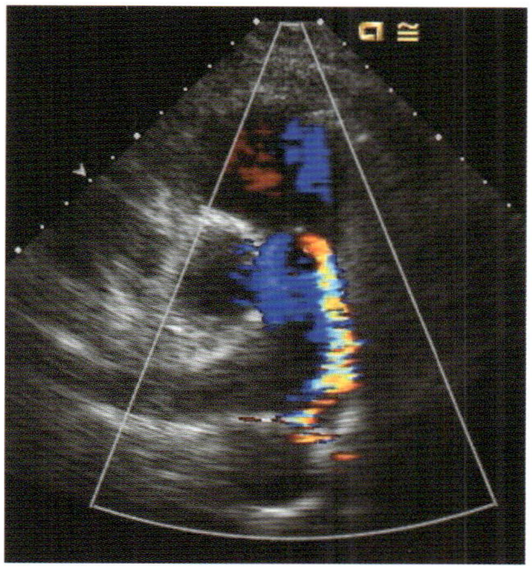

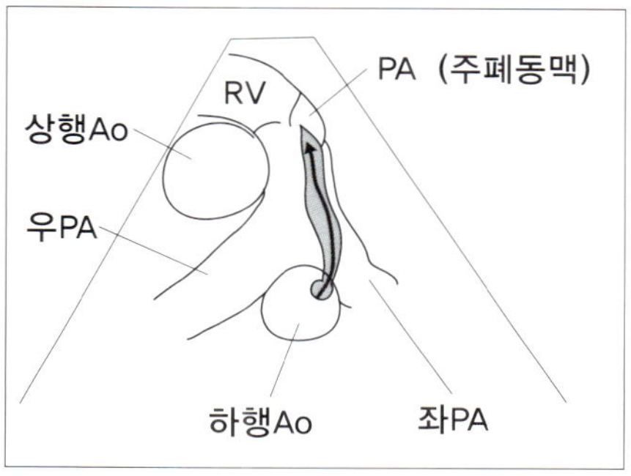

그림 10-11 동맥관개존증
좌우 폐동맥 분기부에 하행 대동맥에서 동맥관을 통해 주폐동맥내에 유입하고 이어서 폐동맥판구부로 흐르는 모자이크 시그널이 보인다.

Side Memo 32

동맥 관개존증의 폐 · 체 혈류비 Qp/Qs

동맥관은 폐동맥판보다 폐모세관에 가까이 위치한다. 이 때문에 폐동맥판을 통과한 혈류에 대동맥에서 동맥관을 지나 션트혈류가 유입하게 된다. 폐혈류량(Qp)은 폐동맥판구 통과 후에 션트혈류를 합한 혈류량이며, 폐동맥판구를 통과하는 혈류량이 아닌 것에 주의를 해야 한다. 폐혈류는 폐모세관에서 폐정맥 · 좌심방 · 좌심실을 통과하여 대동맥판을 통과한다. 즉, 폐혈류량(Qp)=대동맥판구를 통과하는 혈류량이 된다.

또, 체혈류량(Qs)은 대동맥판구를 통과하는 혈류량은 아니다. 대동맥판구 통과 후의 혈류는 일부 동맥관을 통해 션트혈류로 폐동맥에 유입된다. 체혈류량(Qs)은 이 션트혈류를 제외한 혈류량이다. 체혈류는 말초 모세관 · 대정맥 · 우심방 · 우심실을 통과해 폐동맥판을 통과한다. 즉, 체혈류량(Qs)=폐동맥판구를 통과하는 혈류량이 된다. 심방중격결손증이나 심실중격결손증등과 달리 폐 · 체 혈류가 역(逆)이 된다. 즉, 폐 · 체 혈류비(Qp/Qs)=대동맥판구 통과혈류량/폐동맥판구 통과혈류량이 된다.

6) 발살바동(洞) 동맥류 sinus of Valsalva aneurysm

대동맥판 바로 윗쪽에 있는 발살바동이 선천적(때로는 감염성 심내막염이나 매독 등 후천적)으로 류(瘤)모양으로 확장한다. 류(瘤)가 파열되면 발살바동 동맥류파열이라고 부른다.

- 단층도/도플러법(그림 10-12 A, B) : 발살바동의 이상팽륭을 검출한다. 파열예에서는 팽륭부에 벽에코 결손이 보이고 컬러 도플러법으로 같은 부위에서 이상 션트혈류를 볼 수 있다. 파열 방향으로는 우심방이나 우심실이 많다.

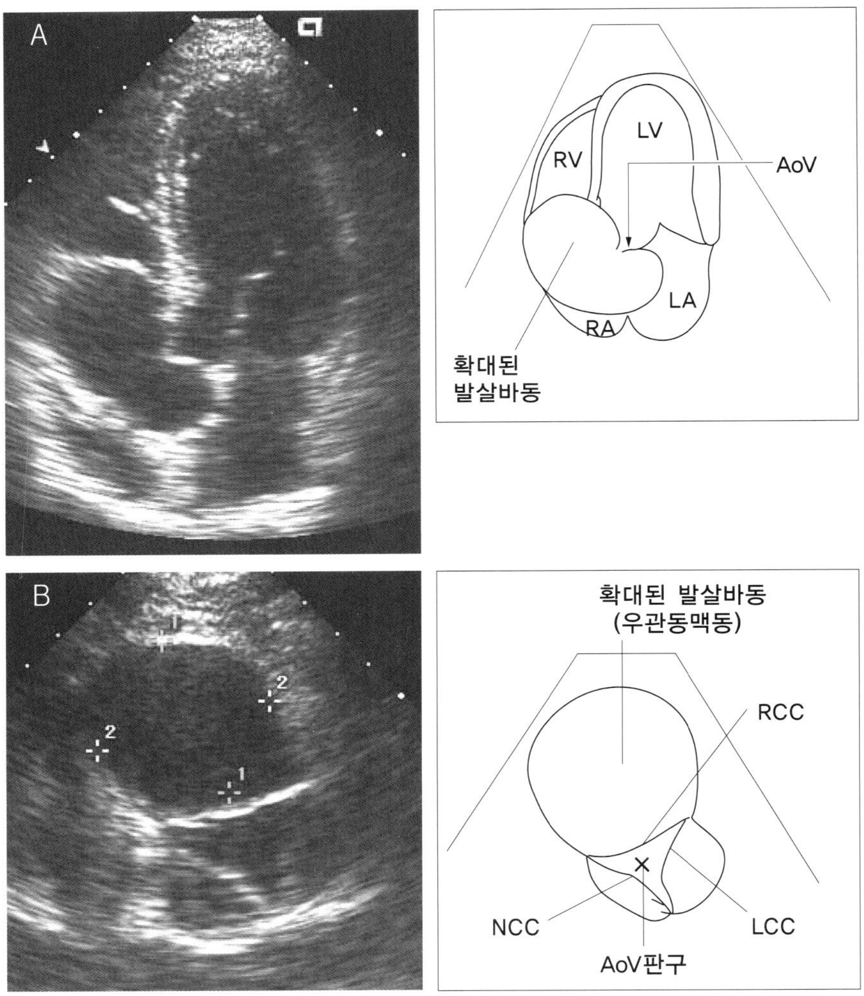

그림10-12 발살바동 동맥류
심첨부 4강 단층도(A)에서는 아주 분명하게 확대된 발살바동이 우심실측으로 이상팽륭 되어있다. 대동맥판레벨 단축 단층도(B)에서는 발살바동(오른쪽 관동맥동)이 고도로 팽륭되어 있는 것을 알 수 있다.

11장 심부전

Heart Failure

Key Point

- □ 모든 심장 질환의 말기 상태에 볼 수 있는 증후군이다.
- □ 원인 질환을 검색한다.
- □ 심장기능을 평가한다.
- □ 심장내압을 평가한다.
- □ 치료 효과를 판정한다.
- □ 예후를 추정한다.

모든 심질환의 말기 상태에서 볼 수 있는 증후군이며, 심장의 기능 장해이기 때문에 전신의 각 장기로 충분한 혈액을 심장이 박출하지 못하고, 폐 또는 체정맥계에 울혈을 일으킨 상태를 말한다. 심에코법의 역할은 심부전의 원인 질환을 검색하여 그 병의 용태를 분명히 하는 것이다.

1) 심부전의 원인 검색

허혈성 심질환, 판막증, 심근증 등 기초 질환을 아는 것으로 적절한 치료법을 선택할 수 있다.

2) 심장기능과 심장내압의 평가

- **좌심실 수축기능 평가** : 좌심실 구출율이나 좌심실내지름 단축율로 판정한다(☞p.47 2장 심기능평가).
- **좌심실 확장기능 평가(좌심방압의 추정)** : 좌심실 유입혈류속도파형의 패턴 해석 등에서 좌심실 확장기능 평가를 해서 좌심방압의 상승을 추정한다(☞p.48 2장 심기능평가).
- **우심실기능 평가** : 우심실의 크기와 전체의 수축기능을 주관적으로 평가한다. Tei index에 의해 정량적 평가가 가능하다(☞p.52 2장 심기능평가).
- **폐동맥 수축기압의 추정** : 심장부전예에서는 삼첨판 역류가 존재하는 경우가 많아서 삼첨판 역류혈류속도에서 압교차를 계산하여 폐동맥 수축기압을 추정한다(☞p.35 우심실수축기압(폐동맥 수축기압)의 추정).
- **우심방압의 추정** : 하대정맥의 크기와 호흡성 직경변동으로 우심방압(정맥압)을 추정한다(☞p.36 Side Memo 6 우심방압(정맥압)의 추정).

3) 치료 효과 판정

심장내압 저하, 심실지름 축소, 수축기능 · 확장기능의 개선, 기능성 승모판 역류 · 삼첨판 역류의 감소 등으로 심부전 상태로에서의 개선을 확인할 수 있다.

4) 예후 평가

좌심실 수축기능 저하를 합병한 심부전 증례에서는 좌심실 유입혈류속파형의 패턴 해석에서부터 예후를 추정할 수 있다(☞p.48 좌심실확장기능, ☞p.95 확장형 심근증의 예후 예측).

12장 심에코 검사의 흐름

The Echocardiographic Examination

스텝 1 탐촉자를 대기 전에

□ 에코 젤리를 따뜻하게 한다.
□ 검사실의 온도를 쾌적하게.
□ 검사 의뢰 목적을 충분히 이해한다.
□ 심전도와 흉부 X선을 포함한 임상 정보를 얻는다.
□ 에코 장치 검사 조건(pre-set)은「심장」을 선택.
□ 탐촉자를 선택.
□ 환자 확인의 뒤, 이름 등 환자 정보를 검사 장치에 입력.
□ 환자분에게 검사의 개요설명을 한다.
□ 가능하면 상반신의 착의를 벗어 두게 한다(검사용 의복으로 갈아 입힌다).
□ 검사옷이 없으면 검사에 지장이 없는 범위에서 타올을 상반신에 걸친다.
□ 청진을 한다.
□ 좌측와위로 좌상지 거상(팔베개)의 체위가 되게 한다.
□ 심전도(사지유도)를 붙인다

스텝 2 탐촉자를 댄다(흉골좌연 어프로치)

□ 탐촉자에 에코 젤리를 바른다.
□ 흉골좌연 장축 단층도를 우선 기록.
□ 게인을 알맞게 조절
□ 호기 멈춤에서 최저 5 심박은 연속 기록
□ 화면영상이 선명하지 않아?
비만이 원인으로 화상 불량이면 탐촉자 주파수를 내려 본다.
폐기종 등 폐 과팽창이 원인이면 흉골아래 어프로치로 명료한 화상을 얻을 수 있는 것도 많다.
□ M모-드 그림(단층그림)로 좌심실 · 좌심방계측 등을 실시한다.
□ 컬러 도플러 게인을 지적에 조절
□ 컬러 도플러법으로 이상혈류의 유무를 확인.

스텝 3 탐촉자를 댄다(심첨부 어프로치)

- □ 환자분의 체위를 바꾼다.
  환자분은 검자의 허리에 기대어 바로 옆으로 누운 자세에서 조금 비스듬하게 된 체위(앙와위는 아니다.)
- □ 심첨부부터 단층그림을 기록
- □ 컬러 도플러법으로 이상혈류 유무를 확인
- □ 펄스 도플러게인을 알맞게 조절
- □ 펄스 도플러법으로 좌심실 유입혈류속파형(速波形)을 기록 · 측정
- □ 펄스(연속파) 도플러법으로 좌심실 구출혈류속파형을 기록 · 측정
- □ 삼첨판 역류가 있으면 연속파 도플러법으로 삼첨판 역류혈류속파형을 기록 · 측정(심첨부 4강 단층도보다, 흉골좌연 4강 단층도가 명료한 파형을 기록하기 쉬운 경우가 많다.)

스텝 4 탐촉자를 댄다(흉골아래 어프로치)

- □ 환자분을 앙와위에
- □ 하대정맥지름과 호흡성 직경변동을 기록 · 측정
- □ 복부 대동맥을 관찰
  복부 가스가 있어도 복부 대동맥류 호발부위인 배꼽상부에서는 대부분의 경우 대동맥이 관찰 가능

스텝 5 마지막에

- □ 검사 의뢰나 병의 용태에 따라 알맞게 기록 관찰해야 할 화상을 추가
- □ 관찰 · 기록 · 계측 누락이 있는지 없는지 확인
- □ 검사 의뢰 목적에 대한 대답을 얻을 수 있었는지 확인
- □ 위의 기록이 좋다면 종료
- □ 프리즈를 걸고 탐촉자에서 초음파의 발사를 정지
  초음파의 방치는 탐촉자의 수명을 짧게 한다.
- □ 심전도를 제외한다.
- □ 환자분의 가슴 복부 젤리를 잘 닦아낸다.
- □ 탐촉자에 발랐던 젤리를 잘 닦아낸다.
  닦고 남은 젤리는 탐촉자를 손상시킨다.
- □ 환자분이 착의 후에 결과를 설명(상황에 따라)

13장 심에코 검사 : 의뢰 목적별 체크 항목

Comprehensive Examination According to the Reason for Referral to Echocardiography

심에코 검사는 임상 소견(증상, 신체 소견, 검사 소견(심전도 이상, 흉부 X선소견 등))에 근거해서 의도 · 목적을 가지고 시행해야 한다. 덮어놓고 검사를 하는 것이 아니라 의뢰 목적에 따른 관찰해야 할 포인트에 특별히 주의하고 형태 · 기능(혈행 동태) 평가와 감별 진단을 한다. 그리고, 검사 종료후에는 의뢰 목적에 대한 명확한 대답을 할 수 있도록 노력한다. 아래에 일상 흔히 의뢰받는 목적별의 체크 항목을 조목별로 나누어 쓴 글에 정리했다.

의뢰 목적별로 관찰해야 할 포인트

의뢰 목적

1. 심기능 평가 assessment of ventricular function

심장기능 뿐만이 아니라 심장 내압도 평가한다.

- □ 좌심실경 · 수축기능
- □ 좌심실 확장기능(좌심방압 추정)
- □ 우심실기능
- □ 폐동맥 수축기압 추정
- □ 우심방압 추정

2. 호흡곤란 dyspnea

- □ 심장기능평가(특히 좌심방압과 폐동맥 수축기압의 추정은 중요)
- □ 기초심장 질환의 감별 진단

3. 부종 edema

- □ 심장기능평가(특히 우심방압의 추정은 중요)
- □ 기초심장 질환의 감별 진단 : 판막 질환(특히 삼첨판 역류) · 수축성 심막염 · 폐고혈압증 · 선천성 심장질환 · 심근증 등

4. 흉통 chest pain

□ 기초심장 질환의 감별 진단 : 허혈성 심장질환 · 대동맥 해리 · 심막염 · 심근염 · 폐색전증 · 문어단지형 심근 장해 · 대동맥판협착 · 비대형 심근증 등

5. 실신 · 저혈압 · 쇽 syncope · hypotension · shock

□ 심장기능평가

□ 기초심장 질환의 감별 진단 : 급성 심근경색 · 심실중격천공 · 급성 승모판 역류(건삭단열, 유두근 단열) · 심파열 · 심 탐포나데 · 대동맥 해리 · 급성 심근염 · 폐고혈압증 · 폐색전증 · 대동맥판협착 · 폐색성 비대형 심근증 · 좌심실유출로협착 · 탈수 등

6. 심잡음 heart murmur

● **구출성 수축기 잡음** ejection systolic murmur

□ 감별 진단 : 대동맥판협착 · 폐색성 비대형 심근증 · 심방중격결손 · 고령자의 대동맥판경화 · 좌심실 유출로협착 · S자 모양중격 · 대동맥판상/판하협착 · 폐동맥(판) 협착 · 기능성 잡음 등

● **범(전) 수축기 잡음** pansystolic murmur

□ 감별 진단 : 승모판 역류 · 삼첨판 역류 · 심실중격결손 등

● **확장기 잡음** diastolic murmur

□ 감별 진단 : 대동맥판역류 · 승모판협착 · 폐동맥판역류 · 심방중격결손 등

● **연속성 잡음** continuous murmur

□ 감별 진단 : 동맥관개존 · 관동맥루 · 발살바동 동맥류 파열 등

7. 심전도 이상 electrocardiographic abnormality

● **ST–T변화** ST–T change

□ 감별 진단 : 허혈성 심장질환 · 심근증 · 심막염 · 고혈압 · 폐색전증 · 폐고혈압증 · 판막증 · 전해질 이상 등

● **고전위차** high voltage

□ 감별 진단 : 대동맥판역류 · 승모판 역류 · 대동맥판협착 · 심근증 · 고혈압 등

● **이상 Q파** abnormal Q wave

□ 감별 진단 : 심근경색 · 비대형 심근증 · 폐고혈압증 등

● **음성 T파** negative T wave

□ 감별 진단 : 허혈성 심장질환 · 심근증(특히 심첨부 비대형 심근증) · 심막염 · 폐색전증 · 폐고혈압증 · 문어단지형 심근 장해 등

● 불완전우각블록 incomplete right bundle branch block; IRBBB

□ 감별 진단 : 심방중격결손 등

● 심실성기외 수축 premature ventricular contraction; PVC

□ 감별 진단 : 심근증(특히 부정맥 근원성 우심실심근증) · 승모판 일탈 · 그 외 기질적 심질환

● 심방세동 atrial fibrillation

□ 심장기능평가

□ 심방 확대의 정도

□ 심방내 혈전의 유무

□ 기초심장 질환의 감별 진단 : 승모판막질환 · 심근증 · 선천성 심장질환 등

8. 심흉곽비 cardiothoracic ratio; CTR 확대

□ 심장 · 대혈관(심방, 심실 · 대동맥, 폐동맥)의 확대

□ 심막액 저류(貯留)

9. 심장이외의 수술의 수술전의 검사 before non-cardiac operation

□ 심기능평가

□ 기초심장 질환의 감별 진단

10. 뇌 · 말초색전증 cerebral · peripheral embolism

□ 색전 원(source of embolism) 검색 : 좌심실/좌심방 혈전 · 증식물 · 심내 종양 · 대동맥화 · 심실류 · 좌심실 확대 · 좌심방 확대 · 승모판협착 · 난원공개존 · 심방중격결손 · 심방중격류(瘤) 등

11. 고혈압 hypertension

□ 좌심실벽비후 · 좌심실비대 정도(좌심실심근 중량의 추정)

□ 좌심실 수축기능과 확장기능평가

증 례 편

성인 정상값

좌심방 지름	18~40 mm
좌심실 확장말기 지름(left ventricular end-diastolic dimension; LVDd)	40~55 mm
좌심실 수축말기 지름(left ventricular end-systolic dimension; LVDs)	20~38 mm
좌심실 구출율(left ventricular ejection fraction; LVEF)	55~75%
좌심실 내부지름(분획) 단축율(left ventricular fractional shortening; LVFS)	30~50%
심실중격 두께	8~11 mm
좌심실후벽 두께	8~11 mm
우심실 확장말기 지름right ventricular end-diastolic dimension; RVDd)	18~30 mm
대동맥 지름	0~37 mm

증례 1 건강 진단에서 심전도 이상이 지적된 58세 남성

- 호소 : 심전도 이상의 정밀 조사.
- 현재 병력 : 출생이래 건강. 회사의 건강 진단에서 지방질 이상증과 심전도 이상이 지적되어 정밀 조사 목적으로 내원했다. 동계(動悸) · 가슴 진통 없음. 운동시 헐떡임은 보이지 않음.
- 환자의 과거 병력 : 특기 사항 없음.
- 현증 : 신장 164 cm, 체중 66 kg, 체온 36.0℃ 혈압 110/70 mmHg, 맥박 60/분, 정맥, 심잡음 없음. 폐잡음 없음. 부종 없음.
- 흉부 X선(선자세 정면상) : 이상 없음.

● 심전도

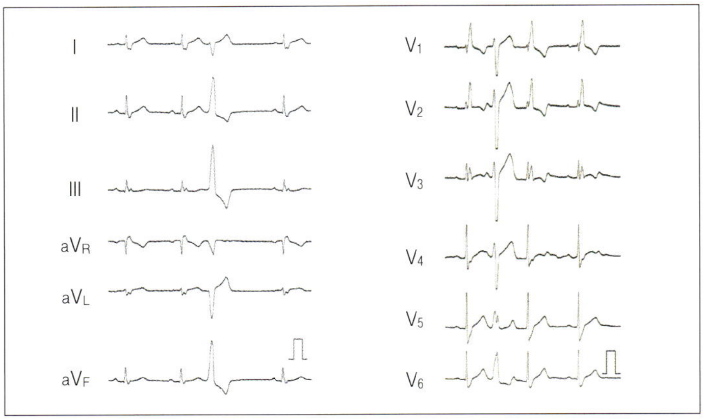

● 심에코도

Echo-1 : 대동맥판 · 좌심방 M모-드 그림

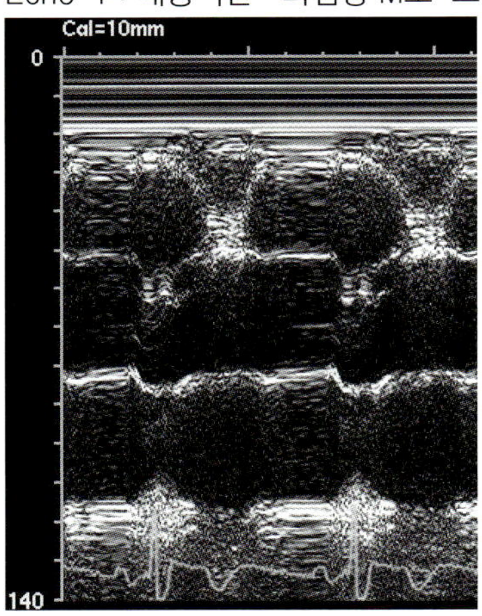

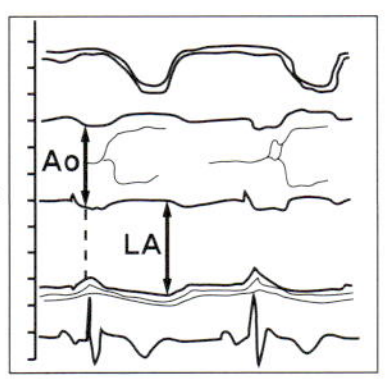

Echo-2 : 좌심실 M모-드 그림

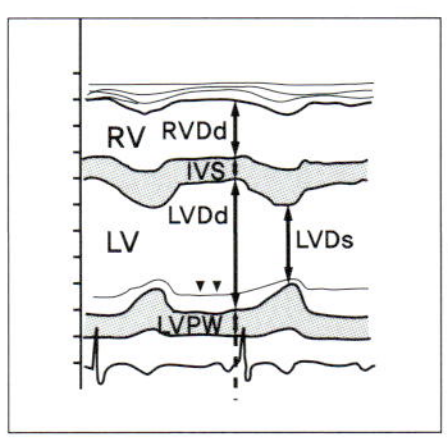

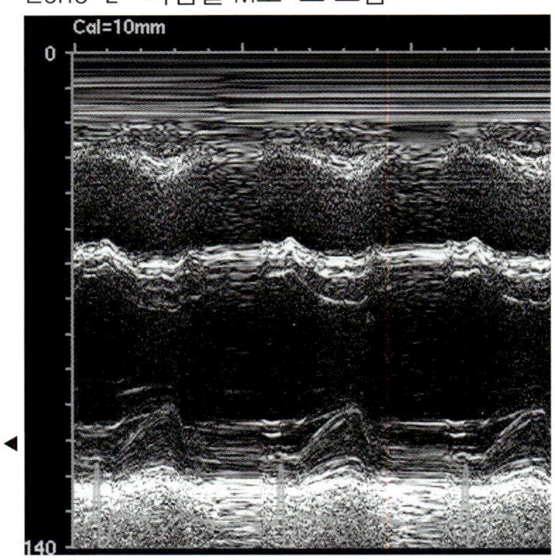

Question 1 심전도 소견을 설명하시오.

Question 2 이 증례의 심에코 소견에 합치하는 것을 1가지 선택하시오.
(a) 좌심방 확대 (b) 우심실 확대 (c) 좌심실 확대
(d) 좌심실 비대 (e) 합치하는 것 없음

Key Words 무증상, 심전도 이상, 기외 수축

● 심에코도에 앞서서

심전도 이상이 지적된 무증상의 환자이다. 심전도에서는 사지유도 3번째와 흉부 유도 2번째에 동조율때와는 완전히 다른 형태의 QRS폭이 넓은 기외 수축을 보여서 심실성 기외 수축이 의심된다. 한편 동조율 QRS 파형은 V1유도로 rSR' 형태, I, V5, V6유도에 S파를 나타내고 QRS폭 120 msec로 완전우각블록이라고 진단된다. 기외 수축이나 다리(脚) 블록 등 심전도 이상은 병원에서 진찰해 심에코도를 실시하는 계기가 되지만, 무증상으로 심 잡음도 없고 흉부 X선에서도 이상이 없는 경우, 심에코도로 이상을 보이지 않는 경우도 적지 않다.

● 심에코도 판독 포인트

(1) 대동맥판 · 좌심방 M모-드 그림에서는 대동맥 지름(Ao) 29 mm, 좌심방 지름(LA) 34 mm로 정상 범위이다. 또 좌심실 M모-드 그림에서는, 우심실 직경(RVDd) 24 mm, 심실중격벽 두께(IVS) 9 mm, 좌심실확장말기 지름(LVDd) 51 mm, 좌심실 후벽 두께(LVPW) 9 mm, 좌심실수축말기지름(LVDs) 31 mm로 계측되어 정상 범위였다. 심실중격, 좌심실 후벽과도 수축기에 안쪽으로 운동하여 벽두께 증가(wall thickening)를 보이고 정상적으로 수축하고 있는 것을 안다.

(2) 본 증례의 흉골좌연 장축 단층도를 아래에 보여준다. 벽운동 이상은 없고 좌심실 수축기능은 정상적이었다. 또 컬러 도플러법에서도 판막 질환은 지적할 수 없었다. 정상 범위의 심에코영상이라고 생각할 수 있었다. 우각블록만인 경우에는 기질적 심장 질환이 발견되는 것은 드물다.

Echo-3 : 흉골좌연 장축 단층도
(왼쪽 : 확장 말기, 오른쪽 : 수축 말기)

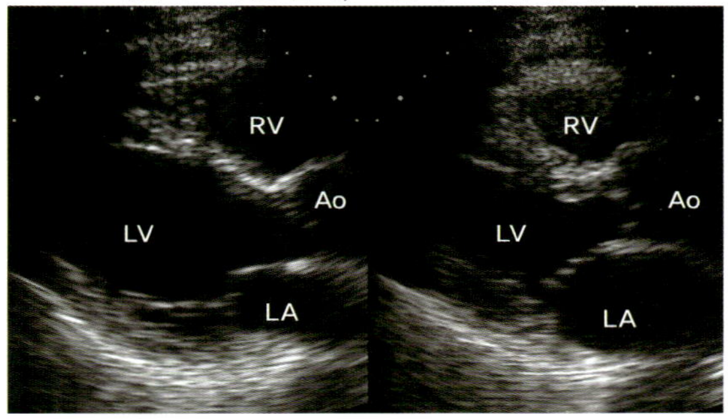

ECG Point ❶ 우각블록의 심전도

(1) V1유도에 rSR'(rR') 형태, 음성 T파.
(2) I, V_5, V_6유도에 폭넓은 S파.
(3) QRS폭의 증대.
≥120 msec : 완전 우각(右脚)블록
<120 msec : 불완전 우각(右脚)블록

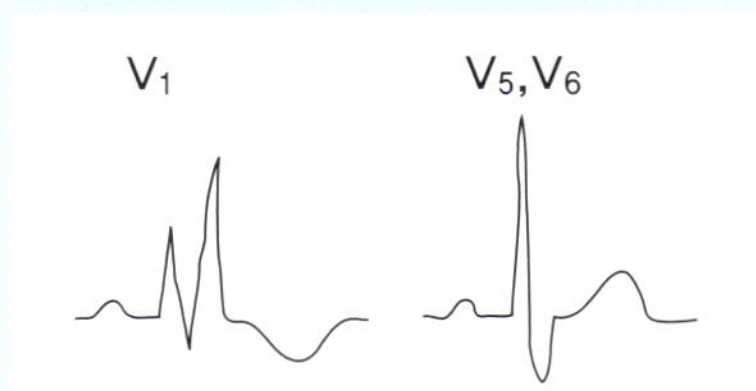

Echo Point ❶ 심전도 이상과 심에코도

- 좌각블록에서는 허혈성 심장질환이나 확장형 심근증, 비대심장등의 기질적 심장질환이 발견되는 것이 적지 않다.
- 우각블록만으로 기질적 심장질환이 발견되는 것은 적다.
(심방중격결손증 등 우심실부하 질환이나 브르가다 증후군)
- 상실성 기외수축만으로 기질적 심장질환이 발견되는 것은 적다. 좌심방 확대에는 주의한다.
- 심실성 기외수축을 보이는 경우, 기질적 심장 질환의 스크리닝이 필요하지만, 심에코도로 이상이 발견되는 빈도는 높지 않다.

Answers: Q1 동조율, 완전우각 카테타, 심실성기외수축 **Q2** (e)

증례 2 운동시에 흉부 압박감을 호소하는 78세 남성

- 주소 : 운동시 흉부 압박감.
- 현재 병력 : 5년 전부터 비탈길을 걸을 때 흉부 압박감을 자각하게 되었다. 빈도나 지속 시간에 악화 경향을 보이지는 않지만 남동생이 급성 심근경색으로 최근 죽었기 때문에 불안하게 되어 순환기 내과로 찾아왔다.
- 환자의 과거 병력 : 고혈압(내복중), 지방질 이상증. 흡연력 20개×50년간.
- 현증 : 신장 160 cm, 체중 59.5 kg, 혈압 158/88 mmHg, 맥박 64/분, 정맥, 체온 35.9℃ 심 잡음 없음. 폐잡음 없음. 부종 없음.
- 심전도 : 동조율, 이상 Q파를 보이지 않고. 의미가 있는 ST-T변화도 보이지 않음.

● 심에코도

Echo-1 : 흉골좌연 단축 단층도(왼쪽 : 확장 말기, 오른쪽 : 수축 말기)

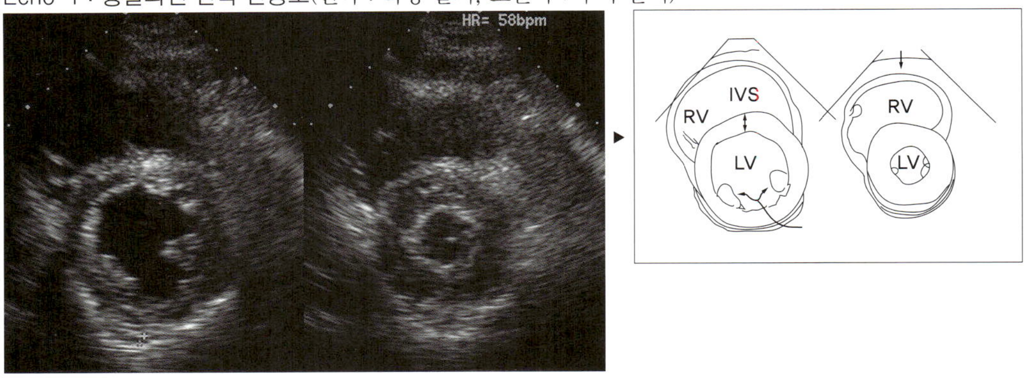

Echo-2 : 심첨부 4강 단층도(수축기)

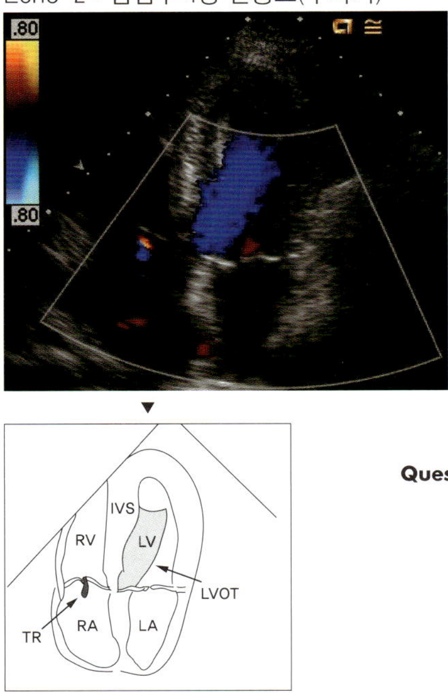

Echo-3 : 좌심실유입 혈류속파형(펄스 도플러법)

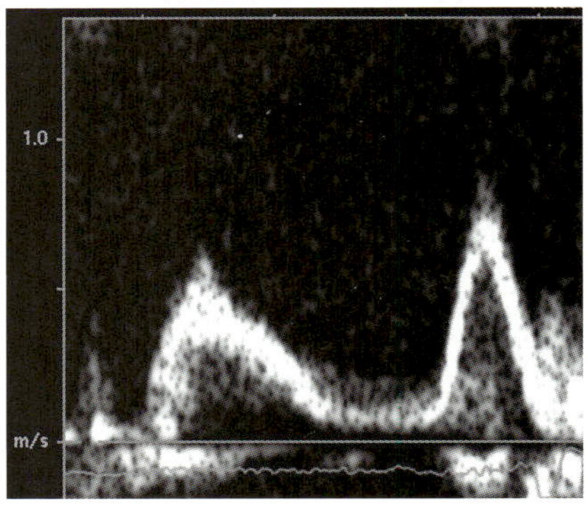

Question 1 이 증례에 알맞는 것을 1가지 선택하시오.

(a) 전벽의 벽운동 저하를 보인다.
(b) 심에코 소견에서 협심증은 부정적이다.
(c) 승모판폐쇄부전증을 보인다.
(d) 삼첨판폐쇄부전증에 대한 치료가 필요하다.
(e) 좌심실유입 혈류속파형은 정상 파형이다.
(f) 좌심실확장 기능은 연령에 상당히 맞다.

Key Words 운동시 흉부 압박감, 고혈압, 지방질 이상증, 흡연

● 심에코도에 앞서서

병력 · 관상동맥 위험인자에서 협심증이 의심되는 환자이다. 증상은 운동시만 출현하고 있어서 비교적 긴 기간 안정되어 있다. 심전도에 이상 Q파나 허혈성 ST-T변화를 보이지 않고 안정 협심증이 의심되므로 심에코도로 벽운동 저하를 지적할 수 있을 가능성은 낮을 것이다. 그러나 Clinical Point 1에 나타내는 불안정 협심증이 의심되는 경우는 심에코도로 벽운동 이상이 찾아내어지기도 하므로 특히 주의가 필요하다.

● 심에코도 판독 포인트

(1) Echo-1에서는 좌심실 · 우심실의 크기는 정상적이고, 좌심실 비대도 보이지 않는다. 수축기에는 좌심실벽은 한결같이 안쪽으로 운동하고 벽두께 증가(wall thickening)를 보이지만 정상적으로 수축하고 있다. 그러나 안정시에 좌심실벽운동 이상을 보이지 않아도 운동성 협심증은 부정할 수 없다(Echo Point 2). 협심증 진단에는 운동 부하 등에서 좌심실벽운동 이상을 유발할 필요가 있다(☞p.56 Side Memo 14).

(2) 컬러 도플러법에서는 극히 얼마 안 되는 삼첨판 역류를 볼 수 있지만 이것은 정상으로 인정되는 범위이며 이상으로 봐서는 안 된다(☞p.43 Side Memo 8). 승모판 역류는 인정되지 않는다.

(3) 좌심실 유입혈류속도파형에서는 확장 조기파(E파)의 감속시간이 연장되고 그 파고는 심방 수축기파(A파)보다 낮다. 이완 장해 파형이다(☞p.49). 이것 자체는 정상 파형은 아니지만 78세라고 하는 연령에 상응하는 파형 패턴이다. 울혈성 심부전을 의심하게 하는 거짓 정상화 · 구속형 파형은 아니다. Echo Point 3에 노령에 동반하는 심에코도의 변화를 나타냈다. 경도인 것은 생리적 변화라고 생각해도 좋지만 고혈압이나 동맥 경화의 관여도 있으므로 얼마 안 되는 판막역류 이외는 소견으로 기재하는 것이 좋다.

Echo-3

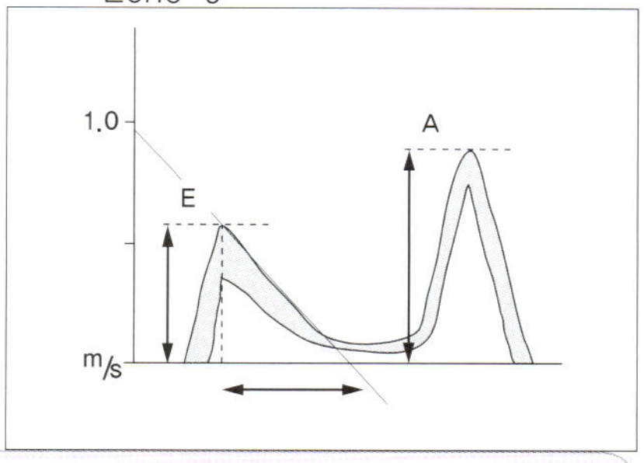

Clinical Point ❶ 불안정 협심증의 진단

(1) 안정시에 생겨 20분 이상 계속 되는 협심통.
(2) 1개월 이내에 신규 발병한 협심통.
(3) 지속시간이나 강도, 빈도 등이 최근 병세가 악화된 협심통.

Echo Point ❷ 협심증 환자의 심에코도

- 심에코도로 이상을 보이지 않아도 협심증은 부정할 수 없다.
- 심전도의 허혈성 변화와 좌심실벽운동 저하는 일치하지 않는 것이 있다.
- 진구성 심근경색이 없는 가슴 진통 환자에서 안정시 심에코도로 관동맥의 지배 영역에 일치하는 좌심실벽운동 저하를 보이면 불안정 협심증일 가능성이 있다.

Echo Point ❸ 노령에 동반되는 심에코도의 변화

- 극히 가벼운 판막역류(컬러 도플러법만으로 인정되는 것).
- 좌심실확장기능 저하(이완 장해형의 좌심실 유입 혈류속파형).
- 경도 상행 대동맥지름의 확대.
- S자 모양 중격 : (☞p.98 Side Memo 26.)
- 경도의 대동맥판막경화와 승모판고리 석회화(단, 동맥 경화와 관련이 있다).

Answers: Q1 (f)

증례 3 건강 진단에서 심전도 이상이 지적된 39세 남성

- 호소 : 가슴이 답답함.
- 현재 병력 : 원래부터 건강. 1개월 전부터 직장에서 바쁠 때 특히 가슴이 답답함을 자각하게 되었다. 동시기에 직장의 건강 진단으로 심전도 이상이 지적되어 내원했다.
- 환자의 과거 병력 : 고혈압 · 당뇨병의 기왕 없음.
- 생활력 : 기회 음주, 흡연력 없음.
- 현증 : 신장 156 cm, 체중 50 kg, 혈압 110/80 mmHg, 맥박 72/분, 정맥, 체온 36.7℃ 경정맥 노장 없음. 갑상선종 없음. 심첨부에 III음이 청취된다. 심 잡음 없음. 폐 잡음 없음. 복부 이상 없음. 종아리 부종 없음.
- 흉부 X선(입위정면상) : 심 확대 있음. 심흉곽비(CTR) 62%.폐울혈 없음.

● 심전도

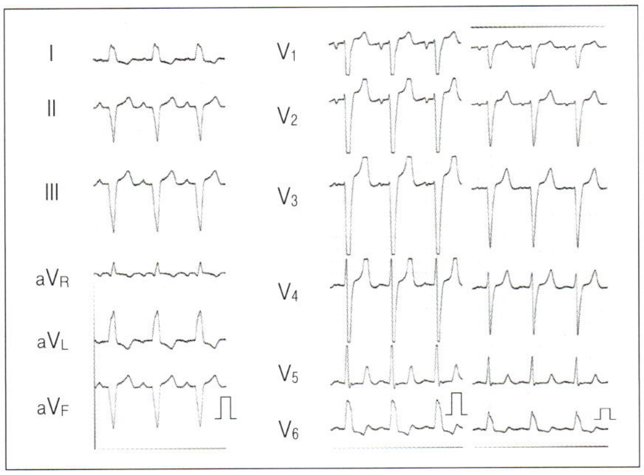

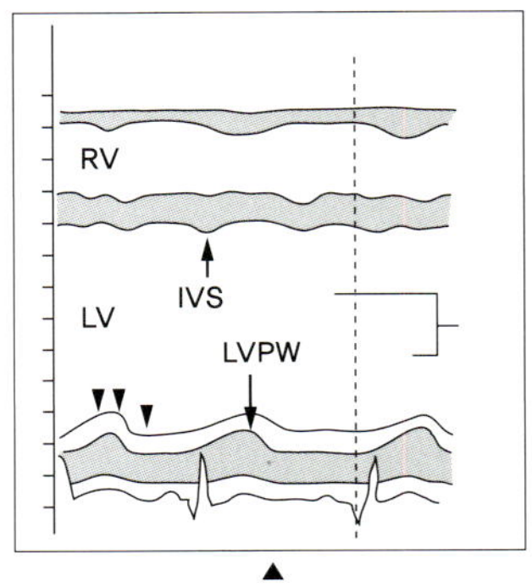

● 심에코도

Echo-1 : 흉골좌연 단축 단층도(왼쪽 : 확장 말기, 오른쪽 : 수축 말기)

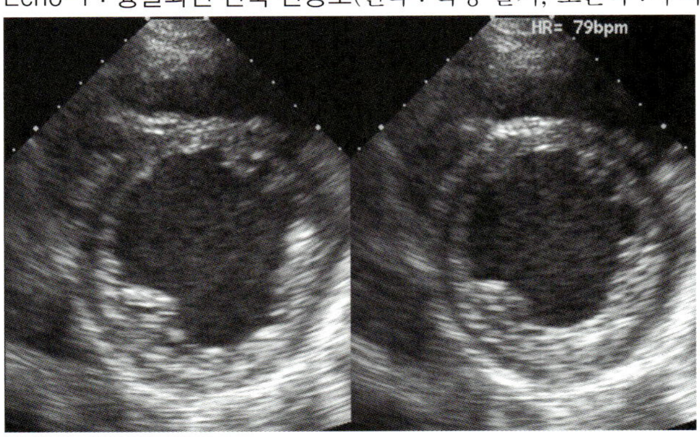

Echo-2 : 좌심실 M모-드 그림

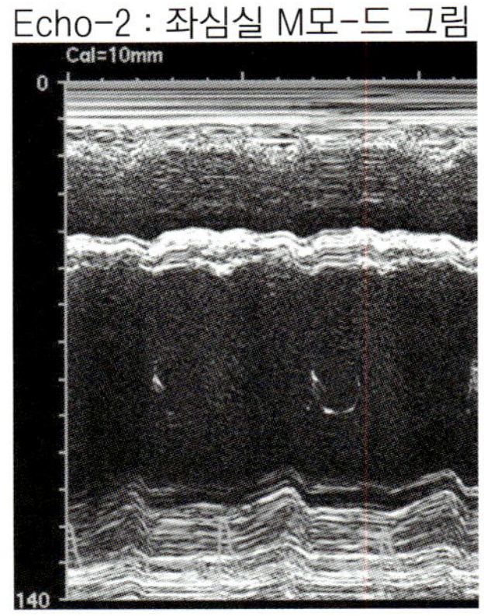

Question 1 본증례 심전도 · 심에코도에 대해 올바른 것을 모두 선택하시오.

(a) 심방블록 (b) 우각블록 (c) 좌각블록
(d) 좌심실지름은 정상 범위임 (e) 고도의 좌심실 수축기능 저하

Question 2 다음 중에 가장 생각할 수 있는 질환을 1가지 선택하시오.

(a) 구속형 심근증 (b) 비대형 심근증 (c) 확장형 심근증
(d) 부정맥근원성 우심실심근증 (e) 심장 아밀로이도시스

Key Words 가슴이 답답함, 심전도 이상, III음, 심 확대

● 심에코도에 앞서서

심전도 이상이 지적되어 진찰한 환자이다. 최근 가슴이 답답함을 자각하고 있고 III음을 청취하여 흉부 X선으로 심확대를 보이는 것에서 심부전을 의심한다. 심전도는 동조율로 좌심방 부하 소견(V_1, V_2유도로 2봉성 P파)을 나타내고 PQ 간격은 정상적이다(방블록은 없다). QRS폭의 증대, V_1 V_3에서의 낮은 r파(QS패턴에 가깝다), I, $_aV_L$, V_6유도에서 notch를 수반하는 지속 시간이 긴 R파형을 보이는 것에서 완전 좌각블록이라고 생각할 수 있다. 좌각블록의 심전도는 우각블록과 달리 기초심장 질환을 동반하는 것이 많다. 심근증이나 허혈성 심장질환, 판막증 등의 감별을 위해서 심에코로의 평가가 중요하다.

● 심에코도 판독 포인트

(1) 좌심실 M모-드 그림에서는 고도의 좌심실 확대를 보인다(LVDd/LVDs 68/60 mm). 왼쪽 실내지름 단축율(LVFS) 12%와 수축기능도 저하되고 있다. 단축 단층도에서는 좌심실벽두께는 두껍지 않고(9~10 mm), 좌심실벽운동의 전체적인 저하를 보인다. 이것들은 확장형 심근증에 합치되는 소견이다. 또한 좌심실 M모-드 그림에서는 좌각블록의 영향으로 심실중격의 수축에 비해 좌심실 후벽의 수축시상이 늦는 일도 알 수 있다.

(2) 좌심실 수축기능 장해의 원인으로 Echo Point 4와 같은 원인 질환을 감별할 필요가 있다. 본 증례는 비교적 청년으로 관동맥 질환의 위험 인자를 갖추지 않고, 심에코도의 좌심실벽 비박화도 보이지 않기 때문에 허혈성 심장질환일 가능성은 낮지만 확정 진단에는 관동맥조영검사가 필요하다(실제, 관동맥에 유의협착은 인정되지 않았다). 고도의 판막증은 심에코도와 신체 소견에서도 부정적이다. 심근증은 심기능 이상과 형태에 근거하는 병형분류가 있다(Clinical Point 2). 전신질환 등에 동반되는 속발성인 것은 특정 심근증으로 여겨지지만, 그 하나인 심장 아밀로이도시스는 벽후증대를 동반하고 좌심실 확대는 보이지 않는 것이 많다.

ECG Point ② 좌각블록의 심전도

(1) QRS 시간 ≥ 120 msec
(2) I, V_5, V_6에 나타나는 R파 정점의 notch 또는 플라토 형성, 상행각의 이음줄.
(3) V_5, V_6에 있어서 q파 결여.
(4) V_1유도는 QS형 혹은 r파 감고.

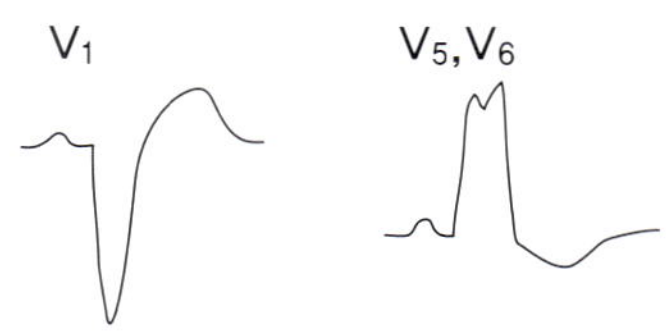

Echo Point ④ 좌심실수축기능장해를 초래하는 심장질환

(1) 허혈성 심장질환 : 빈도는 많고, 국소성 벽운동 이상이나 벽비박화.
(2) 판막증 : 중증 대동맥판 폐쇄 부전증, 대동맥판 협착증, 승모판에 기질적 이상을 동반하는 중증의 승모판 폐쇄 부전증.
(3) 고혈압성 심장질환 : 고혈압의 병력, 미만성 벽두께 증대.
(4) 내분비 · 대사성 질환 : 알코올성, 갑상선 질환, 갈색 세포종, 살코이도시스, 아밀로이도시스 등.
(5) 신경관계 질환 : 미토콘드리아병, 근육디스트로피 등.
(6) 확장형 심근증, 확장시상 비대형 심근증, 심근염.

Clinical Point ② 심근증의 병형분류(1995년의 WHO/ISFC 합동 위원회)

(1) 확장형 심근증(DCM) : 좌심실 확대와 수축기능 저하.
(2) 비대형 심근증(HCM) : 좌심실 또는 우심실의 비정상인 비대. 수축기능은 유지되는 것이 많다.
(3) 구속형 심근증(RCM) : 좌심실 확대나 비대를 동반하지 않는 좌심실 확장기능 장해.
(4) 부정맥근원성 우심실심근증(ARVC) : 우심실 확대와 수축기능 저하 또는 우심실의 국소적 심실류(瘤).
(5) 분류 불능 심근증.

Answers: Q1 (c), (e) **Q2** (c)

증례 4 무증상인 65세 남성

- 호소 : 현재 특별한 것 없음.
- 현재 병력 : 10년 전부터 주치의에서 고혈압 치료를 받고 있었다. 농사일을 하고 있지만 가슴 진통은 없다. 이비인후과의 수술 전 평가로 심전도 이상이 지적되어 순환기 내과에 소개되었다.
- 과거 병력 : 고혈압, 지방질 이상증.
- 현증 : 신장 165 cm, 체중 70 kg, 혈압 140/80 mmHg, 맥박 72/분, 정맥, 체온 35.8℃ 심첨부에서 Levine I/VI의 구출성 수축기 잡음과 IV음이 청취된다. 폐잡음 없음. 종아리 부종 없음.
- 흉부 X선(입위정면상) : 심장 확대 없음. 폐울혈 없음.

● 심전도

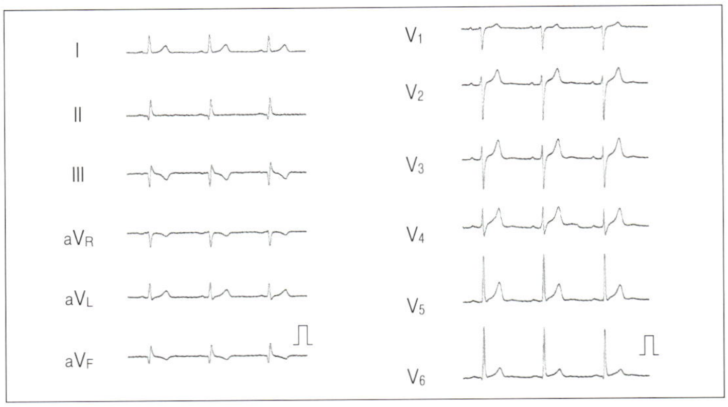

● 심에코도

Echo-1 : 흉골좌연 장축 단층도(왼쪽 : 확장 말기, 오른쪽 : 수축 말기)

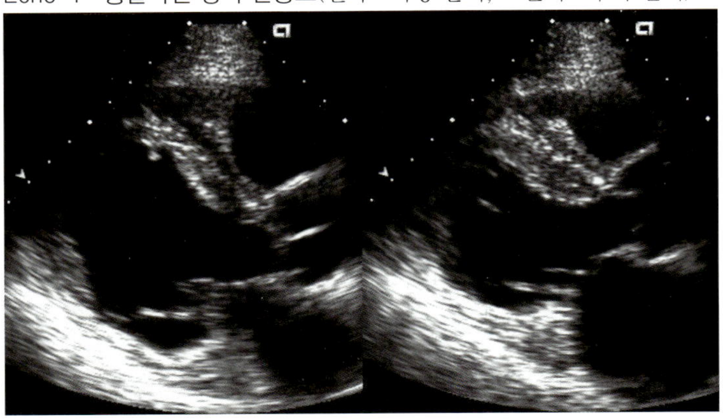

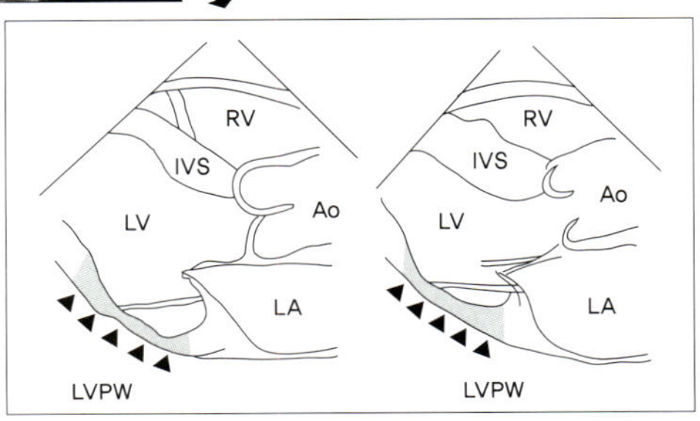

Question 1 이 증례에 합치하는 것을 2가지 선택하시오.

(a) 심전도로 전벽경색이 의심된다.
(b) 심전도로 하벽경색이 의심된다.
(c) 심에코도로 전벽중격경색이 의심된다.
(d) 심에코도로 후벽경색이 의심된다.
(e) 심에코도로 심첨부 경색이 의심된다.

Key Words 심전도 이상, 심근경색, 이상 Q파

ECG Point ③ 진구성 심근경색의 심전도 진단

경색 부위	책임 관동맥	심전도	주의해야 할 심장 에코도 단면
(1) 전벽중격 :	LAD 중부 또는 원위부	이상(異常) Q파 또는 R파 감고 V_1~V_4	장축, 단축(mid-apex), 4강(腔)
(2) 광범위전벽 :	LAD근위부	이상 Q파 V1~V6(때로는 I, aVL에 까지)	장축, 단축(base-apex), 4강, 2강(腔)
(3) 하후벽 :	RCA(>LCx)	이상 Q파 II, III, aVF	단축(base-mid), 장축, 2강
(4) 후측벽 :	LCx(>RCA)	R파 증고 V_1-V_2, R파 감고 V_6	단축(base-mid), 장축
(5) 측벽 :	LCx 또는 대각 가지	이상 Q파 I, aVL, V_5, V_6	단축, 4강

※LAD : 왼쪽 앞 하행가지, LCx : 왼쪽 회선가지, RCA : 오른쪽 관동맥, 4강 : 심첨부 4강 단층도, 2강 : 심첨부 2강 단층도

● 심에코에 앞서서

무증상인 환자이지만 심전도에서 III, aVF 유도에 이상 Q파와 음성 T파를 보이는 것으로 하벽의 진구성 심근경색이 의심된다. 이와 같이 무증상으로 우연히 발견되는 심근경색을 unrecognized myocardial infarction이라고 하고, 고령자에서는 드물지 않다. 심전도 참고로 하후벽의 벽운동 이상에 주의하여 심에코도를 실시한다. ECG Point 3에 심전도에서 어느 부위의 심근경색을 의심하여 심에코도를 찍을까 기본형을 적었다. 관동맥의 지배 영역에는 개인차가 있어서 오른쪽 관동맥이 크면 경색은 후벽이나 심첨에 이르는 일이 있고, 회선가지가 큰 경우에 하방후측벽의 경색을 일으키기도 한다. 왼쪽 앞 하행가지의 심첨부를 관류 하는 범위가 넓으면 전벽경색으로 II, III, aVF에 이상 Q파를 합병하기도 한다.

● 심에코도 판독 포인트

심에코도는 삼차원적으로 넓어지는 심장을 하나의 단면에서 잘라 관찰하므로 좌심실벽운동 평가에는 다단면이 필요하다. 관동맥의 지배 영역과 심에코 단층도에서 좌심실벽운동의 관계를 흉골좌연 어프로치 심첨부 어프로치를 조합해 이해한다 (☞p.54 제3장, 그림 3-2). 흉골좌연 장축 단층도로 관찰할 수 있는 것은 앞쪽중격과 좌심실 후벽이며, 본 증례는 앞쪽중격의 수축은 좋지만 후벽은 얇고 휘도도 상승되어 있어서 진구성 심근경색의 소견이다. 심첨부 2강 단층도(우측그림)에서는 하벽의 근부 내지 중부에도 akinesis(화살표)를 보여서 하후벽의 심근경색이라고 생각할 수 있었다.

Echo-2 : 심첨부이강 단층도
(왼쪽 : 확장말기, 오른쪽 : 수축말기)

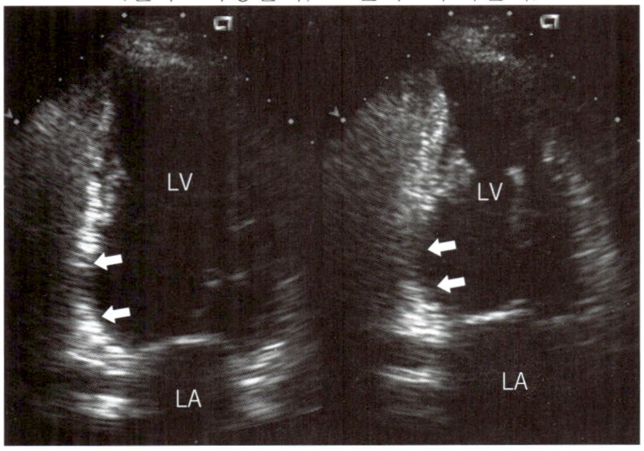

Echo Point ⑤ 심에코도에 의한 진구성 심근경색의 진단

(1) 관상동맥의 지배 영역에 일치한 벽운동 저하를 찾아낸다.
(흉골좌연 단층도와 심첨부 단층도를 조합하여 이해)
(2) 심내막의 움직임과 벽두께 증가(thickening)에서 벽운동 이상을 평가.
(3) 벽의 비박화(非薄化)와 휘도(輝度) 상승 : 관벽성(貫壁性) 심근경색을 생각한다.

Answers: Q1 (b), (d)

증례 5 심 잡음이 지적된 46세 여성

- 호소 : 심잡음.
- 현재 병력 : 초등학교 다닐 때 심 잡음이 지적되고 수술을 권유받았던 적이 있지만 자각 증상이 없어서 통원도 중단하고 있었다. 최근 지치기 쉽다는 증상으로 내원 했다.
- 환자의 과거 병력 : 특기 할 것 없음.
- 현증 : 신장 152 cm, 체중 48 kg, 혈압 92/64 mmHg, 맥박 64/분, 정맥, 체온 36.2℃ 흉골좌연 제 4 늑간에 Levine III/VI의 범수축기 잡음을 청취된다. 폐 잡음 없음. 부종 없음.
- 심전도 : 동조율, 정상 범위.

흉부X-선(입위전면상)

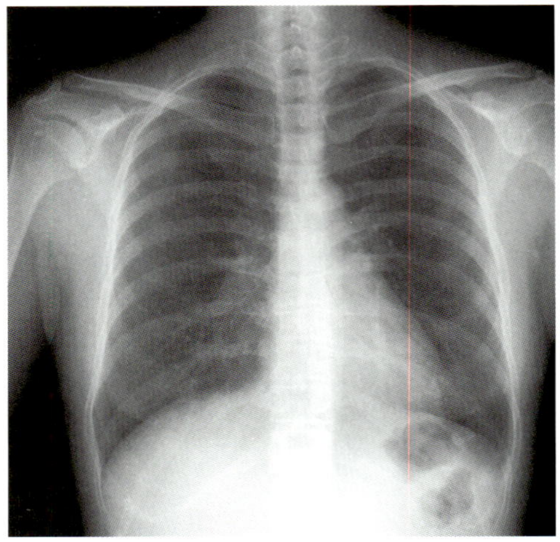

● 심에코도

Echo-1 : 흉골좌연 장축 단층도(수축 중기)

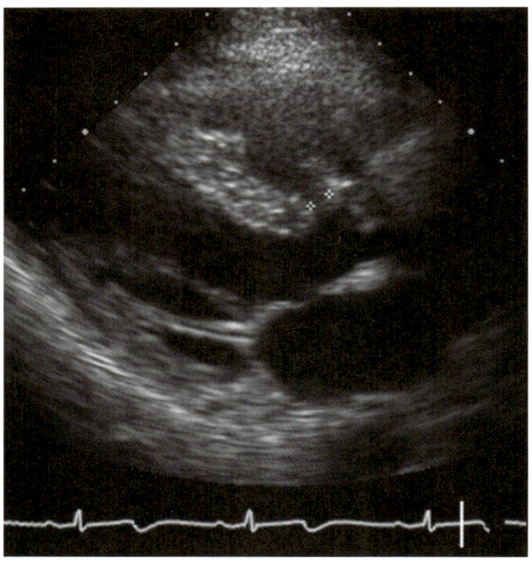

Echo-2 : 흉골좌연 장축 단층도(수축 중기)

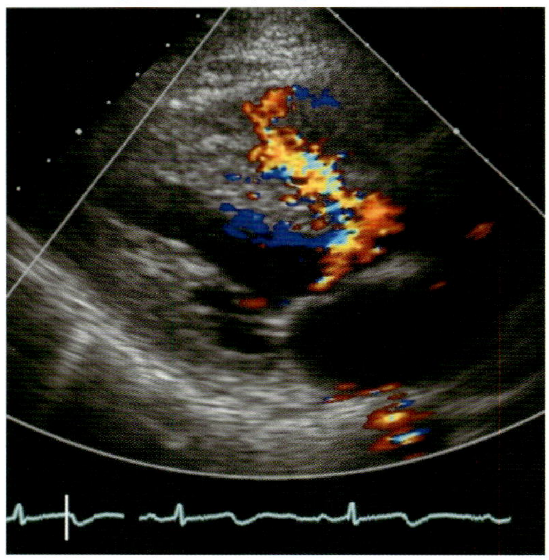

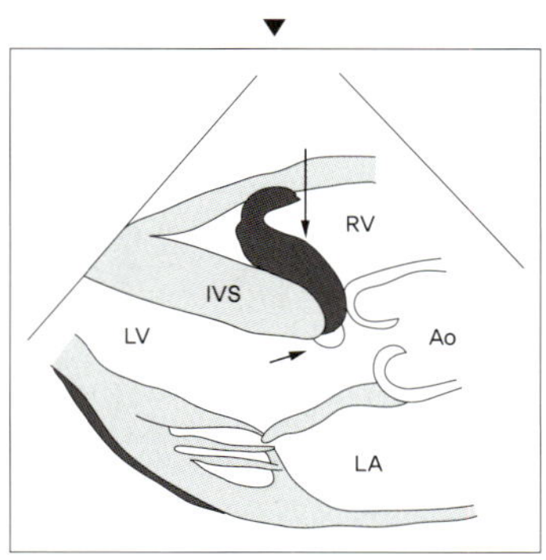

Question 1 본증례의 심 잡음 원인이 되는 심장질환은 뭐라고 생각할 수 있을까.

Question 2 본 질환에 합병되기 쉬운 병의 용태를 다음 중에서 3가지 선택하시오.

(a) 비대형 심근증　　(b) 폐고혈압증
(c) 대동맥판 일탈증　　(d) 유두근육 단열
(e) 감염성 심내막염

Key Words 범수축기 잡음, 흉골좌연 제 4 늑간

● 심에코도에 앞서서

심잡음을 청취하는 것 외에 이상이 없을 것 같은 환자이다. 그러나 범수축기 잡음의 존재는 기질적 심질환의 존재를 시사하고 흉골좌연 제 4 늑간이라고 하는 최강점의 부위에서는 우심계의 심잡음으로 추정된다. 일반적으로 심잡음을 청취하는 경우 그것이 병적인지를 생각하면서 아래그림과 같이 감별을 하면 좋다.

Clinical Point ❸ 심잡음의 감별

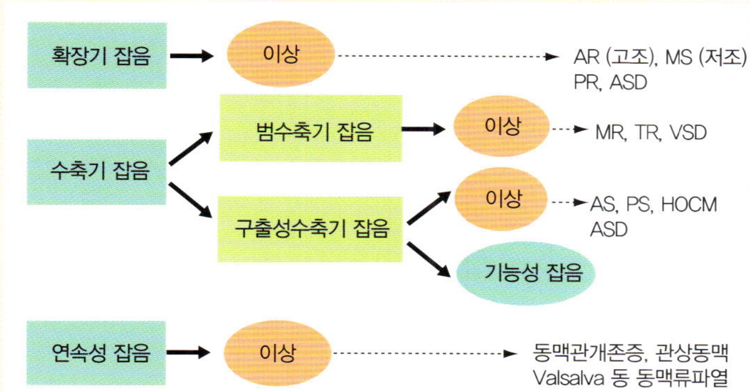

AR : 대동맥판 폐쇄 부전증
AS : 대동맥판 협착증
ASD : 심방중격결손증
HOCM : 폐색성 비대형 심근증
MR : 승모판 폐쇄 부전증
MS : 승모판 협착증
PR : 폐동맥판 폐쇄 부전증
PS : 폐동맥판 협착증
TR : 삼첨판 폐쇄 부전증
VSD : 심실중격결손증

● 심에코 판독의 포인트

(1) 흉골좌연 장축 단층도에서 좌심실 유출로의 막양부중격에 5~6 mm의 열극이 보이고, 컬러 도플러법으로 같은 부위의 좌심실측에 흡입혈류가 보인다. 우심실측에는 모자이크혈류가 그려져서 심실중격결손증(VSD)에 의한 좌심실→우심실 션트이다. 단축 단층도(Echo-3)에서는 션트혈류(화살표)는 우심실유출로로 향한다.

(2) VSD라고 진단되면 결손구멍의 위치와 합병 질환 유무를 평가한다. 본증례는 좌심실이나 우심실의 확대를 보이지 않고 결손구멍도 크지 않다. 션트량은 많지 않다고 추측되어 펄스 도플러법에서 구한 폐 · 체혈류비는 1.4였다(☞p.45). 무증상으로 합병 질환도 없는 것이므로 경과관찰이 되었다. 관혈적 처치 때는 감염성 심내막염 예방을 위해 항생제 투여를 고려한다.

Echo 3 : 흉골좌연 단축단층도(수축기)

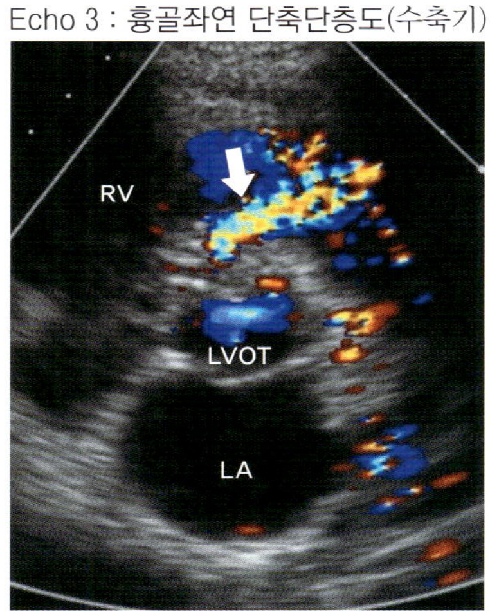

Echo Point ❻ 심실중격결손증의 심에코도에서 주의점

(1) 결손구멍의 위치(단층도와 컬러 도플러법 양쪽 모두에서)와 크기.
(2) 대동맥판의 일탈과 역류의 정도, 막양부 중격류(pouch)의 유무.
(3) 폐고혈압의 평가(베르누이의 간이식을 이용해).
(4) 폐체혈류비의 추정(펄스 도플러법).
(5) 합병 기형 : 우심실2강증, PS, ASD, 심내막상결손증 등.
(6) 감염성 심내막염의 합병 : 션트혈류 근방의 증식물.

Answers: Q1 心室中隔欠損症 **Q2** (b), (c), (e)

증례 6 심전도 이상과 심 잡음이 지적된 67세 남성

- 호소 : 동계(가슴 두근거림).
- 현재 병력 : 이전부터 음주 후에 가슴이 두근거리는 것을 느끼고 있었다. 가정의사가 심전도 이상과 심잡음을 지적하여 소개되었다.
- 환자의 과거 병력 : 위궤양. 고혈압의 기왕 없음.
- 현증 : 신장 165 cm, 체중 51 kg, 혈압 110/48 mmHg, 맥박 72/분, 정맥, 심첨박동을 왼쪽 앞 겨드랑이 선상에 2횡지촉지 된다. 흉골좌연 제 3 늑간에 Levine II/VI의 확장기 잡음이 청취된다. 폐잡음 없음. 경정맥 노장 · 종아리 부종 없음.

● 심전도

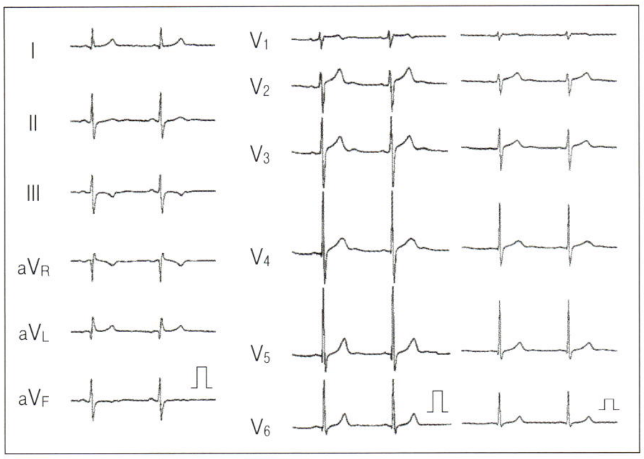

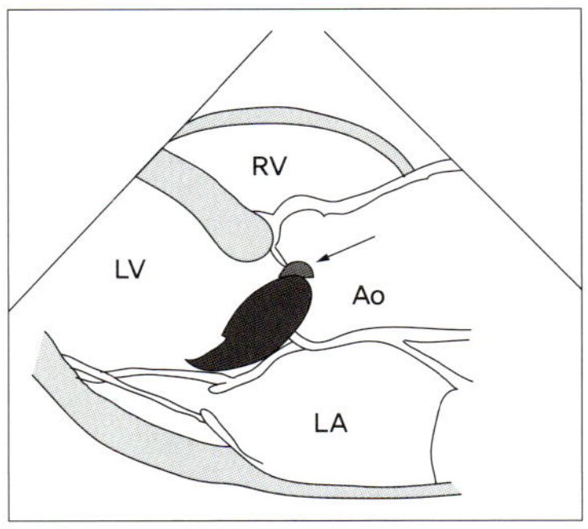

▲

● 심에코도

Echo-1 : 승모판 M모-드 그림

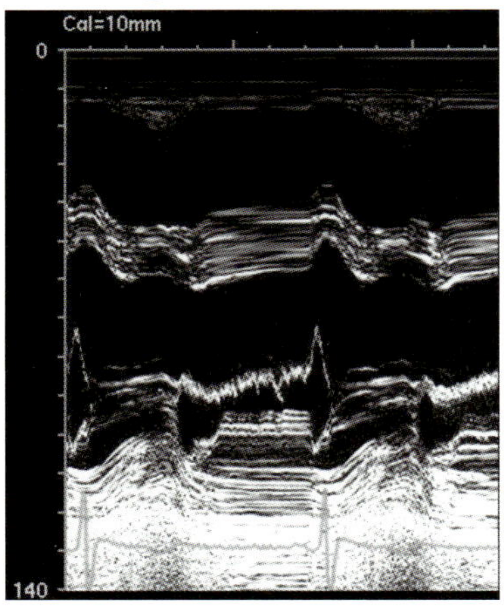

Echo-2 : 흉골좌연 장축 단층도(확장기)

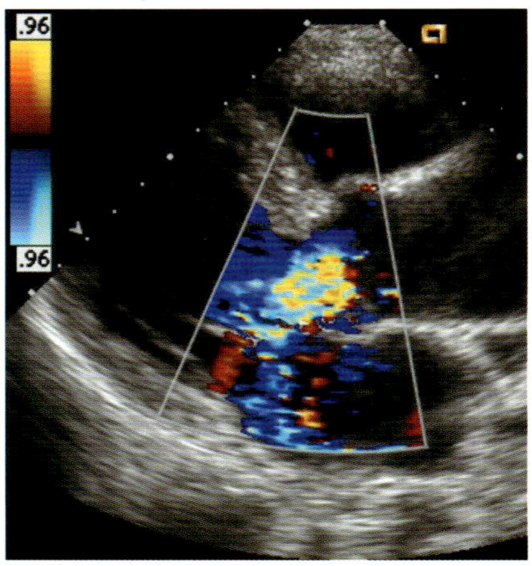

Question 1 본 질환에 동반 되는 신체 소견으로 부적절한 것을 1가지 선택하시오.

(a) Quincke 징후 (b) 하지 고혈압 (c) Rivero-Carvallo 징후
(d) Austin Flint 잡음 (e) pistol shot음

Question 2 심에코 소견으로서 적절한 것을 모두 선택하시오.

(a) 좌심실 확대 (b) 고도 좌심실 비대 (c) 대동맥판 오른쪽관첨에서의 역류
(d) 좌심실 유출로 협착 (e) 승모판의 fluttering

Key Words 확장기 잡음, 좌심실비대, 심 확대

● 심에코도에 앞서서

심전도 이상과 심잡음에 의해 발견된 환자이다. 확장기 잡음으로 보아서 AR, PR, MS가 의심된다(☞p.141 Clinical Point 3). 심전도는 고전위(SV1 + RV5=4.4 mV)를 보여서 좌심실 비대를 나타낸다. 그러나 본 증례처럼 고전위만인 경우 심에코도로 좌심실 벽비후를 보이지 않는 것이 있다. 마른 체형이나 좌심실 확대를 동반하는 좌심실 용량부하 질환(AR, MR, DCM 등)인 경우이다. 중증 AR는 속맥, 맥압 증대, de Musset 징후, Quincke 징후, 하지 고혈압, pistol shot음 등 특징적인 말초 소견이 동반된다. Austin-Flint 잡음은, AR에 수반해 MS 유사한 확장기 잡음이 심첨부에서 청취되는 것이다. Rivero-Carvallo 징후는 심 잡음이 흡기에 따라 증대되는 소견이며 TR로 볼 수 있다.

● 심에코도 판독 포인트

(1) M모-드 그림에서는 좌심실 확대를 보이지만, 벽두께 10~11 mm로 좌심실 벽비후는 없다. 승모판전첨 에코는 확장기에 가늘게 떨리는데 이것은 AR제트가 전첨에 부닥쳐서 생기는 fluttering 소견이다. 컬러 도플러법에서는 대동맥판 오른쪽관첨에서 승모판전첨으로 향하는 편측 위치의 폭넓은 제트를 보여서 AR이라고 진단할 수 있다. 모자이크의 폭이 넓은 일과 대동맥판에 빨려드는 혈류가 충분히 관찰되는 것에서 중등도~고도라고 생각할 수 있다.

(2) 본 증례는 LVDd/LVDs 63/33 mm이며, 좌심실구출율(LVEF)은 69%였다. 심부전 증상은 없고 수술시기는 아직 아니라고 판단해서 정기적인 심에코 검사를 하면서 경과 관찰할 방침이 되었다. 아래에 중증 AR의 수술 적응을 나타낸다.

Echo-1

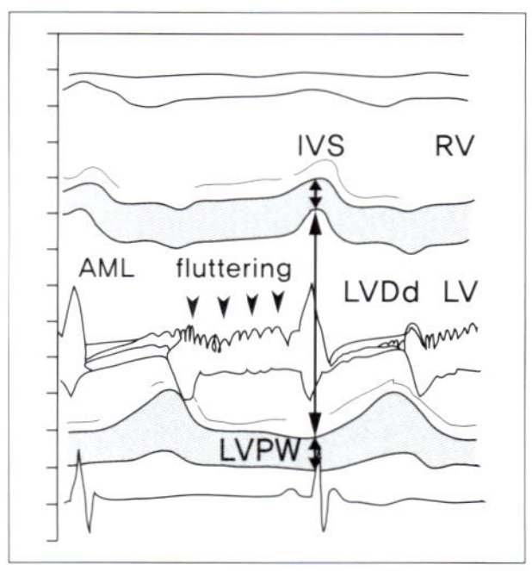

ECG Point ④ 좌심실 비대의 심전도와 심에코도

심전도로 LVH(좌심실 비대)를 인정했을 경우.

(1) 좌심실 용량부하
  고전위를 보이지만, ST-T변화는 별로 없다.
  심에코도는 좌심실 확대가 주이고 벽의 비후가 동반되지 않는다.

(2) 좌심실압 부하
  좌측 흉부 유도에 ST-T변화가 동반된다.
  심에코도에서 벽비후를 동반하는 좌심실 비대를 보인다.

Clinical Point ④ 만성 고도 AR의 수술 적응

(1) 가슴 진통이나 심부전 증상이 있는 경우(LVEF > 25%).
(2) 고도 좌심실 확대(LVDd > 70 mm 또는 LVDs > 50 mm).
(3) LVEF 25~49% 또한 중등도 좌심실 확대((2)의 기준에 가까운 값).
(4) 다른 심장 수술 또는 상행 대동맥 수술이 필요한 경우.
※좌심실확대의 기준은 체격을 고려한다. 구미에서는 고도 좌심실 확대를 LVDd > 75 mm 또는 LVDs > 55 mm로 하고 있다.

Echo Point ⑦ 고도 AR의 심에코도 진단(☞p.81 표 4-5)

(1) 심첨부까지 역류 제트가 도달한다.
(2) 역류 제트폭/좌심실유출로비 ≥ 65%
(3) Vena contracta폭 > 6.0 mm
(4) AR파형의 압력반감 시간 < 250 msec
(5) 정량적 평가 : 역류량 ≥ 60 mL, 역류율 ≥ 50%, 유효 역류판구 면적 ≥ 0.30 cm^2
(6) 흉부 하행 대동맥 · 복부 대동맥으로의 전체 확장기 역류 파형.

Answers: Q1 (c) **Q2** (a), (c), (e)

증례 7 노작시 흉부 압박감으로 진찰받은 55세 여성

- 호소 : 노작시 흉부 압박감 · 헐떡임.
- 현재 병력 : 이전부터 심잡음이 지적되고 있었다. 반년 전부터 비탈길을 오를 때에 흉부 압박감이나 헐떡임을 자각하게 되었다.
- 환자의 과거 병력 : 만성 관절 류머티즘, 고혈압의 기왕 없음.
- 현증 : 신장 155 cm, 체중 57 kg, 혈압 130/80 mmHg, 맥박 72/분, 정맥, 체온 35.9℃ 눈꺼풀 결막 빈혈 없음. 흉골우연 제 2 늑간에 Levine IV/VI정도의 구출성 수축기 잡음, 심첨부에 IV음이 청취된다. 폐잡음 없음. 종아리 부종 없음.
- 흉부 X선(선자세 정면상) : CTR 54%. 폐울혈 없음.

● 심전도

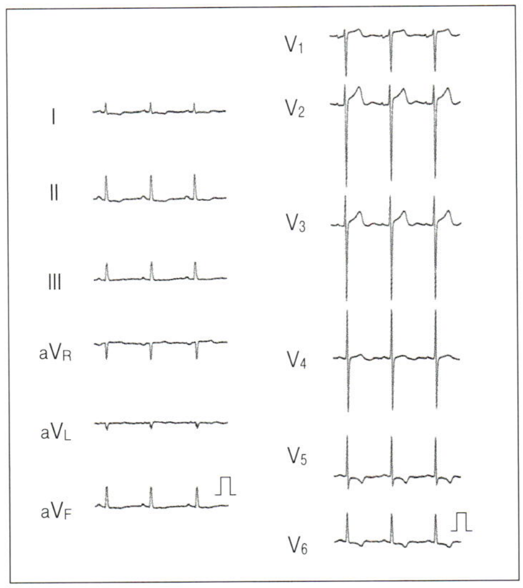

● 심에코도

흉골좌연 장축 단층도(확장기)

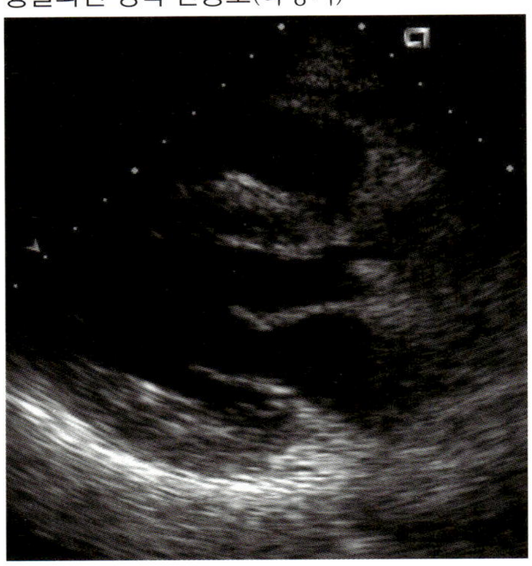

좌심실 M모-드 그림

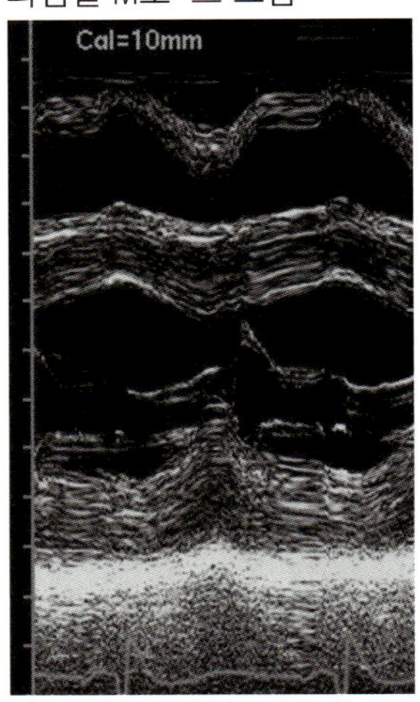

대동맥판 혈류 속파형
(연속 파동 도플러법)

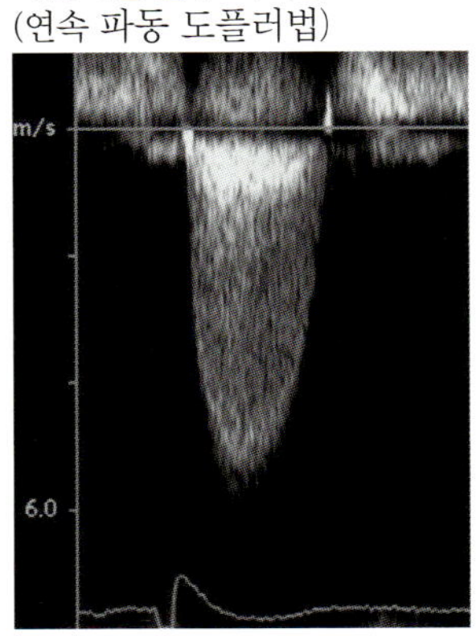

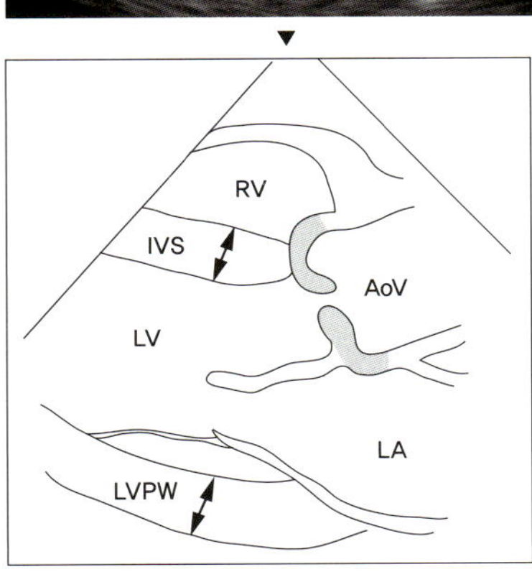

Question 1 심전도 소견을 말하시오.

Question 2 본증례에 합치되는 것을 3가지 선택하시오.
(a) 대동맥판의 석회화
(b) 고도의 좌심실 수축기능 장해
(c) 경도좌심실벽 비후
(d) 경도의 대동맥판 협착증
(e) 2첨판 혹은 류머티즘성일 가능성이 높다.

Key Words 운동시 흉부 압박감, 구출성 수축기 잡음, IV음

● 심에코도에 앞서서

운동시 흉부 압박감 · 헐떡임으로 진찰한 55세 여성이다. 심전도는 좌측 흉부유도에 ST저하와 음성 T파를 보이는 압부하에 의한 좌심실비대 소견이며, 좌심방부하도 인정된다. 고혈압의 기왕이 없고 대동맥판영역에 구출성 수축기잡음을 듣는 것으로 대동맥판 협착증(AS)에 의한 좌심실비대를 의심하고 심에코도를 관찰한다.

Echo-4 : 경식도심에코도
(대동맥판단축 단층도)

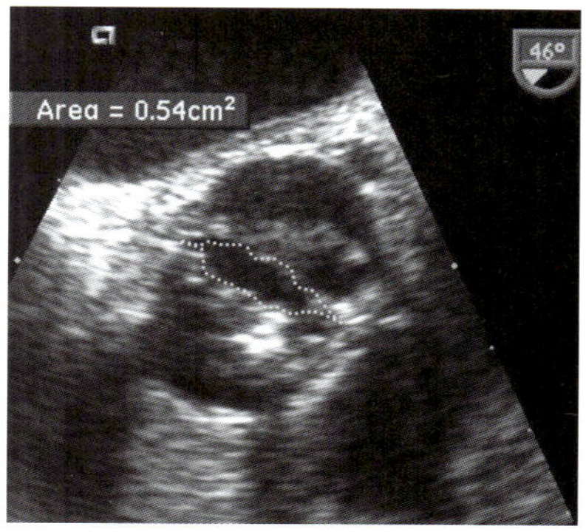

▼

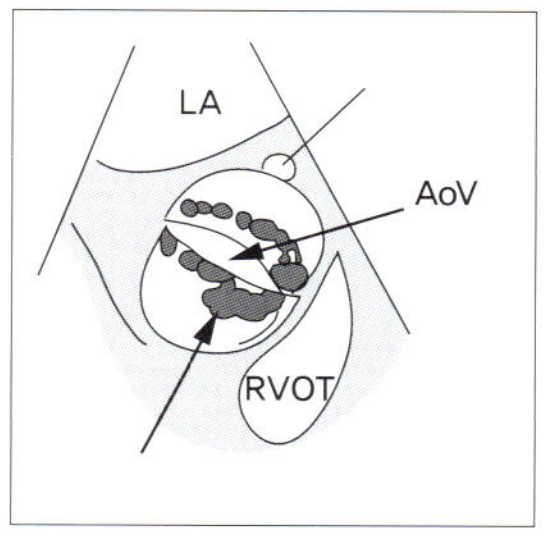

● 심에코도 판독 포인트

(1) 흉골좌연 장축 단층도에서는 심실중격 · 좌심실 후벽의 벽두께는 모두 13 mm로 증가되어 대칭성 좌심실 벽비후를 보인다. M모-드 그림에서는 LVDd/LVDs 43/29/mm, LVFS 33%로 수축기능은 정상 범위이다. 좌심실벽비후의 원인으로(Echo Point 8)과 같은 질환이 있지만 본 증례는 대동맥판 혈류속도가 5.6 m/sec로 증대되어서 AS라고 진단된다. 최대압교차는 4×5.6^2=125 mmHg(베르누이의 간이식)로 추정되고 중증이라고 생각할 수 있다(☞p.75 제4장-2, 표 4-4).

(2) 성인 AS의 3대 원인으로 동맥 경화성(판의 변성 · 석회화에 의한다), 선천성 2첨판, 류머티즘성이 있다. 60세 이하에서 중증의 동맥 경화성 AS는 드물고, 본 증례에서는 연령으로 보아서 2첨판 또는 류머티즘성을 의심된다. 2첨인지 3첨인지의 진단에는 대동맥판 단축 단층도가 유용하다. 본 증례에서는 경식도 심에코도로 2첨판이라고 확인되었다(Echo-4).

(3) 중증 AS에서는 내과적 치료로는 개선을 기대하지 못하고, 가슴 진통, 실신, 심부전등의 증상이 출현하고 나서의 예후는 불량이다. 따라서 증상이 있는 예에서는 원칙으로 대동맥판 치환방법을 실시한다. (Clinical Point 5)에 AS의 수술 적응을 설명했다.

ECG Point 5 좌심실비대 심전도

(1) Voltage : $SV1+RV_5\geq3.5$ mV, RV_5 or $V_6>2.6$ mV, RaVL≧1.1mV
(2) ST-T변화(스트레인 패턴) : I, aVL, V5, V6 에서 ST저하와 T파음전화.
(3) QRS축 : 왼쪽축편위, Poor R progression(이행 지대 좌측 이동).
(4) 심실내 전도 : QRS폭≧90 msec, 심실 흥분 시간≧50 msec

Echo Point 8 좌심실비대(벽비후)를 초래하는 질환

(1) 압부하 질환 : 고혈압성 심실비대, AS, 대동맥판하협착증, 대동맥축착증.
(2) 비대형 심근증.
(3) 축적병 : 심장 아밀로이도시스, 심장 화프리-병, 당원병(糖原病).
(4) 신경근 질환, 전신성 질환 : 미토콘드리아병, 말단 비대증, 살코이도시스, 급성 심근염등.

Clinical Point 5 AS의 수술 적응

(1) 흉통, 실신, 심부전 등의 증상을 수반하는 심한 AS.
(2) 관동맥 우회수술법, 대혈관 또는 판막증의 수술을 실시하는 환자에서 중등도 이상의 AS를 수반하는 것.
(3) 고도 AS로 좌심실 수축기능 저하 증례(EF≦50%).

Answers: Q1 동조율, I, II, aVF, V5, V6のST저하를 동반한 좌심실 비대소견 **Q2** (a), (c), (e)

증례 8 심부전으로 입원한 68세 남성

- 호소 : 기좌(起坐)호흡.
- 현재 병력 : 5년전에 건강 진단에서 심장 잡음이 지적되었다. 2주일 전에 전신 권태감이 출현, 1주일전에 기좌호흡 상태가 되어 가까운 병원에 입원했다. 울혈성 심부전 진단으로 치료를 받고 당원에 소개 되었다.
- 과거 병력 : 고혈압, 고지혈증.
- 현증 : 신장 160 cm, 체중 52 kg, 혈압 110/80 mmHg, 맥박 98/분, 정맥, 체온 36.5℃ 심첨부에 Levine IV/VI의 범수축기 잡음과 III음이 청취된다. 폐잡음 없음. 경정맥 노장, 종아리 부종은 인정되지 않는다.
- 심전도 : 동조율, 좌심실비대.
- 흉부 X선(선자세 정면상) : 심장 확대. 폐혈관 음영 증강.

● 심에코도

Echo-1 : 흉골좌연 장축 단층도(수축기)

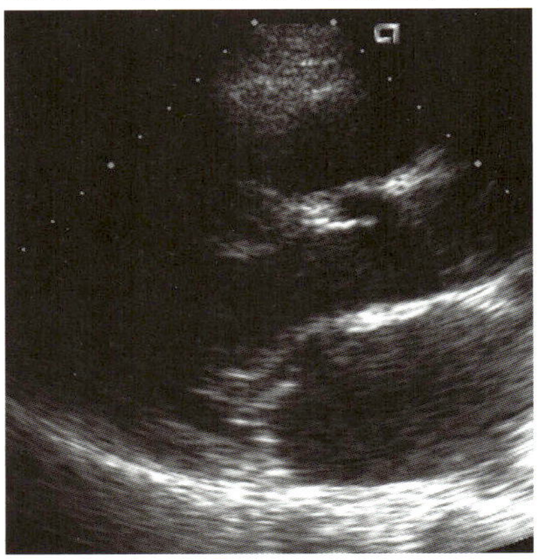

Echo-2 : 심첨부 4강 단층도(수축기)

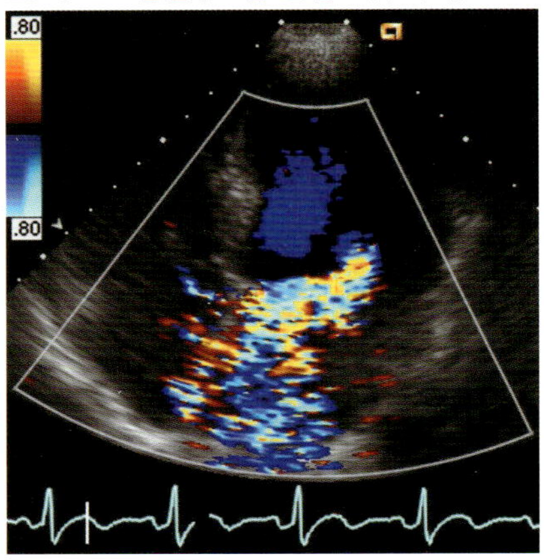

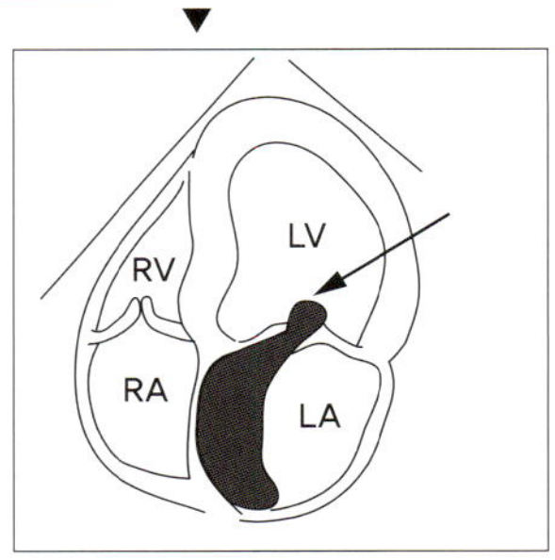

Echo-3 : 좌심실 유입 혈류속파형(펄스 도플러법)

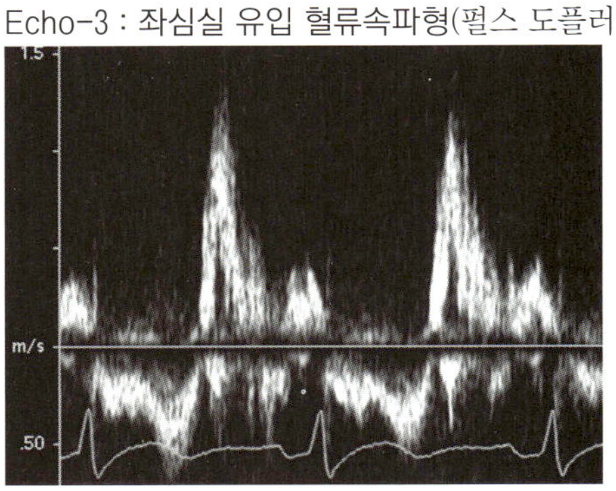

Question 1 본 증례의 심에코 소견에 합치하는 것을 2가지 선택하시오.
(a) 좌심실확대 (b) 대동맥판 협착증 (c) 승모판전첨일탈
(d) 중증 승모판 역류 (e) 좌심실 유입 혈류속파형은 정상형이다

Question 2 본 증례의 처치방침에 대해 올바른 것을 모두 선택하시오.
(a) 경식도심에코도 (b) 카테터 아블레이션 (c) 경피성 승모판교련렬개술
(d) 경피성 관상동맥 성형방법 (e) 외과 수술

Key Words 기좌호흡, 심부전, 범수축기 잡음, III음

● 심에코도에 앞서서

심첨부에 범수축기 잡음이 들리는 심부전 환자로 승모판 폐쇄부전(MR)이 의심된다. III음이 청취되는 것으로 역류량이 많아 좌심실 유입혈류가 증가하고 있을 가능성이 있다. 판막변성에 따르는 MR과 대동맥판 협착증은 고령화 사회가 되면서 빈도가 높고 수술을 고려해야 할 2대 판막증이다.

● 심에코도 판독 포인트

(1) 흉골좌연 장축 단층도에서 승모판 후첨(PML)이 좌심방측에 크게 뒤집혀서 건삭단열이 의심된다. 심첨부 4강 단층도에서는 큰 흡입혈류를 동반하는 좌심방전체에 이르는 모자이크 시그널이 보여 중증 MR이라고 진단된다. 역류 제트는 심방중격~좌심방전벽으로 향해서 후첨일탈에 합치했다. 좌심실 유입혈류속도파형으로 확장 조기파(E파)가 높고 E/A비가 큰 것은 역류량이 많은 것을 시사하고 III음 청취와 대응한다. 68세라고 하는 연령을 생각해도 거짓 정상형이라고 해석하는 것이 타당하다.

(2) MR의 수술 적응 판단에 필요한 정보를 심에코도에서 얻을 수 있다. 특히 중요한 것은 좌심실 수축기능이다. MR증례의 좌심실 구출율(LVEF)은 용량 부하때문에 본래보다 좋은 값이 되므로 LVEF 50~60%에서도 좌심실 수축기능 저하라고 판단한다. 본 증례의 LVEF는 68%였지만 폐고혈압과 심부전을 합병해서 수술이 추천 되었다. 자기판을 온존하는 판막성형방법은 판치환방법보다 우수하다고 생각할 수 있고 해서 판막성형방법이 가능할지 판단하려면 경식도심에코도가 유용하다. 본 증례(Echo-4)는 승모판 후첨(middle scallop)의 건삭단열이라고 진단되었다. 후첨의 건삭단열은 판막성형수술이 좋은 적응이 된다.

Echo-1

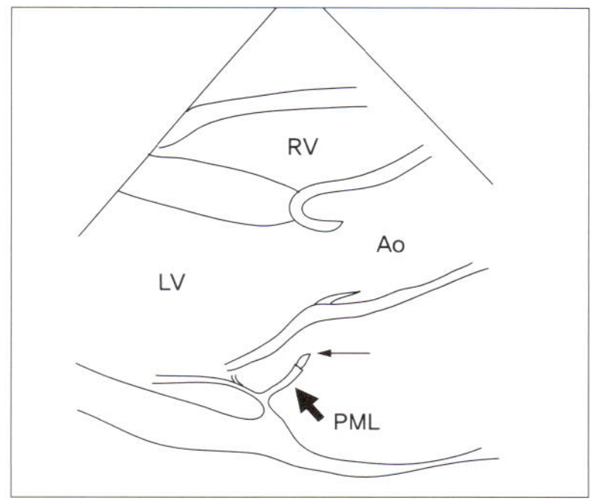

Echo-경식도 심에코도(0° 단층도)

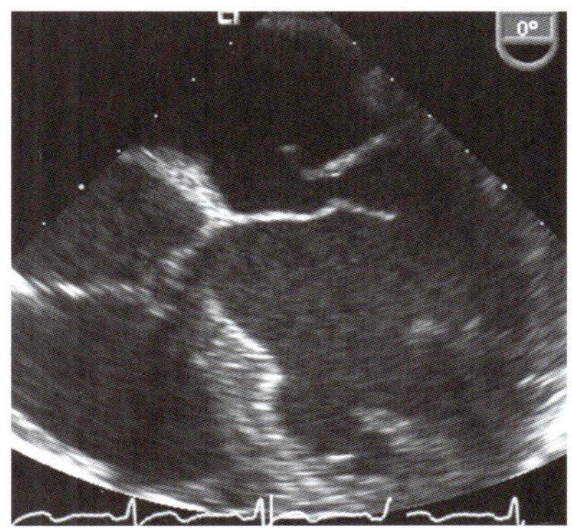

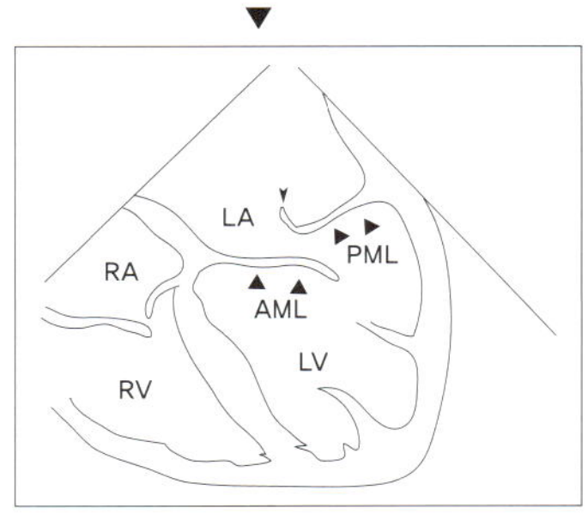

Clinical Point 6 고령자에게 많은 판막증

(1) 대동맥판 협착증 : 특히 동맥경화성.
(2) 승모판 폐쇄 부전증 : 판막변성에 따르는 일탈 · 건삭단열.
(3) 만성 심방세동에 동반되는 양심방 확대에 합병된 승모판 및 삼첨판 폐쇄 부전증(수술을 필요로 하는 것은 드물다).

Clinical Point 7 만성 고도 MR에 대한 수술 적응

(1) LVEF≥30%로 NYHA II도 이상의 심부전 증상을 가진다.
(2) 무증후성으로 LVEF 30~60% 또는 LVDs≥40 mm.
(3) 심방세동의 새로운 출현, 또는 안정시 50 mmHg 이상의 폐고혈압증 합병.
(4) LVEF<30%이지만, NYHA III~IV도의 증상을 보이고 판막성형수술이 가능성이 높은 기질성의 판막병변에 의한 MR.

Answers: Q1 (a)(d)　**Q2** (a), (e)

증례 9 심 확대를 보이는 46세 여성

- 호소 : 발열, 가슴 진통, 가슴 답답함.
- 현재 병력 : 몇년 전부터 관절통을 자각하고 있었다. 1주간 전부터 38℃의 발열과 가슴 진통, 가슴 답답함이 있어서 내원 했다. 흉부 X선으로 심장 확대가 지적되어 순환기 내과에 소개되었다.
- 환자의 과거 병력 : 특기 해야 할것 없음.
- 현증 : 신장 156 cm, 체중 51 kg, 혈압 100/64 mmHg, 상지 혈압 좌우차이 없음, 맥박 116/분, 정맥, 체온 38.4℃ 안면에 나비형 붉은 반점이 보인다. 심장 잡음 없음. 흉막 마찰음이 들린다. 종아리 부종이 인정된다.
- 심전도 : 동조율, 낮은전위.

흉부X선(선자세 정면상)

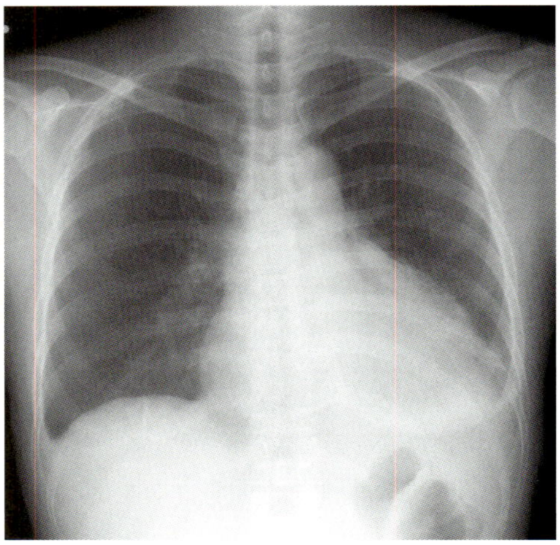

● 심에코도

Echo-1 : 흉골좌연 장축 단층도(확장기)

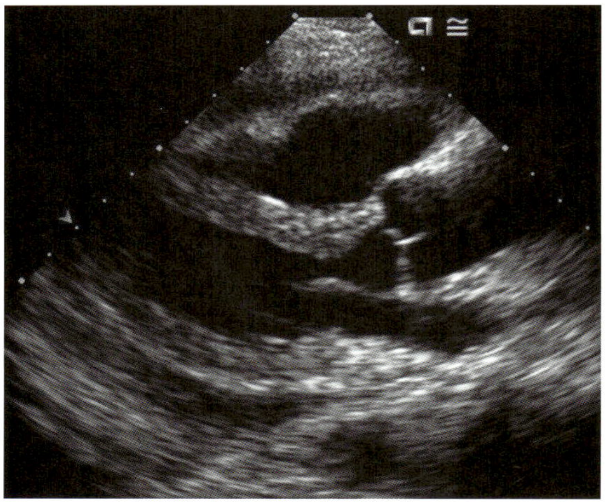

Echo-2 : 흉골좌연 4강 단층도(확장기)

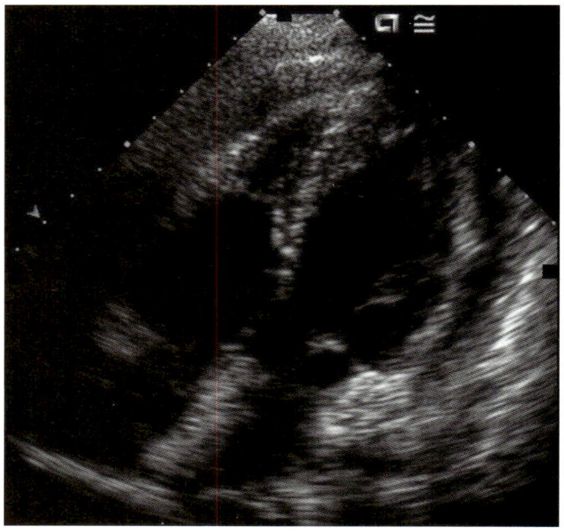

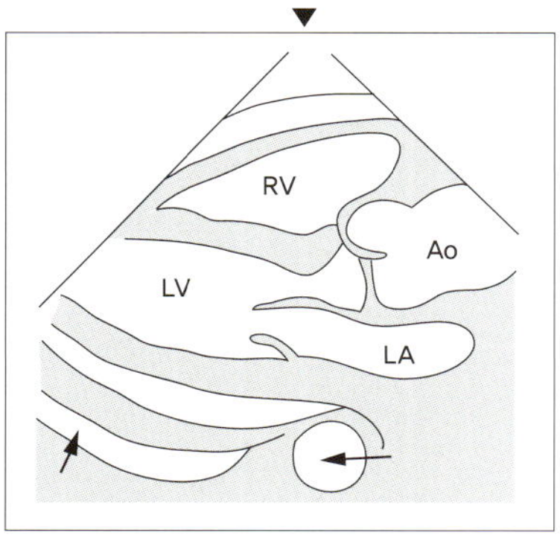

Question 1 증례에서 흉부 X선에서 심장 흉곽비(CTR) 확대의 원인으로 가장 생각할 수 있는 것을 1가지 선택하시오.
(a) 좌심실 비대 (b) 좌심실 확대
(c) 좌심방 확대 (d) 우심실 확대
(e) 심막액 저류(貯瘤)

Question 2 본 증례의 진단명으로 가장 의심되는 것 2가지를 선택하시오.
(a) 감염성 심내막염 (b) 심외막염
(c) 확장형 심근증 (d) 교원병(膠原病)
(e) 대동맥염 증후군

Key Words 심 확대, 관절통, 발열, 가슴 진통, 나비형 붉은 반점, 흉막 마찰음

● 심에코도에 앞서서

발열, 관절통을 나타내고 안면에 나비형 붉은 반점을 보이는 환자로, 교원병의 가능성이 있다. 흉부 X선에서는 심장확대와 흉수를 보이고 흉막 마찰음이 들리는 것으로 흉막염을 의심한다. 심잡음도 없고 심전도로 낮은 전위를 나타내는 것으로 흉부 X선의 심확대 원인으로 심막염을 의심하는 것은 자연스러운 흐름이다. 심에코 검사를 해서 심막액 저류가 없는 것에 주의하면서 다른 원인을 제외한다. 일반적으로 흉부 X선으로의 심 확대=확대심(좌심실 확대)이라고는 할 수 없다. 흉부 X선은 심장 전체의 실루엣(그림자)을 보이고 있으므로 Clinical Point 8에 적혀있는 여러가지 원인을 고려해야 한다. 반대로 청년의 입위심장 소견에서는 경도 좌심실 확대가 있어도 심흉곽비 증대(>50%)를 나타내지 않는 것이 있다.

● 심에코 판독의 포인트

(1) 심에코 단층그림에서는 좌심실, 우심실, 심방의 확대는 인정되지 않고 좌심실벽비후(좌심실 비대)도 인정되지 않는다. 우심실 전면과 좌심실 후면에 에코 프리 스페이스를 볼 수 있지만 좌심실 후면의 스페이스는 하행 대동맥보다 전방에 있는 것으로 보아서 이것은 흉수가 아니고 심막액 저류라고 생각할 수 있다(p.101 Side Memo 29). 단축 단층도(Echo-3)에서는 심장 둘레 전체에 심막액 저류를 보였다.

(2) 아래에 흉부 CT상을 나타낸다. 전체 둘레에 심막액 저류가 인정된다. 본 증례는 전신성 홍반성 난창(SLE)이라고 진단되어 스테로이드 치료로 흉막염 · 심막염은 경쾌되었다.

Echo-3 : 흉골좌연 단축 단층도(확장기)

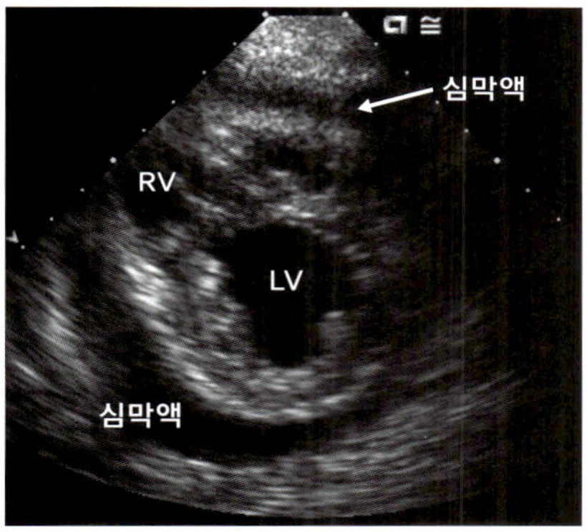

흉부 CT (단순)

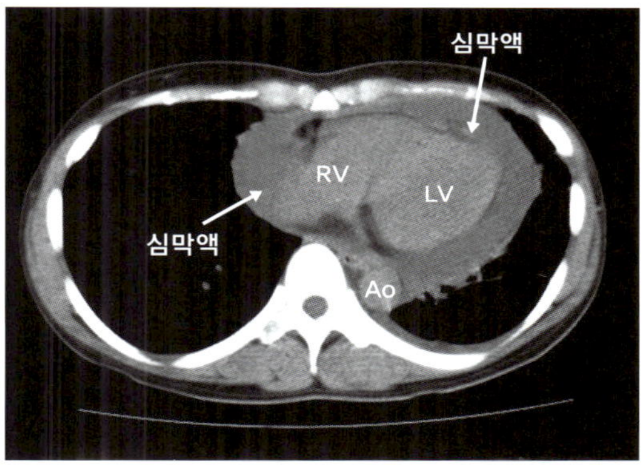

Clinical Point 8 흉부 X선으로 심 흉곽비 확대를 보이는 경우

(1) 확대심장 뿐만 아니라 비대심장도 있다.
(2) 우심계 확대인 경우도 있다.
(3) 심방 확대가 원인일 때도 있다.
(4) 심막액 저류일 가능성도 생각한다.
(5) 상행대동맥류(瘤)에도 주의한다.
(6) 고령자에서는 가로눕힌 심장의 영향도 있다.

Echo Point 9 심막액 저류의 감별

(1) 감염성 : 바이러스, 세균, 결핵성 등.
(2) 면역 · 염증성 : 교원병, 혈관염, 심근경색 이후나 심막 절개 후, 약제성 등.
(3) 악성 질환 : 유방암, 폐암, 악성 림프종, 중피종 등.
(4) 방사선 조사 후.
(5) 출혈 : 외상, 심근경색 후 심장파열, 대동맥 해리, 심장 처치 · 수술 후.
(6) 갑상선 기능 저하증 · 항진증, 아밀로이도시스 등.

Answers: Q1 (e) **Q2** (b), (d)

증례 10 건강 진단에서 이상이 지적된 51세 여성

- **호소** : 운동시 헐떡임.
- **현재 병력** : 4년 정도 전부터 가벼운 운동으로 헐떡임을 자각하고 있었다. 1개월 전의 건강 진단에서 흉부 X선 이상이 지적되어 내원 했다.
- **현증** : 신장 152 cm, 체중 56 kg, 맥박 72/분, 정맥, 혈압 120/60 mmHg, 체온 36.0℃.
  흉골좌연 제 2 늑간에 Levine II/VI의 구출성 수축기 잡음이 들리고, II음 고정성 분열을 보인다.
  폐잡음 없음. 종아리 부종 없음.
- **심전도** : 동조율, 전기축 + 100° 불완전 우각블록.

흉부 X선 (선자세 정면상)

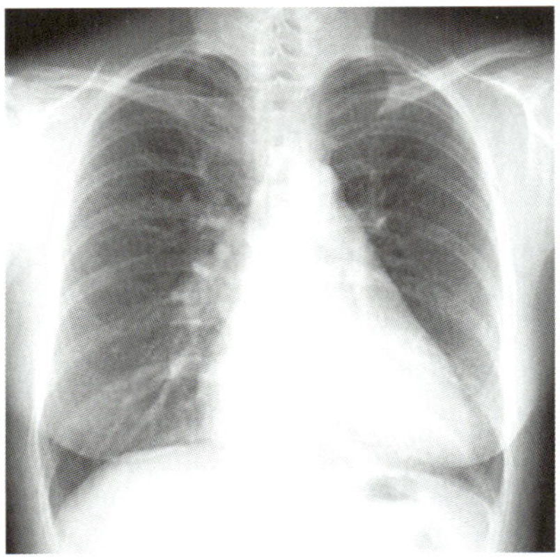

(좌측면상)

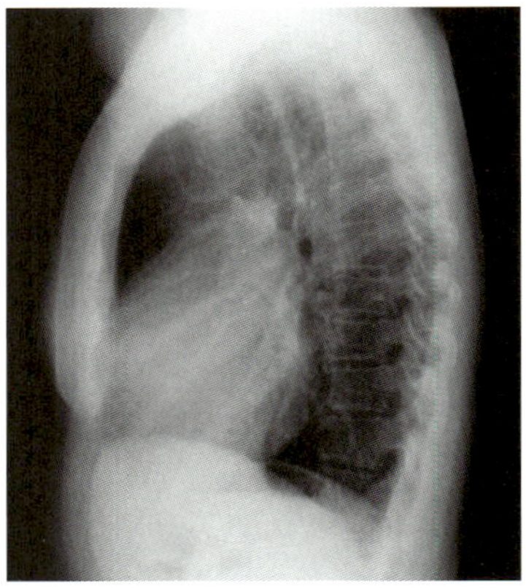

● 심에코도

Echo-1 : 좌실 M모-드

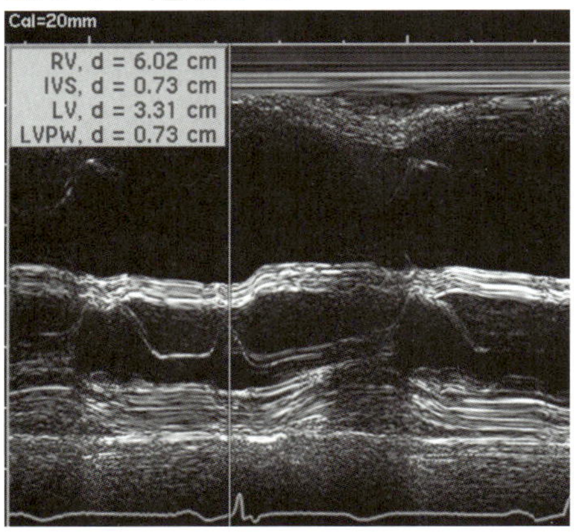

Echo-2 : 흉골좌연단축단층도 (수축기)

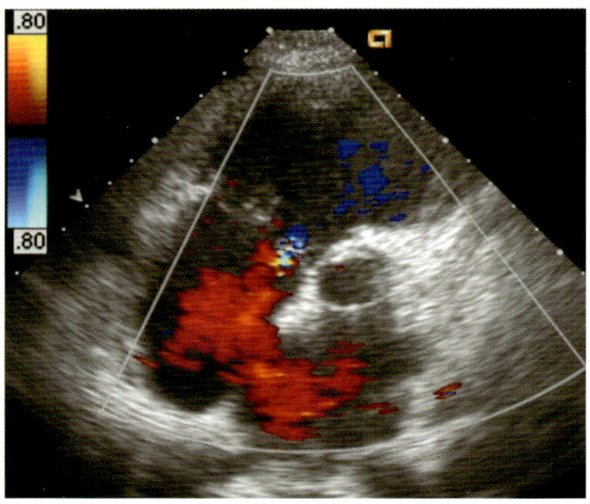

▼

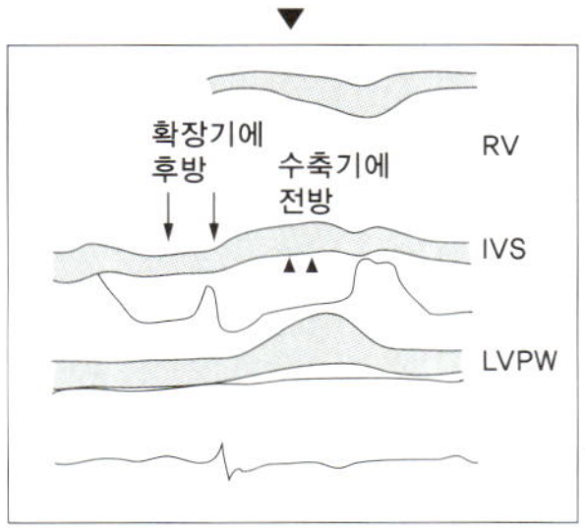

Question 1 본증례의 흉부 X선에 합치하는 것을 3가지 선택하시오.

(a) 오른쪽 1궁(弓)의 돌출 (b) 심장 음영 확대
(c) 우심실 확대 (d) 대동맥 확대
(e) 폐동맥 확대

Question 2 본 증례의 심에코 소견에 합치하는 것을 모두 선택하시오.

(a) 좌심실 확대 (b) 우심실 확대
(c) 심실중격결손증 (d) 우→좌 션트
(e) 고도 삼첨판폐쇄부전

Key Words 운동시 헐떡임, 구출성 수축기 잡음, II음 고정성 분열, 불완전 우각블록

● 심에코도에 앞서서

건강 진단에서 심전도 · 흉부 X선의 이상이 지적된 환자이다. 흉부 X선에서는 경도의 심음영 확대와 폐동맥 확대를 보이고 폐혈관음영은 증강되어 있다. 왼쪽 4궁의 확대를 보이지만 측면상에서는 흉골 후면의 스페이스가 좁고 우심실 확대일 가능성이 있다. 이상의 소견과 신체 소견(폐동맥판영역의 구출성 수축기 잡음과 II음 고정성 분열), 심전도의 불완전우각블록＋오른쪽축편위로 보아서 심방중격결손증(ASD)을 의심한다.

흉부 X선상

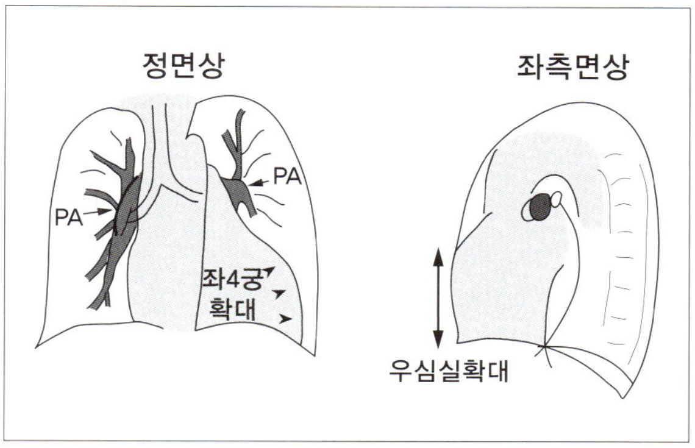

● 심에코도 판독 포인트

(1) M모-드 그림에서는 우심실 확대가 눈에 띄고 좌심실은 작고 심실중격이 수축기에 전방으로 움직이고 있어 통상과 반대의 기이성 운동(paradoxical motion)을 보이고 있다. 우심실용량 부하가 강할 때의 소견이다. 이 기이성 운동이 보이는 ASD에서는 어느 정도(수술 적응이 되는 정도)의 션트량을 가지는 것이 많다. 덧붙여 우심실 확대를 보였을 때는 아래와 같이 몇 가지 병의 용태를 감별 할 필요가 있다. 특히 션트 질환의 묘출에는 적정한 단면 설정이 중요하고 의심해서 검사를 하지 않으면 놓치기도 한다.

(2) Echo-2는 약간 낮은 늑간에 탐촉자를 대어 단축 단층도를 그려내고 조금 오른쪽 회전을 걸쳐 심방중격을 치켜본 것인데, 2차 구멍 심방중격결손과 좌심방에서 우심방으로 향하는 적색 션트혈류가 그려지고 있다. 삼첨판 역류의 역류 시그널은 조금 밖에 그려지지 않고, 심한 삼첨판 역류는 부정적이다. 또한 심방중격결손구멍을 그려내기는 흉골좌연 제 4, 5 늑간에 탐촉자를 대어 그려낸 흉골좌연 4강 단층도 역시 잘 이용된다.

Echo-2

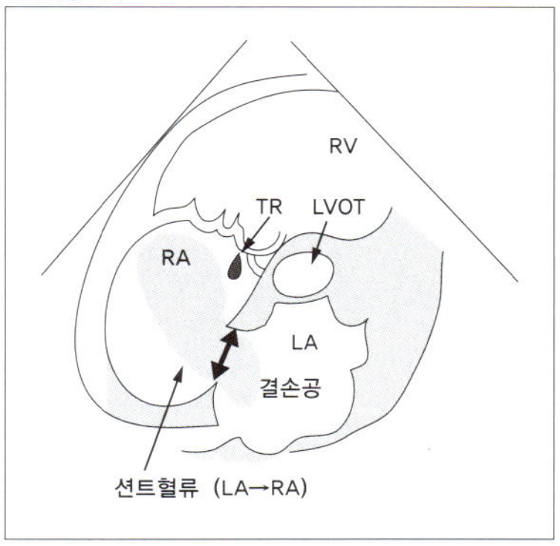

Echo Point ⑩ 우심실확대의 감별

좌심실 확대가 동반된다.	확장형 심근증, 고심박출상태, 션트 질환(관동맥루(瘻) 등)
고도 우심실 수축기능 장해	부정맥근원성 우심실심근증, 우심실경색(폐고혈압은 수반되지 않는다)
심실중격의 기이성(奇異性) 운동(확장기 중격편평화)	우심실용량 부하(ASD, 중증 TR, 엡스타인 기형(奇形) 등)
수축 말기 중격편평화	우심실압 부하(폐고혈압증, 폐색전증 등)

Answers: Q1 (b), (c), (e) **Q2** (b)

증례 11 노작시 헐떡임을 주로 호소하는 28세 여성

- 호소 : 노작시 헐떡임.
- 현재 병력 : 태어나서 건강. 2년 정도 전부터 노작시 헐떡임을 자각하고 있었다. 2개월 전 더욱 헐떡임이 심해져서 가벼운 운동에서도 증상이 나타나게 되어서 내원 했다.
- 환자의 과거 병력 · 가족력 : 특기 할것 없음.
- 현증 : 신장 158 cm, 체중 52 kg, 혈압 110/80 mmHg, 맥박 92/분, 정맥, 체온 36.2℃ 눈꺼풀 결막 빈혈 없음. 갑상선종 없음. IIp 항진, 흉골좌연 제 4 늑간에 Levine II/VI의 범수축기 잡음 청취된다. 폐잡음없음. 간장은 3횡지촉지. 양종아리 부종 경도.
- 흉부 X선(입위정면상) : CTR 58%.오른쪽 제2궁(弓), 왼쪽 제2궁(弓) 확대. 양측 폐동맥 확대. 흉수 없음.

● 심전도

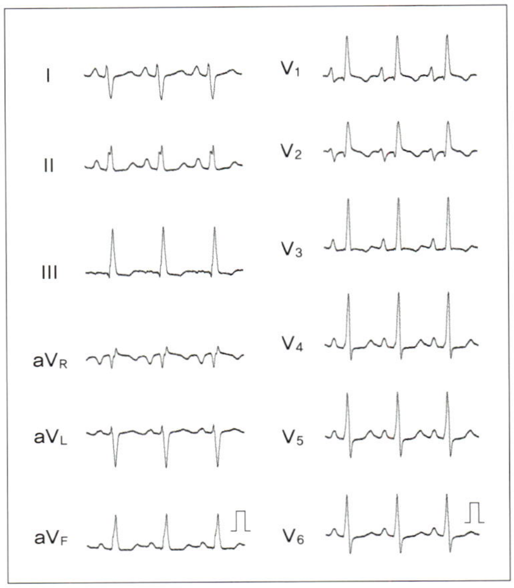

● 심에코

Echo-1 : 흉골좌연 단축 단층도(왼쪽 : 확장 말기, 오른쪽 : 수축 말기)

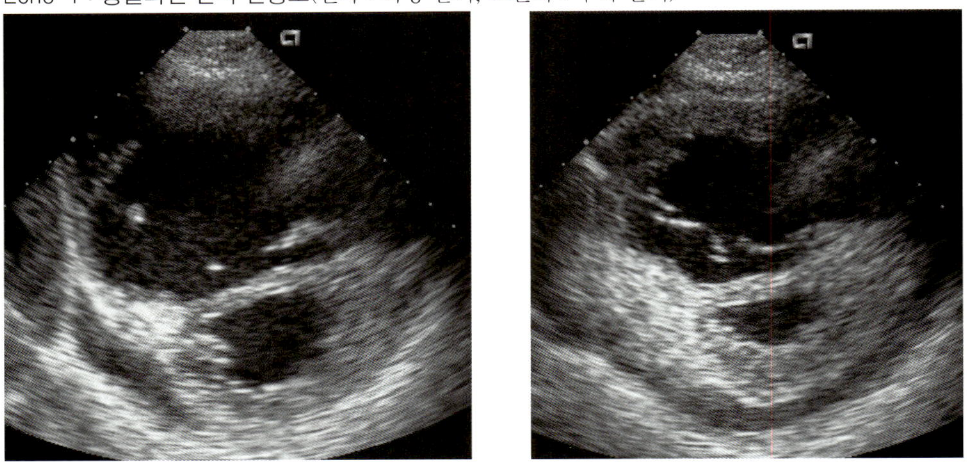

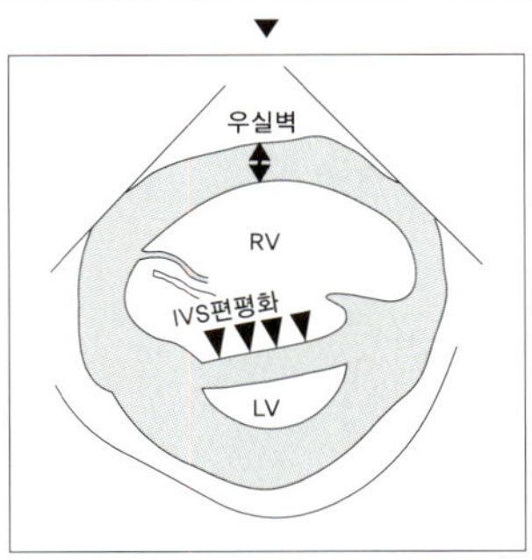

Question 1 증례의 심전도 소견으로 올바른 것을 모두 선택해라.
(a) 우심방 부하 (b) 좌각블록
(c) 우심실 비대 (d) 좌심실 비대
(e) 우축편위

Question 2 증례의 심에코 소견으로 올바른 것을 모두 선택해라.
(a) 좌심실 확대 (b) 우심실 확대
(c) 좌심실 비대 (d) 심막액 저류
(e) 우심실 수축기압 상승

Key Words 운동시 헐떡임, 범수축기 잡음, IIp 항진, 간종대, 종아리 부종

● 심에코도에 앞서서

병세가 악화되는 헐떡임을 주소로 하는 젊은 여성이다. IIp(II음의 폐동맥 성분) 항진이 들리고 심전도로 오른쪽축편위(I유도로 깊은 S파, aVF 유도는 정(正))와 우심실 비대 소견(ECG Point 6)을 나타내는 것에서 우심실압부하 질환, 특히 폐고혈압증을 의심한다. V_1유도로 P파 전반 부분의 전위와 지속 시간이 길어서 우심방부하가 시사된다. 신체 소견으로 간이 붓고 종아리 부종을 보이는 것에서 오른쪽 심부전이 의심된다. 범수축기 잡음을 청취하는 부위는 우심계에서이므로 삼첨판 폐쇄 부전(TR)일 가능성이 있다.

● 심에코도 판독 포인트

(1) 흉골좌연 단축 단층도에서는 좌심실지름은 작고 우심실은 매우 분명하게 확대되어 있다. 심실중격은 수축기 우위로 편평화되고 좌심실형태는 확장기에 타원형상, 수축 말기에 초승달형상을 나타낸다. 고도의 폐고혈압 소견이다. 우심실 비대와 심막액 저류도 인정된다. 본 증례에서는 고도 TR도 합병되어서(Echo-2) 그 도플러 파형으로부터 추정되는 우심실-우심방 압교차는 70 mmHg, 우심방압을 15 mmHg로 가정하면(하대정맥은 확장되어 호흡성 변동은 소실), 수축기압 85 mmHg이어서 고도의 폐고혈압으로 추정되었다(☞p.111 제8장, 표8-1). 확장기 중격편평화는 TR에 동반되는 용량 부하를 반영하고 있다.

(2) 폐고혈압의 원인에는 왼쪽 심부전, 선천성 심장질환, 폐질환, 폐혈전 색전증, 교원병 등 여러 가지 있지만, 본 증례에서는 2차성 폐고혈압은 부정되어 폐동맥성 폐고혈압증 즉 원발성 폐고혈압증(PPH)이라고 진단되었다.

Echo-2 : 흉골좌연 단축 단층도(수축기)

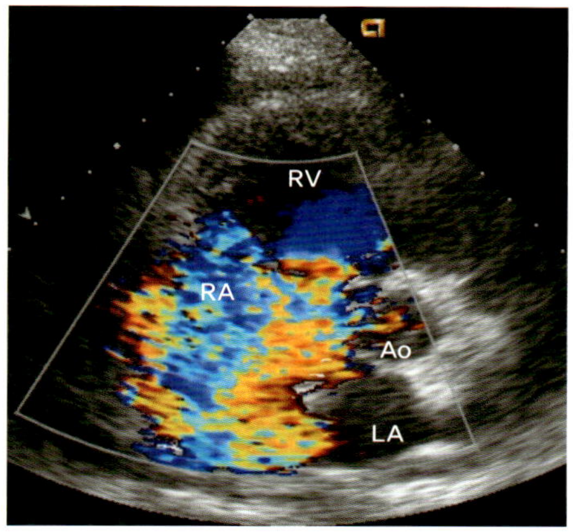

Echo-3 : TR의 연속파 도플러 파형

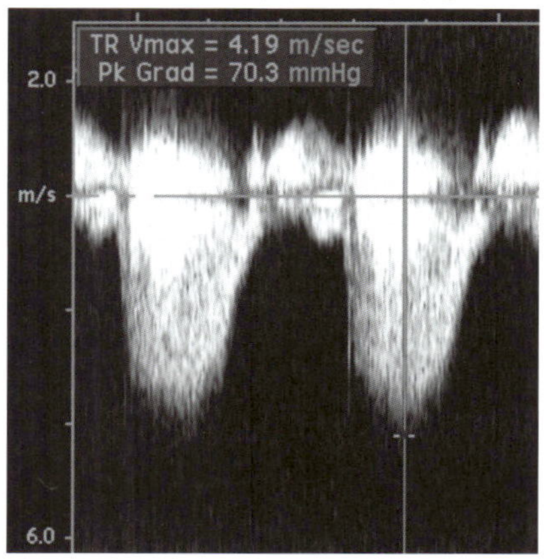

ECG Point 6 우심실비대의 심전도 진단

- V_1유도에서 R파고≧0.7 mV, R/S비 > 1.0
- 오른쪽축편위(110°이상)
- V_1유도의 심실 흥분 시간≧40msec
- V_1, V_2유도의 스트레인형 ST-T변화

Echo Point 11 우심실부하의 진단

(1) 우심실용량 부하 : 예) ASD, TR
- 우심실 확대, 중격의 기이성 운동.
- 확장기 중격 편평화.

(2) 우심실압부하 : 예) PPH
- 우심실 비대(만성인 경우).
- 수축 말기(확장 조기)중격편평화.
- 오른쪽 심부전이나 고도 TR합병시에는 확장기에도 중격편평화가 인정되는 일이 있다.

Echo Point 12 간편한 우심실압의 추측법

좌심실 형태(수축기말)	우심실 수축기압
타원모양	경도 상승
반달모양	중등도 상승
초승달모양	고도 상승

다만 전신혈압이 유지되고 있는 경우

Answers: Q1 (a), (c), (e) **Q2** (b), (d), (e)

증례 12 운동시 헐떡임을 자각하는 63세 여성

- 호소 : 운동시 헐떡임.
- 현재 병력 : 어렸을 적 미열과 전신의 아픔이 지속되었던 적이 있다. 5년 정도 전부터 비탈길을 오르는 등 운동시에 헐떡임을 느끼게 되었다. 이사를 하여서 본원을 찾았다.
- 환자의 과거 병력 : 고혈압, 담석증, 흡연 20개/일
- 현증 : 신장 156 cm, 체중 52 kg, 혈압 144/84 mmHg, 맥박 84/분, 정맥, 체온 36.6℃ I음 항진, 심첨부에 opening snap와 확장기 럼불이 청취된다. 폐잡음 없음. 부종 없음.
- 심전도 : 동조율, 좌심방부하, 비특이성 ST-T변화.
- 흉부 X선(선자세 정면상) : 심장 확대 없음. 기관 분기각 약간 크게 열림. 폐울혈 없음.

● 심에코도

흉골좌연 장축 단층도(확장기)

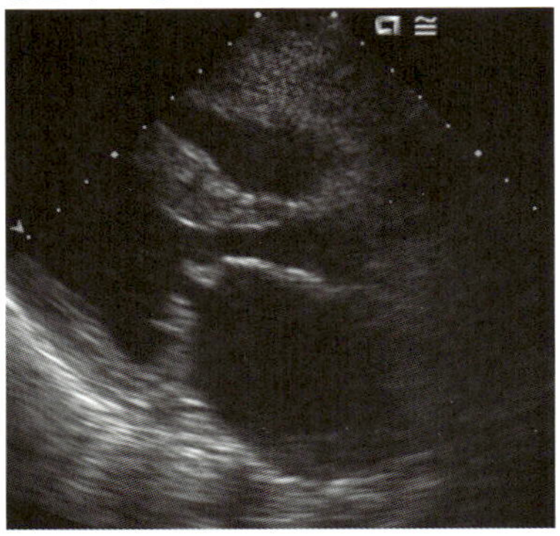

흉골좌연 단축 단층도(확장기)

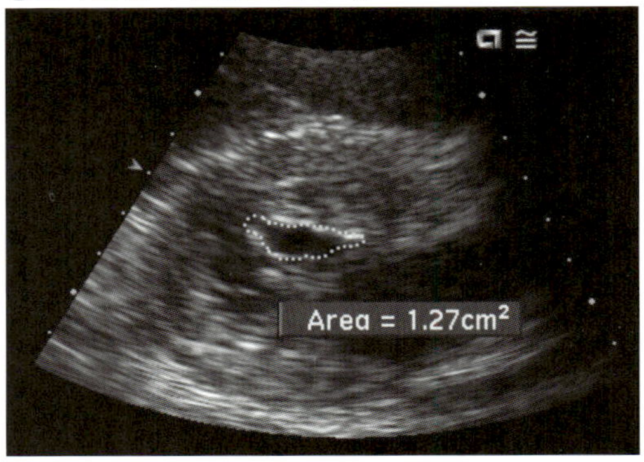

심첨부 4강 단층도 (수축 중기)

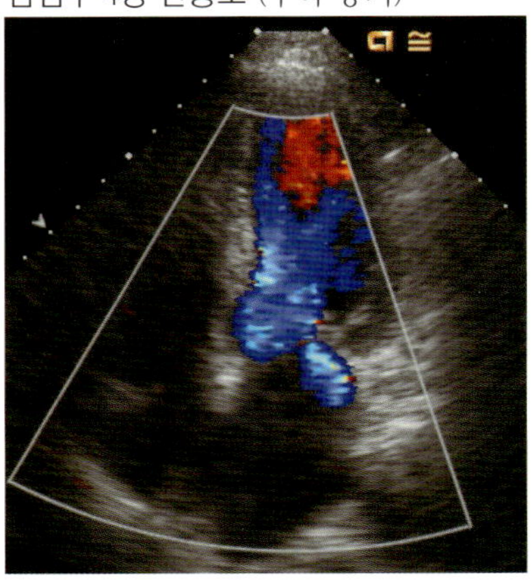

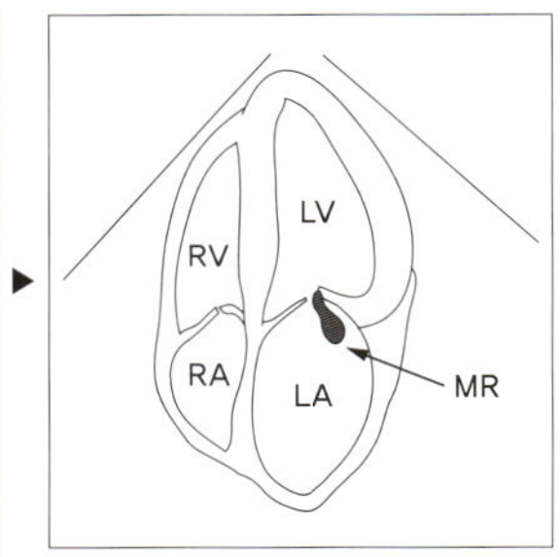

Question 1 본 증례에서 올바른 것을 모두 선택하시오.

(a) 좌심방 확대 (b) 승모판전첨의 돔(dome) 형성
(c) 승모판전첨의 일탈 (d) 고도의 승모판 폐쇄 부전증

Question 2 본 증례의 방침에 대해 올바른 것을 2가지 선택하시오.

(a) 경식도 심에코도에서 좌심방 속 혈전 유무를 조사한다. (b) 승모판륜 성형수술을 한다.
(c) 경피 · 경정맥성 승모판교련렬개술을 검토한다. (d) 무투약으로 경과를 본다.

Key Words 운동시 헐떡임, 확장기 럼불

● 심에코도에 앞서서

운동시 헐떡임으로 하는 환자이다. 심장 박동음의 기재에서 승모판 협착증(MS)을 예상하는 것은 쉬우리라. MS의 심에코도에서는 진단뿐만 아니라 치료 방침 결정에 도움이 되는 정확하게 제공하는 것이 중요하다.

● 심에코 판독 포인트

(1) 흉골좌연 장축 단층도에서는 확장기에 승모판전첨의 판복(弁腹)만이 전방으로 이동하기 때문에 전첨이 돔형상의 형태를 나타내고 있다(돔밍). 좌심방 지름은 4.5 cm로 확대되어 있다. 단축 단층도에서는 "생선의 입"모양의 승모판구를 보이고, 프라니메-타법으로 판구 면적은 1.27 cm^2로 계측되어 중등도의 MS라고 진단된다(☞ p.63 제4장-1, 표 4-1). 심첨부4강컬러 도플러 그림에서는 승모판 역류(MR)는 경도이다.

(2) MS에서는 동조율에서도 좌심방의 혈류울체에 따른 좌심방 혈전을 일으키는 일이 있어서 항응고 요법을 실시한다. 좌심방 혈전의 평가에는 경흉벽 심에코법으로는 불충분하고, 특히 PTMC(경피 · 경정맥성 승모판교련렬개술)를 검토하는 경우에는 경식도 심에코도가 필요하다.

(3) MS의 치료법을 Clinical Point 9에 기록했다. PTMC는 카테터를 이용해 벌룬으로 판구를 개대하는 방법이며 중등도 이상의 MS로 증후성(NYHA II~IV) 혹은 50 mmHg 이상의 폐고혈압을 동반하는 경우에는 PTMC의 좋은 적응이다. 그러나 교련부를 열개(裂開) 하는 것으로 판구개대(弁口開大)를 얻기 위하다가 MR가 병세가 악화되는 예가 있고 또 교련부유합 · 석회화가 강한 경우에는 충분한 효과를 얻을 수 없다. 따라서 심에코도로 판막형태를 상세하게 평가하고 PTMC에 적절한지 어떤지를 판단하는 것이 중요하다(☞p.62 Side Memo 15). PTMC에 적합하지 않은 판막형태인 경우에는 판막치환방법을 고려하게 된다.

Echo-1

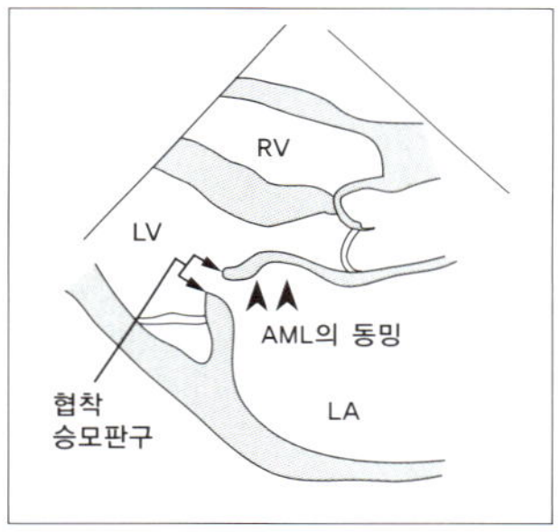

Echo Point ⑬ MS의 심에코도에 있어서의 주의점

(1) 중증도(프라니메-타법, pressure half-time법).
(2) 판막 · 교련부 · 판막하부조직의 변화(PTMC의 적응을 검토).
(3) 좌심방 지름, 좌심방 혈전(경우에 따라 경식도심 에코그림).
(4) 승모판 폐쇄 부전, 다른 판막병변의 합병.
(5) 삼첨판 역류 속도에서 폐고혈압의 추정.

Clinical Point ⑨ MS의 치료 방침

(1) 약물 치료 : 항응고 요법, 이뇨제, 다기타리스 등.
(2) PTMC(경피 · 경정맥적 승모판교련렬개술).
(3) 외과 수술 : 직시하 승모판교련절개방법(OMC).
승모판 치환방법(MVR).

Clinical Point ⑩ PTMC를 부적응이라고 생각할 수 있는 병의 용태

(1) 심방내 혈전.
(2) 중등도 이상의 MR합병.
(3) 고도 또는 양측 교련부의 석회 침착.
(4) 다른 판막 질환이나 심장의 수술이 필요한 경우.

Answers: Q1 (a),(b) **Q2** (a), (c)

증례 13 운동시의 두근거림과 헐떡임을 자각하는 62세 여성

- 호소 : 운동시의 두근거림과 헐떡임.
- 현재 병력 : 5년 정도 전부터 운동시의 두근거림과 헐떡임을 자각하게 되어 가정의사 진찰로 심방세동과 판막증을 지적받았다. 반년 정도 전부터 증상이 병세가 악화되어 본원에 소개되었다.
- 현증 : 신장 148 cm, 체중 49 kg, 혈압 120/60 mmHg, 맥박 60/분, 부정맥, 체온 36.2℃ 폐잡음 없음. 심첨부에 낮은 확장기 잡음이 청취된다. 경정맥 노장, 종아리 부종은 인정되지 않는다.
- 심전도 : 심방세동, 비특이성 ST-T변화.

흉부X선 (선자세 정면상)

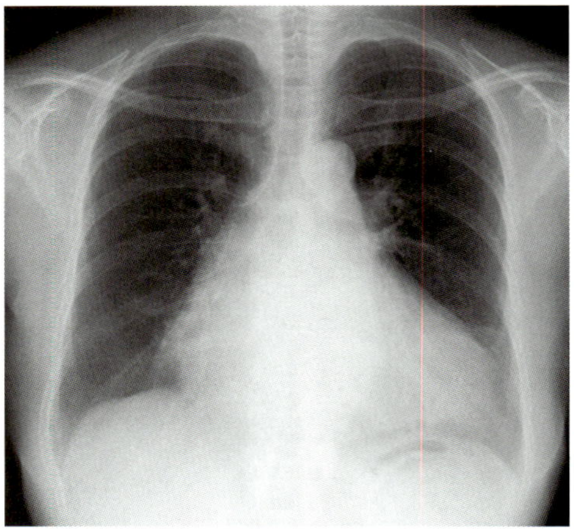

심에코도

Echo-1 : 승모판 M모-드 그림

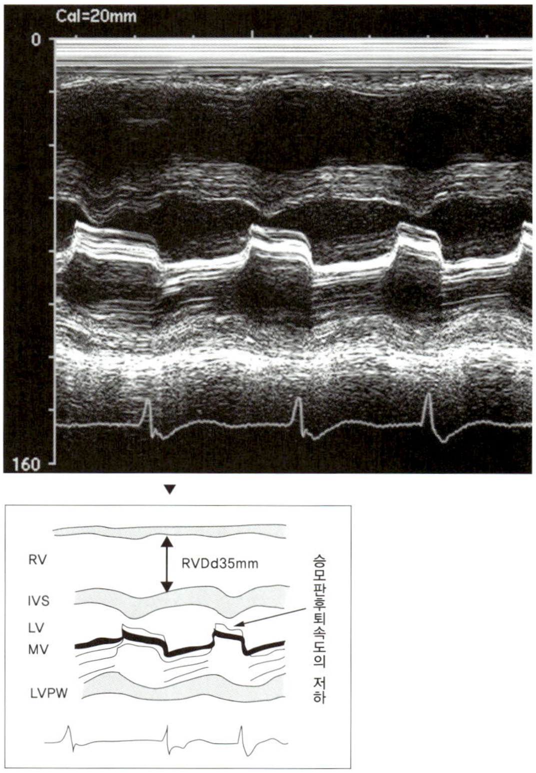

승모판 유입혈류 속파형 (연속파 도플러법)

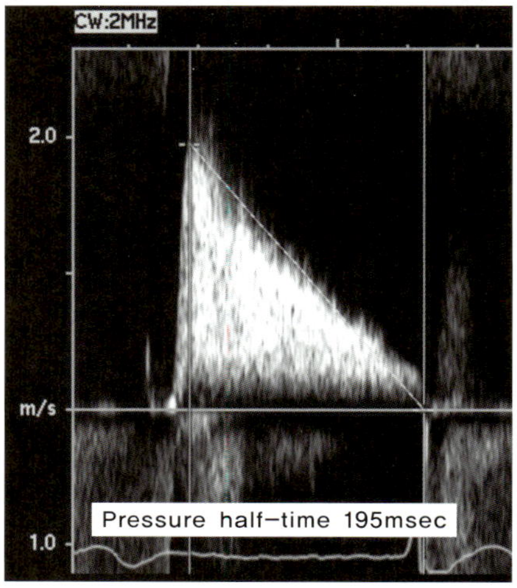

Question 1 본 증례에 대해 올바른 것을 모두 선택하시오.

(a) 고도의 대동맥판폐쇄부전을 보인다.
(b) 중등도의 승모판협착증을 보인다.
(c) 우심방 확대가 의심된다.
(d) 우심실 확대가 의심된다.
(e) 뇌색전을 일으킬 리스크가 높다.

Key Words 운동시 헐떡임, 동계, 심방세동, 확장기 잡음

● 심에코에 앞서서

운동시의 두근거림과 헐떡임을 호소하는 환자이지만 빈맥성 심방세동만으로도 가슴두근거림은 일어날 수 있다. 신체 소견에서는 심첨부의 저조성 확장기 잡음이 참고가 된다. 대동맥판폐쇄 부전의 확장기 잡음은 고조이므로 승모판협착(MS)에 의한 확장기 럼불이 상기된다. 흉부 X선사진에서는 기관 분기각이 커져서 좌심방 확대가 시사된다. 또 오른쪽 제2궁(弓)의 확대로 우심방 확대가 의심된다.

● 심에코 판독 포인트

(1) 승모판 M모-드 그림에서는 승모판전첨의 휘도 상승 · 비후와 확장기 후퇴 속도의 저하를 보여서 MS라고 생각할 수 있다. MS의 중증도는 판구 면적으로 결정되지만(☞p.63 제4장-1, 표4-1) 연속파 도플러법에 따르는 승모판 혈류속파형에서 pressure half-time(PHT)을 이용해 구하는 방법이 간편하다. 본 증례에서는, PHT=195 msec이므로

$$승모판\ 판구면적=220/PHT=1.1\ cm^2$$

로 계산되어 중증도는 중등도인 것을 알 수 있다. 심방세동 증례에서 MS와 양심방 확대를 합병하고 있어서 색전증의 고위험 환자라고 생각할 수 있다. 와파린에 의한 엄밀한 항응고 요법이 필요하다. MS에 대한 수술 적응을 아래에 적는다.

(2) 본 증례의 M모-드 그림에서는 확장기에 우심실이 확대되고 심실중격의 후방 운동이 보인다. 우심계의 용량 부하가 시사되지만 이것은 심한 TR의 합병에 의하는 것이다(Echo-3). 류머티즘성 판막증에서는 대동맥판이나 삼첨판 등에도 병변이 보이는 것이 적지 않고 폐고혈압이나 심방세동을 합병되기 쉬운 일도 있고, TR의 합병이 보인다.

Echo-3 : 심첨부 4강 단층도 (수축기)

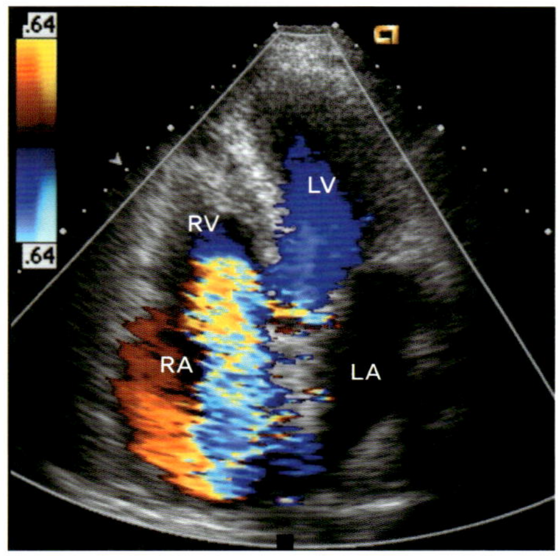

Clinical Point ⑪ 흉부 X선(선자세 정면상)의 심방 확대 소견

(1) 좌심방 확대
- 왼쪽 제3궁(弓)의 확대
- 기관 분기각의 개대(開大)(≥0ｏ)
- 이중 음영(double contour)

(2) 우심방 확대
- 오른쪽 제2궁(弓)의 확대

흉부X선

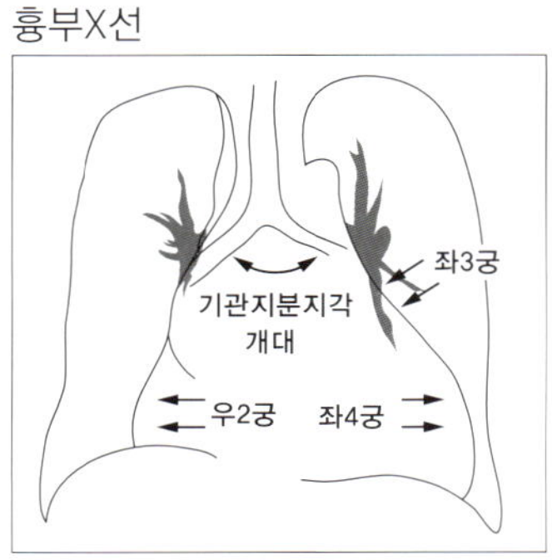

Clinical Point ⑫ MS에 대한 판막치환수술의 적응

PTMC 혹은 OMC의 적응으로 생각할 수 없는 환자로는

(1) NYHA 심장기능분류 III~IV도의 중등도~고도 MS

(2) NYHA 심기능분류 I~II도로 고도 MS와 폐고혈압(폐동맥 수축기압 50 mmHg 이상)을 합병하는 경우.

Answers: Q1 (b),(c),(d),(e)

증례 14 심전도 이상이 지적된 76세 남성

- 호소 : 증상 없음.
- 현재 병력 : 이전에 건강 진단으로 고혈압과 부정맥이 지적되어 강압제와 디지탈리스 제재 투여를 받고 있었다. 이번 성대폴립 수술을 위해서 이비인후과에 입원했을 때 심전도 이상이 지적되어 순환기 내과에 소개되었다. 자각 증상은 없다.
- 환자의 과거 병력 : 고혈압(20년 전부터).
- 현증 : 신장 160 cm, 체중 41 kg, 혈압 180/80 mmHg, 맥박 88/분, 부정, 체온 35.9℃ 폐잡음 없음.

심잡음이나 III음은 청취되지 않는다. 종아리 부종 없음.

- 흉부 X선(선자세 정면상) : 심확대, CTR 58%, 우제2궁, 좌 제3, 4궁 확대.

● 심전도

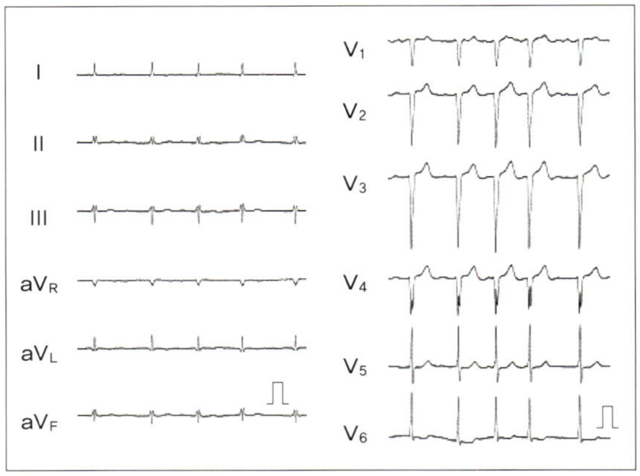

● 심에코

Echo-1 : 심첨부 4강 단층도(수축기)

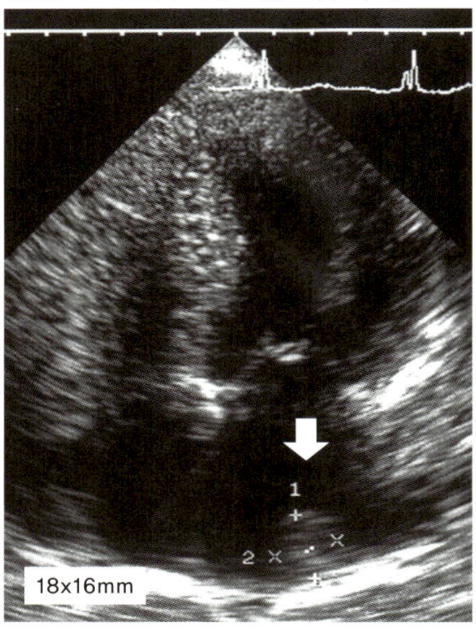

심첨부 장축 단층도(확장기)

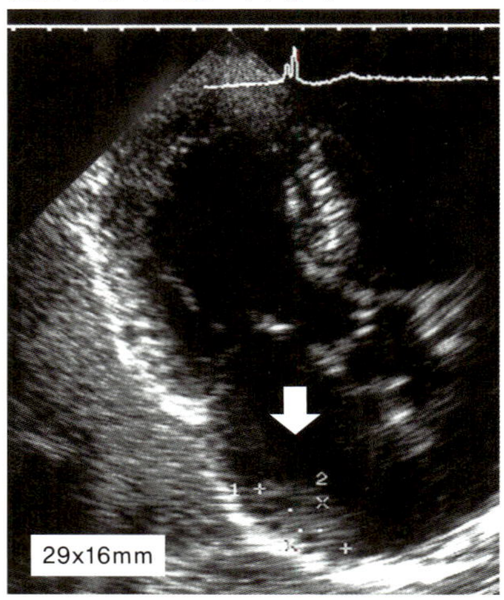

Question 1 화살표로 나타나 보이는 이상 에코(가동성은 없다)의 진단으로서 가장 생각되는 것을 1가지 선택하시오.

(a) 유두형상 탄성섬유종 (b) 심장 점액종 (c) 좌심방속 혈전 (d) 증식물 (e) 하행 대동맥

Question 2 가장 적절하다고 생각할 수 있는 치료 방침을 선택하시오.

(a) 항응고 요법 (b) 카테터 치료 (c) 종양 적출방법
(d) 항생 물질 대량 투여 (e) 혈전 용해 요법

Key Words 심전도 이상, 심방세동(心房細動), 고혈압

● 심에코도에 앞서서

본 증례의 심전도는 R-R간격이 불규칙하고, P파가 보이지 않고, 기선에 섬세한 흔들림(細動波)이 보이므로 심방세동이라고 진단된다. V_1~V_4의 QS패턴에서는 앞부분 중격의 심근경색이 의심되지만 ST저하를 I, aVL, V_5, V_6에서 보이므로 좌심실 비대라고도 해석할 수 있다. 병력에서 고혈압에 의한 좌심실 비대가 의심된다. Clinical Point 13에 심방세동을 합병하는 기초 심질환을 적는다. 빈도상으로는 고혈압에 동반되는 비판막증성 심방세동이 많다. 심에코도에서는 기초 심질환을 평가하는 것과 동시에 좌심방속 혈전에 주의를 기울일 필요가 있다. 단 경흉벽 심에코도에서 지적할 수 없어도 좌심방 혈전은 부정할 수 없다. 호발부위인 좌심이(心耳) 혈전의 진단에는 경식도 심에코도를 필요로 하는 것이 많다.

● 심에코 판독의 포인트

(1) 심첨부 4강 단층도 및 장축 단층도에서는 좌심실 비대와 좌심방 확대에다가 좌심방 후벽을 따라서 2 cm 크기의 덩어리진 에코를 보여서 좌심방 혈전이라고 생각된다. 유두상 탄성섬유종은 판막에 끈같은 줄기가 달려서 가동성을 보이는 것이 많다. 좌심방 점액종은 심방중격에 줄기가 붙어서 덩어리 부분은 가동성이 있고 좌심방속에 떠있는 것처럼 관찰된다. 증식물(vegetation)은 감염성 심내막염에서 볼 수 있는 구조물로 판이나 판륜부에 부착하고 감염 소견이나 판막기능 부전을 동반하는 것이 많다.

(2) 좌심방내 혈전에 대해서는 와파린 내복 항응고 요법을 실시해서 색전증의 발증 예방에 노력한다. 와파린은 PT-INR을 지표로 투여량을 조절한다. 와파린을 투여하는 중에 리스크가 높은 심방세동 환자를 적는다(Echo Point 14). 또한 크고 가동성이 높고(부유 혈전 등) 재발 리스크가 극히 높다고 생각할 수 있는 경우에는 혈전적제술(+왼쪽심이봉축술)을 실시하는 일이 있다. 혈전 용해 요법은 혈전을 유리시켜 색전증을 유발하는 리스크가 있기 때문에 보통은 실시하지 않는다.

Clinical Point ⑬ 심방세동의 원인 질환

(1) 판막증 : 특히 승모판협착증, 승모판 역류증
(2) 고혈압성 심장질환
(3) 허혈성 심장질환
(4) 심근증(확장형, 비대형, 구속형)
(5) 갑상선 기능 항진증
(6) 심부전
(7) WPW 증후군, 동(洞)부전 증후군
(8) 심장 수술 후
(9) 고립성(분명한 원인이 없는 경우)

Echo Point ⑭ 비(非)판막증성 심방세동에서의 와파린의 적응

(1) 임상 지표
- 일과성 뇌허혈발작이나 뇌경색, 말초 색전증의 기왕
- 고혈압이나 당뇨병의 합병
- 관동맥 질환이나 울혈성 심부전의 합병
- 75세 이상

(2) 심에코 소견
- 좌심방 속의 혈전
- 좌심방 속의 뭉게뭉게 에코(☞p.108 Side Memo 31)
- 좌심방 확대
- 좌심실 비대, 좌심실 수축기능 장해

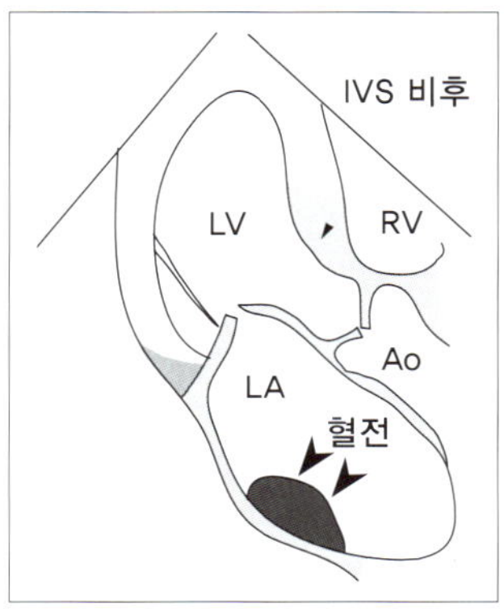

증례 15 운동시 호흡 곤란으로 입원한 75세 남성

- 호소 : 운동시 헐떡임, 호흡 곤란.
- 현 병력 : 2개월 전부터 비탈길에서 헐떡임이 나타났지만 일단 개선되었다. 2주일 전부터 운동시 호흡 곤란이 심해지고 평지의 보행에서도 헐떡임을 느끼게 되었다.
- 환자의 과거 병력 : 전립선암으로 에스트로겐 치료 중.
- 현증 : 신장 163 cm, 체중 68 kg, 혈압 142/94 mmHg, 심박 96/분, 정맥, 체온 35.8℃ 눈꺼풀 결막 빈혈 없고, 흉골좌연 제 4 늑간에 Levine II/VI의 범수축기 잡음이 청취된다. 폐잡음 없음. 좌하퇴 부종 경도.
- 흉부 X선(선자세 정면상) : 심 확대 없음, 폐울혈 없음.

● 심전도

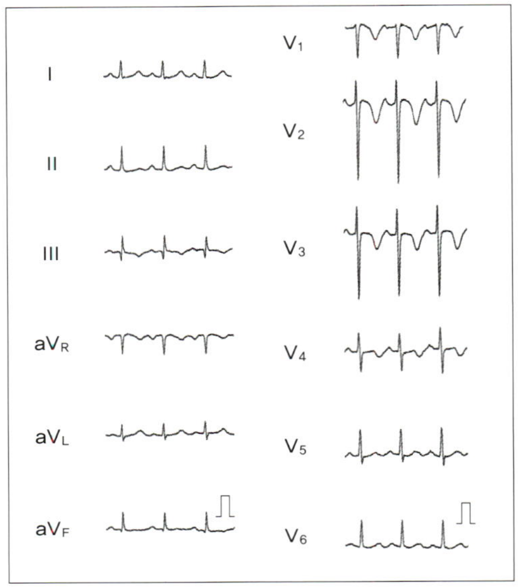

● 심에코도

Echo-1 : 심첨부 4강 단층도 (수축기)

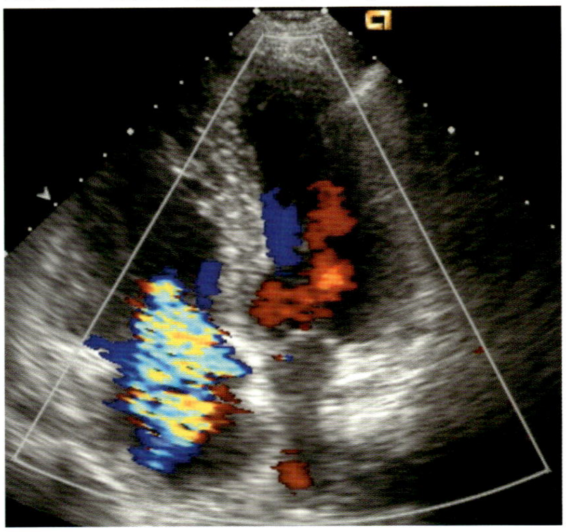

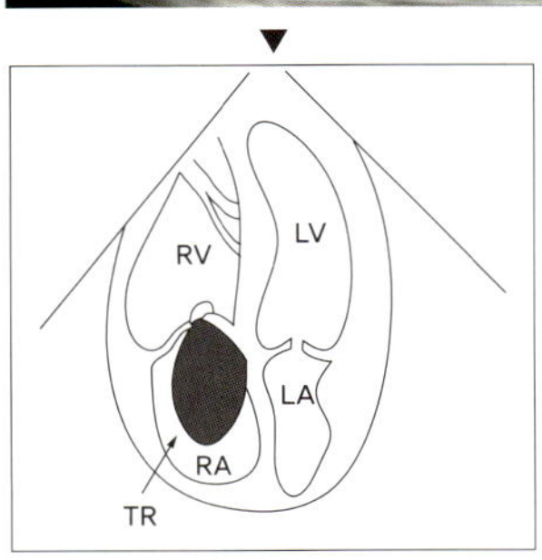

삼첨판 역류혈류속도파형 (연속파 도플러법)

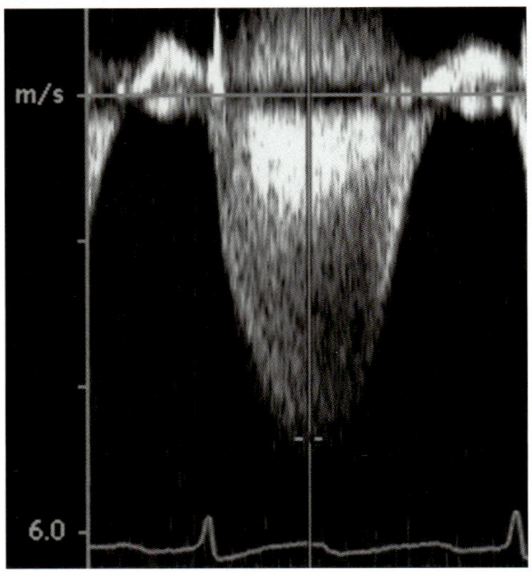

Question 1 가장 생각할 수 있는 질환은 무엇인가.

Question 2 본 증례의 우심실 수축기압은 대략 어느 정도와 추정될까 (우심방압을 10 mmHg로 가정한다).

(a) 30 mmHg (b) 60 mmHg
(c) 90 mmHg (d) 120 mmHg

Key Words 운동시 헐떡임, 호흡 곤란, 종아리 부종

● 심에코도에 앞서서

호흡 곤란의 원인이 되는 질환은 다양하다. 심에코도는 원인 질환의 감별로 유용하지만 모든 것을 진단할 수 있는 것은 아니다. 본 증례인 경우 단계적으로 병세가 악화되고 있어 심전도에 맞춰서 폐색전증을 감별해 주는 것이 중요하다. 폐색전증은 흉부 X선의 소견으로 부족한 것이 많아서 의심하지 않으면 놓쳐 버린다. 본 증례의 심전도는 V_1~V_4의 음성 T파와 전방 흉부 유도의 R파감고(clockwise rotation)를 인정해 폐색전증 등 급성 우심실부하 질환일 가능성이 있다.

● 심에코도 판독 포인트

(1) 정상 심첨부 4강 단층도에서는 좌심실이 우심실보다 크게 보이지만 본 증례에서는 우심실 쪽이 커서 우심실 확대가 시사된다(Echo-1). 컬러 도플러법으로 중등도의 TR이 인정되고 그 혈류속도(4.5 m/sec)에서 우심실-우심방압교차 $4 \times 4.5^2 = 81$ mmHg, 우심방압을 10 mmHg로 가정해서 우심실 수축기압은 91 mmHg로 추정되었다.

(2) 폐고혈압은 교원병이나 왼쪽 심부전 등 여러 가지의 병인에 의해서 생기지만 본 증례에서는 조영CT로 오른쪽 그림과 같이 폐동맥내에 혈전을 인정했다. 하지정맥 에코 검사에서는 심부 정맥혈전(血栓)(왼쪽 오금정맥)을 확인해서 폐색전의 원인이라고 생각할 수 있었다.

흉부 CT(조영)

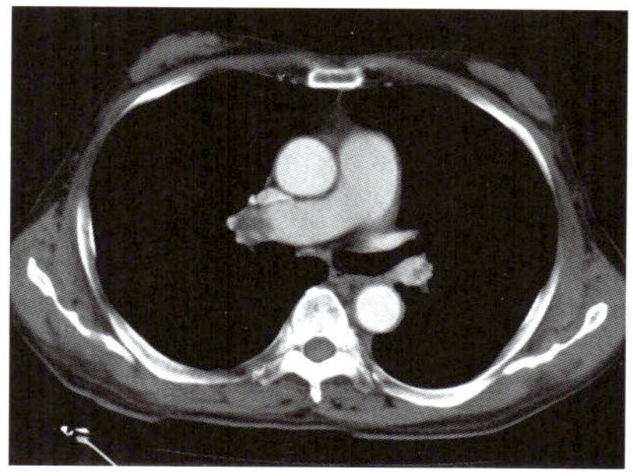

Echo-3 : 하지정맥에코검사(좌측 오금정맥)

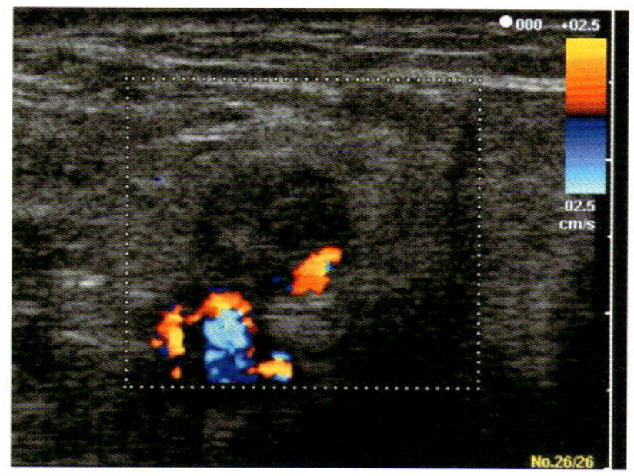

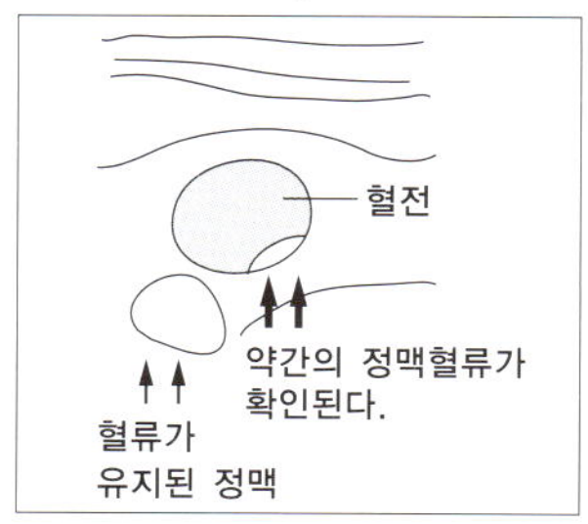

ECG Point ⑦ 폐색전증의 심전도

- V_1~V_3의 음성 T파에서는 우각블록, 왼쪽 앞 하행가지의 중증허혈, 폐색전증 등의 우심실부하를 생각한다.
- 새롭게 출현한 우각블록, 오른쪽축편위나 clockwise rotation인 경우에도 폐색전을 감별 한다.
- 폐색전증에서 SI, QIII, TIII를 보이는 빈도는 높지 않다.

Echo Point ⑮ 삼첨판 역류(TR)에서 폐동맥압 추정

폐동맥 수축기압(우심실수축기압)(mmHg)
=우심방압 + (우심실-우심방압교차)
=5or10 + $4 \times V^2$ (베르누이의 간이식)
(V : 연속파 도플러법에 의한 TR의 혈류속도)

Clinical Point ⑭ 호흡 곤란의 심에코도 진단

(1) 심에코도의 체크 포인트
- 좌심실 기능(수축기능 · 확장기능)은 어떨까?
- 우심실 확대는 없는지, 폐고혈압은 없는가?
- 고도의 판막증이나 선천성 심장질환은 없는가?
- 좌심실 벽비후는 고도이지 않을까?
- 심막액의 저류는 없는가?

(2) 안정시 심에코도로 진단이 어려운 심장 질환 : 운동성 협심증, 부정맥, 고박출성 심부전(빈혈, 갑상선 기능 항진증, 각기, 동정맥루 등).

(3) 비심장 질환 : 호흡기질환(폐렴, COPD, 기관지 천식), 인후 인두 질환, 신경근 질환, 신부전, 정신 질환 등.

Answers: Q1 폐색전증 **Q2** (c)

증례 16 가슴이 답답하고 부종으로 진찰받은 58세 남성

- 호소 : 운동시 헐떡임.
- 현재 병력 : 1개월 전부터 급한 비탈길이나 계단을 올라 오르내릴 때 헐떡임이 나타나고 1주일 전부터 부종과 평지 보행에서도 가슴이 답답함을 자각하게 되었다. 기좌호흡은 보이지 않는다.
- 환자의 과거 병력 : 고혈압(15년 전부터).
- 현증 : 신장 177 cm, 체중 92 kg, 혈압 190/120 mmHg, 맥박 112/분, 정맥, 호흡수 20회/분, 체온 36.7℃ 심잡음 없음. 심첨부에 III음 갤럽이 들린다. 폐잡음 없음. 경정맥 노장, 종아리 부종이 인정된다.
- 심전도 : 동조율, ST-T변화를 동반한 좌심실 비대.
- 혈액검사 : BNP(사람 뇌성이뇨 펩티드) 655 pg/mL (< 18.4) (괄호내는 정상치).

흉부X선 (선자세 정면상)

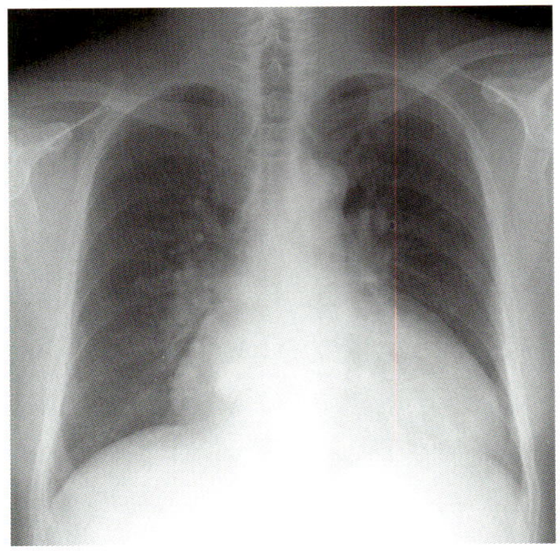

심에코도

흉골좌연 장축 단층도(왼쪽 : 확장 말기, 오른쪽 : 수축 말기)

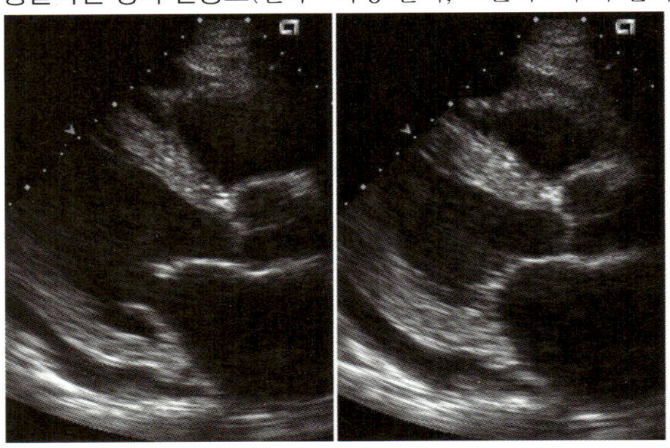

좌심실 유입혈류속파형(펄스 도플러법)

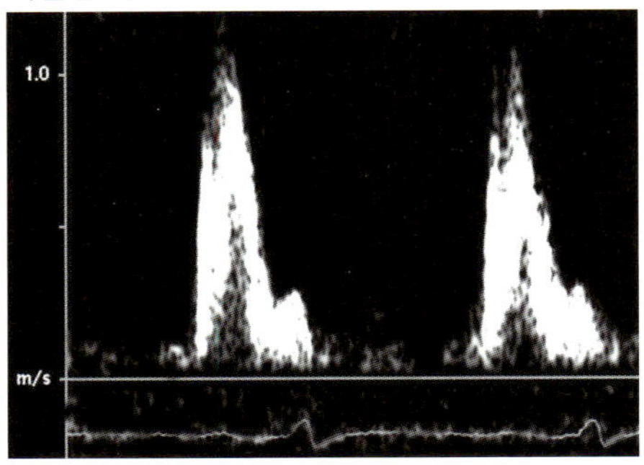

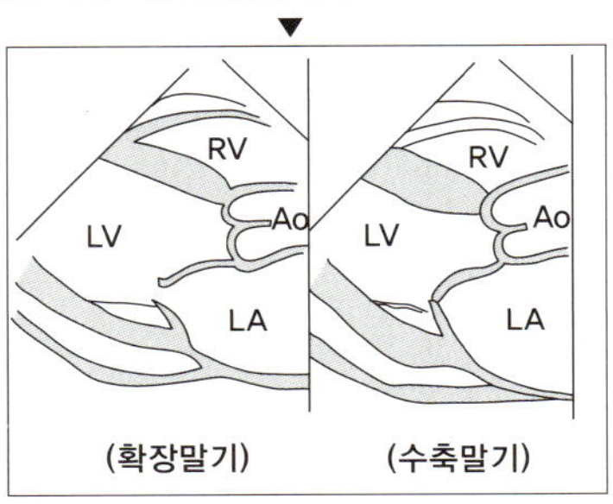

Question 1 당원 진찰시의 NYHA 심기능분류를 말하시오.

Question 2 본 증례의 심에코도에 대해 올바른 것을 모두 선택하시오.

(a) 좌심실 확대 (b) 좌심방 확대
(c) 정상 좌심실 수축기능 (d) 정상 좌심실 확장기능
(e) 심막액 저류

Question 3 본 증례에서 하대정맥 지름은 호기 24 mm, 흡기 20 mm, 연속파 도플러법에 의하면 삼첨판 역류의 혈류속도는 3 m/sec였다. 본 증례의 혈행동태에 대해서 올바른 것을 모두 선택하시오.

(a) 우심방압 정상 (b) 좌심방압 정상
(c) 좌심실 수축기압 저하 (d) 폐고혈압
(e) 좌심실확장 말기압 상승

Key Words 노작시 헐떡임, 종아리 부종, 흉수 저류, III음

● 심에코에 앞서서

현 병력, 현증으로 심부전이 의심되는 증례이다. 심부전 진단은 증상, 신체 소견, 흉부 X선, 혈액검사 등을 종합해 판단한다. 동맥혈액가스나 BNP치의 증가(100~200 pg/mL이상)도 참고가 된다. 심부전 증상의 중증도 분류에는 NYHA 기능 분류를 이용하지만 본 증례는 평지 보행으로 가슴이 답답함을 느끼는 것으로 NYHA III도 상태이다. 심에코도에서는 심부전의 원인 질환을 진단하고 심장기능이나 혈행 동태를 평가한다.

● 심에코도 판독 포인트

Echo-3 : 조직도플러법으로부터 승포판륜속도파형

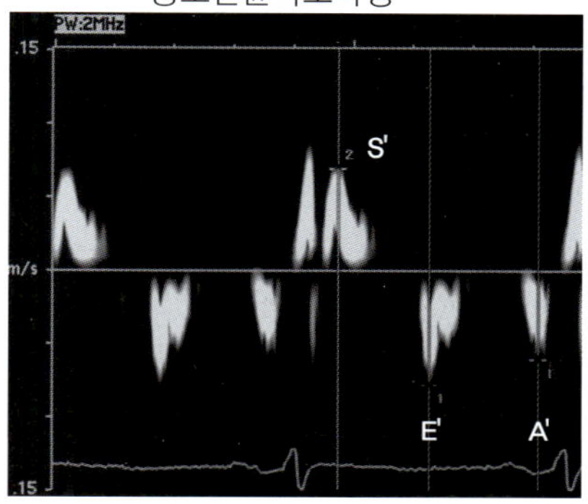

(1) 흉골좌연 장축 단층도에서는 좌심실 · 우심실 확대와 수축기능 저하, 좌심방 확대를 보인다. 우심실전면, 좌심실후면의 에코 프리 스페이스는 심부전에 동반되는 심막액 저류라고 생각할 수 있다. LVDd/LVDs 65/57 mm, IVS/LVPW 13/13 mm이며, 심프슨 변법에 따라 LVEF 34%와 중등도의 수축기능 저하를 인정했다. 확장형 심근증 유사한 소견이지만 고혈압 병력과 좌심실 벽비후로 고혈압성 심질환이 의심되었다.

(2) 심부전 환자에서는 심에코도에 의한 혈행 동태 예측이 중요하다(Echo Point 16, ☞p.123, 124 제11장 심부전 항 참조). 좌심방압 · 우심방압 상승인 경우는 이뇨제나 혈관 확장제를 이용한다. 본 증례의 좌심실 유입 혈류속파형은 확장 조기파(E파)가 증고 한 패턴이며, 이것은 심장 뛰는 소리 III음에 해당된다. 좌심실 수축기능 저하예로 정상형은 드물고 좌심방 확대를 보이는 것에서 구속형(좌심방압상승)으로 판정되었다(☞p.50). 심부전 치료로 III음은 소실되고 좌심실 유입 혈류속파형은 이완 장해 파형으로 변화했다. 덧붙여 본 증례의 조직 도플러법에 따르는 승모판륜 속도는 오른쪽 그림처럼 저하되고 E/E'=15로 좌심방압 상승이 시사되었다(☞p.51 Side Memo 11).

(3) 하대정맥 지름 확대로 우심방압 상승이 예측된다(☞p.36 Side Memo 6). 우심방압을 15 mmHg로 가정하면 폐동맥 수축기압은 삼첨판 역류에서 15+4×32=51 mmHg로 추정되어 폐고혈압이라고 진단된다. 좌심방압 상승에 동반되는 폐동맥쐐기압 상승으로보아 2차성 폐고혈압을 일으켰다고 생각할 수 있었다.

Clinical Point ⑮ 심부전의 NYHA(New York Heart Association) 심기능분류

Ⅰ : 신체 활동에 제한이 없는 심장질환 환자.
Ⅱ : 신체 활동에 경도의 제한이 있는 심장질환 환자. 일상생활에 있어서 신체 활동에서도 피로, 동계, 호흡 곤란, 협심증상이 일어난다.
Ⅲ : 신체 활동에 고도의 제한이 있는 심장질환 환자. 가벼운 일상생활에 있어서 신체 활동에서도 피로, 동계, 호흡 곤란, 협심증상이 일어난다.
Ⅳ : 신체 활동이 제한되고 안정하고 있어도 심부전 증상이나 협심증상이 일어나, 작은 신체 활동에서도 호소가 증강한다.

Echo Point ⑯ 심부전 환자 혈행 동태의 심에코도에 의한 추정

(1) 좌심방압(≒좌심실 확장말기압)의 상승
- 좌심실 유입 혈류속도파형 : 거짓 정상화 · 구속형
- E/E'(조직 도플러법)>15
- 폐동맥판역류의 확장 말기압 차이 상승
- 폐고혈압의 합병(TR의 압 차이로 추정)

(2) 우심방압(중심 정맥압)의 상승
- 하대정맥 지름의 확대, 호흡성 변동의 저하

(3) 심박출량의 저하
- 좌심실 유출로 혈류속도파형(펄스 도플러법)으로 추정
- 고도의 좌심실 구출율(LVEF)의 저하

Answers: Q1 NYHA III도 **Q2** (a), (b), (e) **Q3** (d), (e)

증례 17 운동시 헐떡임을 호소하는 59세 남성

- 호소 : 운동시 헐떡임.
- 현재 병력 : 14년 전에 심근경색으로 입원하여 보존 치료를 받았다. 작년무렵부터 급한 비탈길이나 계단을 오르내려로 헐떡임을 자각하게 되어 본원을 찾아왔다.
- 환자의 과거 병력 : 당뇨병, 고지혈증.
- 현증 : 신장 159 cm, 체중 70 kg, 혈압 100/60 mmHg, 맥박 68/분, 정맥, 체온 35.8℃ 경정맥 노장 없음. 심첨박동은 왼쪽 앞 겨드랑이 선상에서 2횡지 촉지된다. 심첨부에 IV음이 청취된다. 심 잡음 없음. 폐잡음 없음. 종아리 부종 없음.
- 흉부 X선(입위정면상) : CTR 60%. 폐울혈 없음.

● 심전도

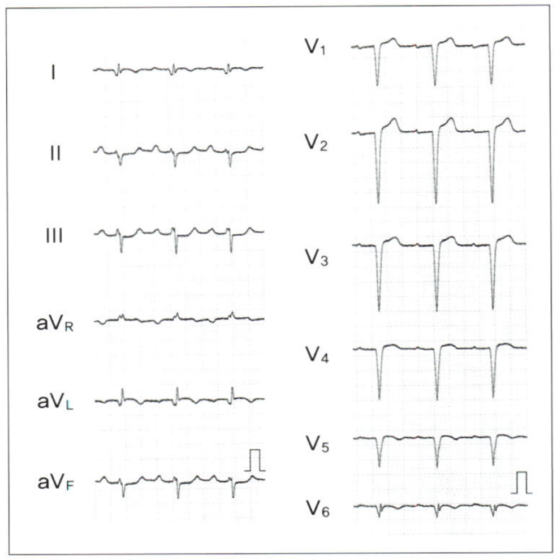

● 심에코도

흉골좌연 장축 단층도 (왼쪽 : 확장 말기, 오른쪽 : 수축 말기)

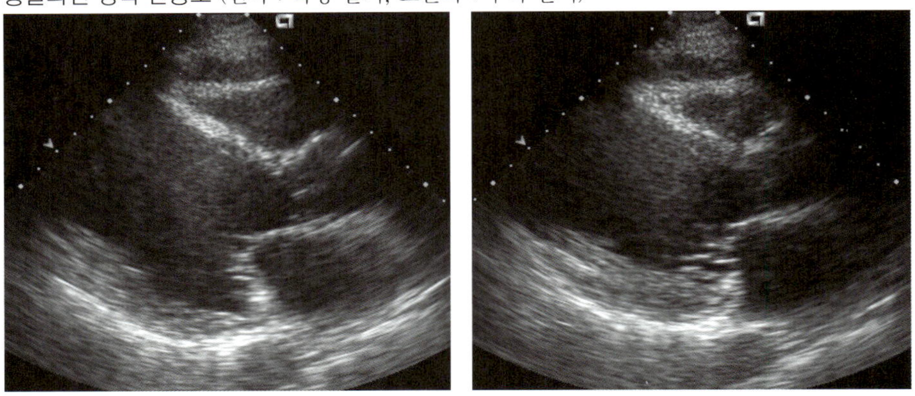

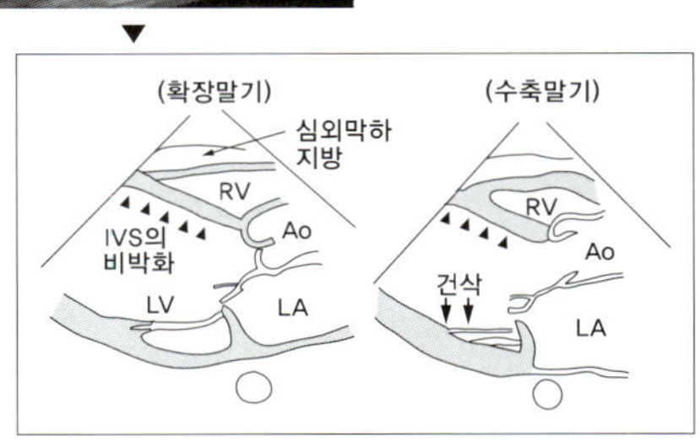

Question 1 본 증례의 심전도에 대해 올바른 것을 모두 선택하시오.

(a) 심전도에서는 완전좌각블록을 보인다.
(b) 심전도에서는 하벽경색이 의심된다.
(c) 심전도에서는 심근경색의 범위는 좁다고 추측된다.
(d) 심전도에서는 심근경색의 범위는 넓다고 추측된다.
(e) WPW 증후군의 합병이 의심된다.

Question 2 본 증례의 심에코도에 대해 올바른 것을 모두 선택하시오.

(a) 좌심실 지름은 정상 범위이다.
(b) 좌심실 수축기능은 정상 범위이다.
(c) 좌심실 리모데링을 보이고 있다.
(d) 왼쪽 앞 하행가지 근위부병변이 의심된다.
(e) 왼쪽 선회가지 영역의 심근경색이 의심된다.

Key Words 심근경색, 운동시 헐떡임, 심첨박동

● 심에코도에 앞서서

심근경색의 기왕이 있는 환자가 운동시 헐떡임으로 진찰했다. NYHA II도의 만성 심부전 증상이 의심되고 심전도에서 V1~V6, I, aVL에 이상 Q파를 보인다. 중격부터 전벽에 걸친 광범위한 진구성 심근경색이라고 생각할 수 있다. 전측벽 부근(대각 가지 영역)에까지 경색이 미치고 있을 가능성이 있다. PQ간격의 단축은 인정되지 않고, 뚜렷한 WPW 증후군은 부정적으로, V5, V6유도의 R파에 notch가 보이는 완전좌각블록 패턴도 아니다. 이상의 경과로 심근경색 후의 심기능평가를 목적으로 심에코도를 실시한다.

● 심에코 판독의 포인트

(1) 흉골좌연 장축 단층도로, 앞쪽중격(▲▲▲)은 얇고 휘도 상승을 보이며 수축기에는 안쪽으로 움직이지 않고 벽두께도 증가하지 않는다(akinesis). 진구성 심근경색의 소견이다. 한편 후벽은 수축을 보이고 있다. 앞부분 중격은 왼쪽 앞 하행가지 지배 영역이지만 심장근부중격까지 벽운동이 저하되어 있는 것으로 보아 전하행지 근위부병변이 예상된다. 관동맥조영에서는 왼쪽 앞 하행가지의 완전 폐색이 확인되었다.

(2) 본 증례에서는 좌심실은 확대되어서 고도의 좌심실 수축기능 저하가 의심된다. 심근경색후의 심실 리모데링 상태라고 추측된다(Clinical Point 16). 좌심실 지름은 LVDd/LVDs 66/53 mm, 심프슨 변법으로 구한 LVEF는 26%였다. 단축 단층도(Echo-2)에서도 중격에서 전벽에 걸쳐 akinesis로 벽의 비박화를 보일 뿐만 아니라 비경색 영역의 움직임도 정상적이라고는 말할 수 없다. 심실 리모데링은 심근경색에 의해서 괴사에 빠진 심근의 기능을 대상하기 위해서 카테코라민, 레닌 · 안지오텐신 · 알도스테론계 등의 신경 체액성 인자가 정상부 심근에도 작용하여 심비대 · 심확대를 초래하는 것이지만 반대로 심부전 발증에 관련해 예후를 악화시킨다고 한다. 그 예방에 안지오텐신 변환 효소(ACE) 저해약이나 안지오텐신 수용체 대항약 등의 투여가 유효하다.

Echo-2 : 흉골좌연단축단층도
(왼쪽 : 확장말기, 오른쪽 : 수축말기)

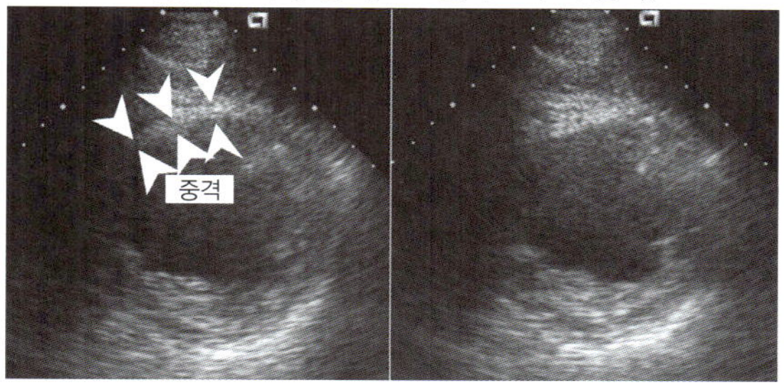

Clinical Point ⑯ 심근경색 후의 심기능장해

- 기절 심근(stunning) : 급성 심근경색 등의 급성허혈로 벽운동이 저하되고 있지만 심근 괴사에는 빠지지 않은 상태. 허혈의 해제로 시간이 지나면 벽운동이 개선된다.
- 동면 심근(hibernation) : 만성 심근허혈에 따라 벽운동이 저하되어 있는 상태. 관상혈행 재건수술을 실시하는 것으로 심장기능개선이 기대된다.
- 심실 리모델링(remodeling) : 심근경색 발증 후에 일어나는 좌심실내강의 확대를 주체로 한 좌심실구축의 변화. 벽운동 저하는 경색 부위 이외의 영역(주변부 등)에도 변화가 미친다.

Echo Point ⑰ 심에코도에 의한 심실 리모델링의 진단

(1) 경색부의 비박화(菲薄化)와 신전(伸展), 류(瘤)형태 변화(경색 조기부터 시작되어 만성기로 진행한다).
(2) 비(非)경색부(특히 경색 주변부)의 벽운동 저하.
(3) 좌심실 확대의 진행, 좌심실구출율의 저하.

Answers: Q1 (d)　**Q2** (c), (d)

증례 18 일과성 뇌허혈발작으로 입원한 52세 여성

- 호소 : 말하기 곤란, 오른쪽 반신불수.
- 현재 병력 : 본래부터 건강. 1주일전에 갑자기 말하기 곤란함과 오른쪽 반신불수를 일으켰지만 반나절만에 개선되어 일과성 뇌허혈발작이 의심되어 입원이 되었다. 현재는 가벼운 동계를 자각할 뿐.
- 환자의 과거 병력 : 고혈압 없음.
- 현증 : 신장 140 cm, 체중 41 kg, 혈압 130/80 mmHg, 맥박80/분, 부정맥. 신경학상 이상 없음. 심첨부에 Levine I/VI의 범수축기 잡음 및 plop sound를 청취. 폐잡음 없음. 종아리 부종 없음.
- 심전도 : 심방세동, 이상 Q파 없음. ST-T변화 없음.

심에코도

Echo-1 : 흉골좌연 장축 단층도(확장기)
좌심실벽운동은 정상, 승모판의 류머티즘성 변화 없음.

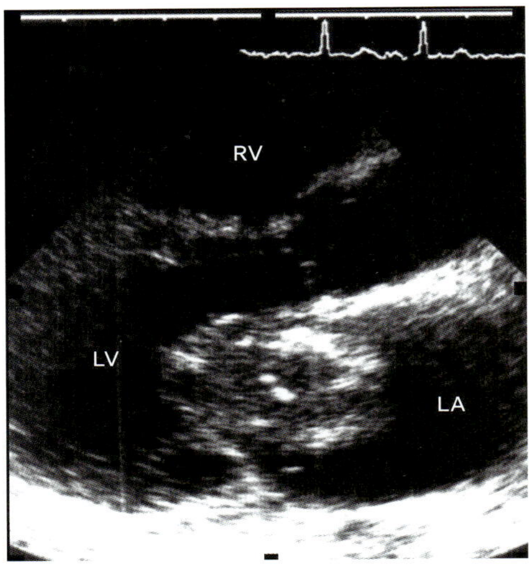

Echo-2 : 흉골좌연 단축 단층도(수축기)
덩어리진 상태 에코는 심방중격(IAS)에 부착되어 가동성이 풍부하다.

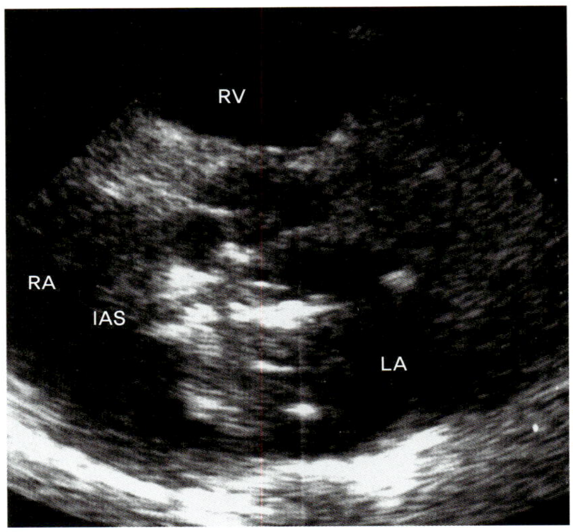

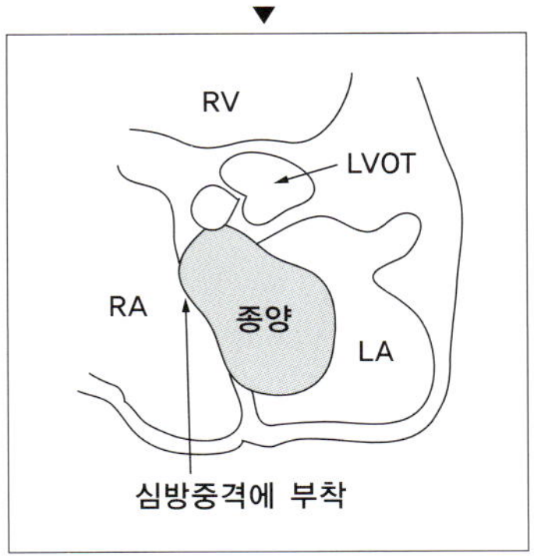

Question 1 본 증례의 진단으로 생각되는 것을 1가지 선택하시오.
(a) 유두형상 탄성섬유종 (b) 심장 점액종
(c) 왼쪽 심방 혈전 (d) 승모판륜 석회화
(e) 승모판 일탈증

Question 2 가장 적절하다고 생각되는 치료 방침을 선택하시오.
(a) 준응급으로 적출 수술을 실시한다.
(b) 즉시 혈전 용해 요법을 실시한다.
(c) CT가이드에 따라 생검을 실시한다.
(d) 승모판 치환방법을 실시한다.
(e) 경과 관찰

Key Words 일과성 뇌허혈발작, plop sound, 심방중격

● 심에코도에 앞서서

뇌경색의 원인 정밀 조사때문에 심에코 검사를 하는 경우에 뇌경색의 병형분류(뇌색전증, 아테로마 경화성, 소공경색)에 주의하고, 심방세동 유무, 연령 등을 고려한다. 본 증례에서는 갑자기 발증한 일과성 뇌허혈발작으로 심원성 뇌색전이 의심된다. plop sound가 좌심방 점액종에 특징적인 것을 알고 있으면 해답은 용이하겠다. 청진상 승모판폐쇄부전 합병도 의심된다. Clinical Point 17에 뇌색전증을 초래하는 심질환을 적었다. 특히 비교적 청년자가 뇌색전을 일으켰을 경우에는 적극적으로 경식도 심에코도를 실시해야 하는 것이다.

● 심에코도 판독 포인트

(1) Echo-1에서는 좌심방 속에 가동성이 풍부하는 거대한 덩어리(mass)가 보인다. 경흉벽 심에코도에서 좌심방속 mass가 보일 경우 심장 종양, 증식물(vegetation), 혈전, 승모판륜(輪) 석회화(가동성은 없다), 좌심방 속 폐정맥 격벽, 아티팩트 등을 감별한다. 좌심방 속 혈전은 좌심방벽에 따르는 형태 혹은 왼쪽 심이속에서 보이는 것이 통상이다. 좌심방속안에 떠도는 거대한 공모양 혈전은 드물게 색전증 고위험군 환자로 인정되지만 이 증례는 60세 미만이며 류머티즘성 승모판 판막증도 인정되지 않고, 색전증의 고위험군으로는 생각하기 어렵다. 내부의 불균일한 에코 성질과 상태는 오히려 종양을 시사한다. 이러한 좌심방 안에 부유하는 종과에서는 혈전 용해 요법은 색전증을 유발할 위험이 있으므로 금기라고 생각할 수 있다. 심내 구조물이므로 CT가이드하 생검도 금기이다.

(2) 가동성이 풍부해 심방중격에 부착된 덩어리진 혹 에코는 좌심방 점액종에 특징적인 에코 소견이다. 정지화상이기 때문에 알기 힘들지만 표면은 분엽되고 요철이 있다. 말미잘처럼 모양을 바꾸고 일부가 뜯어져 색전증을 일으키기 쉽기 때문에 준응급으로 적출수술을 실시한다. 거대한 점액종에서는 승모판구를 막아서 승모판협착이나 역류를 나타내거나 실신을 일으키기도 한다. 본 증례의 승모판 M모-드 그림에서는 승모판속에 종양이 끼어있는 상태를 알 수 있다.

Echo-3 : 본 증례의 M모-드 그림

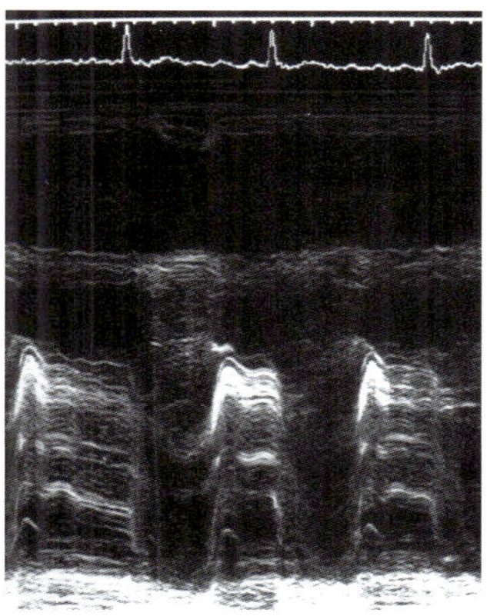

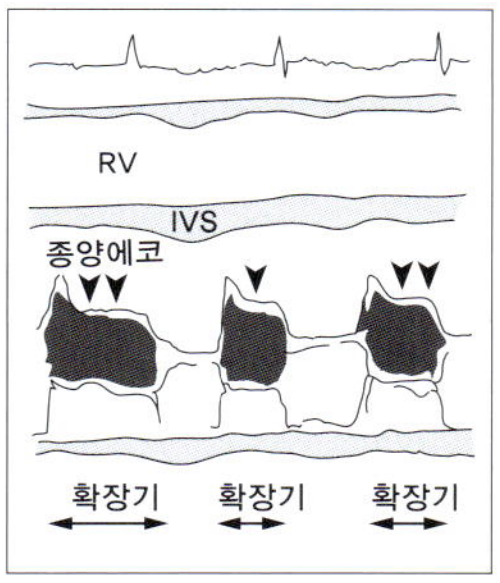

흉부CT (조영)

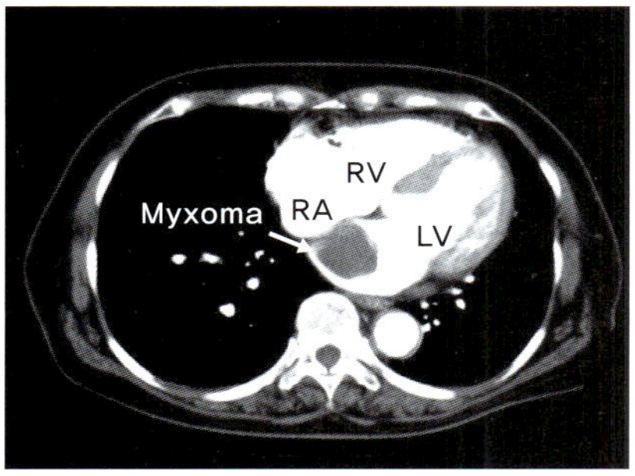

Clinical Point ⑰ 뇌색전증을 일으키는 심장 질환

(1) 심방내 혈전 : 심방세동, 승모판협착증, 심장 아밀로이도시스.
(2) 좌심실 속 혈전 : 심근경색(특히 전벽), 심실류(瘤), 심근염, 확장형 심근증, 심내막 심근 섬유증, 심근 치밀화 장해.
(3) 인공판막 치환 수술후.
(4) 감염성 심내막염(좌심계).
(5) 심장 종양 : 좌심방 점액종, 유두형상 탄성섬유종 등.
(6) 기이성색전 : 난원공개존, 심방중격결손증.

※경식도 심에코도로 발견되는 대동맥 플라크도 리스크가 된다.

Answers: Q1 (b) **Q2** (a)

증례 19 실신을 일으킨 31세 남성

- 호소 : 실신, 노작시 헐떡임.
- 현병력 : 반년 전부터 노작시에 헐떡임을 자각하고 있었다. 자택에서 주차장으로 달려 가는 도중에 실신을 일으켜 입원했다.
- 가족력 : 부친이 40세에 돌연사.
- 현증 : 신장 172 cm, 체중 66 kg, 혈압 92/60 mmHg, 맥박 64/분, 정맥, 체온 36.3℃, 흉골좌연 제 3 늑간에서 심첨부로 Levine III/VI의 구출성 수축기 잡음이 들리고, 심첨부에서 IV음이 청취된다. 폐잡음 없음. 종아리 부종 없음.

● 심에코도

Echo-1 : 흉골좌연 장축 단층도(왼쪽 : 확장 말기, 오른쪽 : 수축 중기)

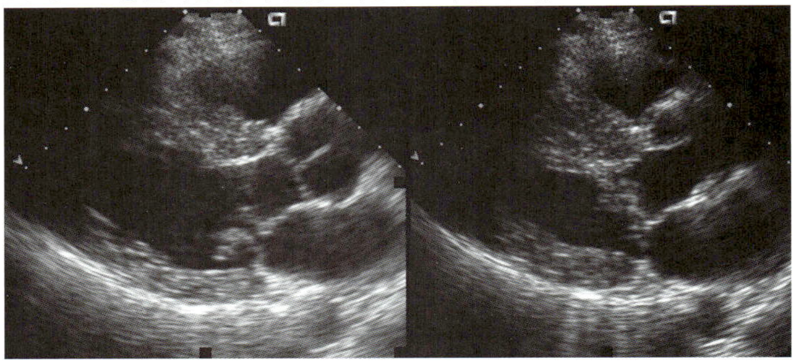

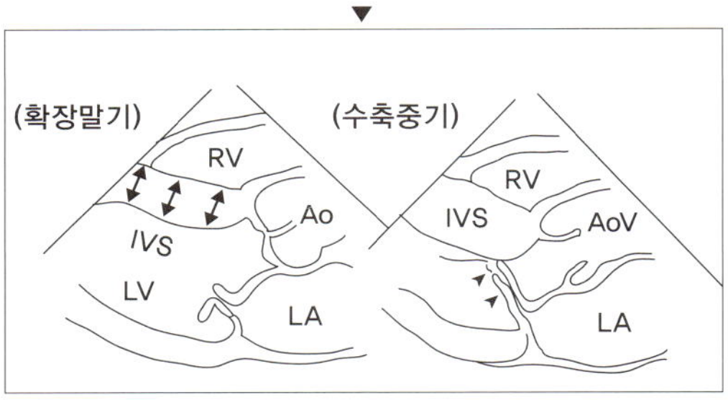

Echo-2 : 심첨부 4강 단층도(수축기)

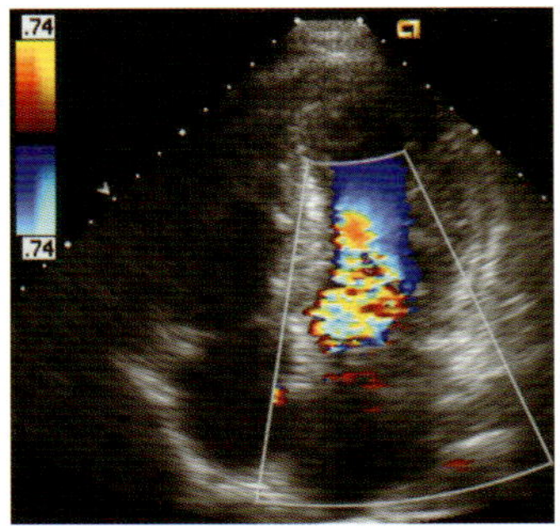

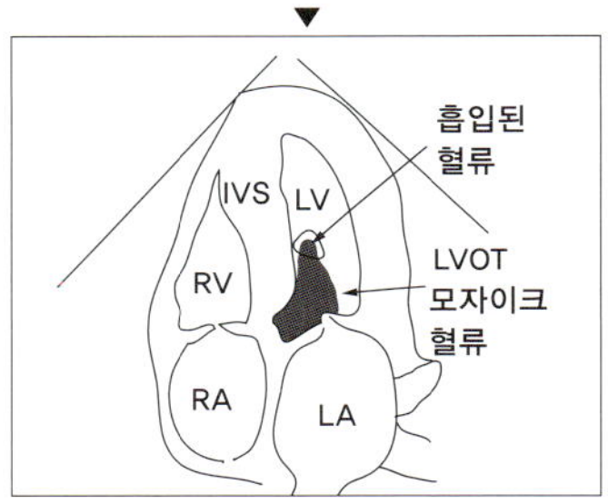

Echo-3 : Echo-2의 모자이크혈류의 연속파 도플러 파형

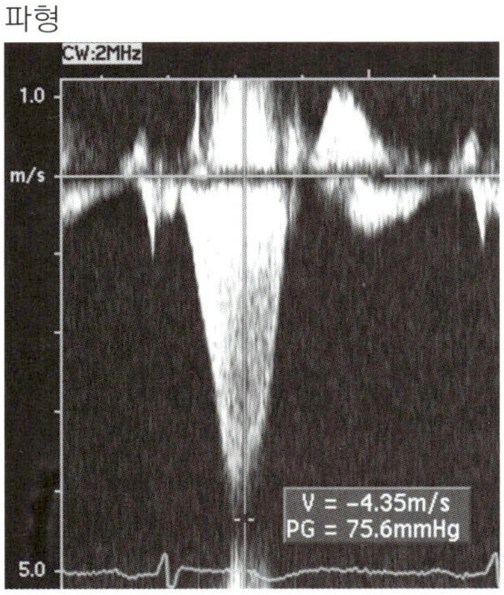

Question 1 본 증례의 심에코 소견으로 적절한 것을 모두 선택하시오.

(a) 비대칭성 중격비후
(b) 좌심실 수축기능 저하
(c) 대동맥판 협착
(d) 승모판 일탈
(e) 승모판 수축기 전방 운동

Question 2 본 질환의 치료법으로 적절한 것을 모두 선택하시오.

(a) 경피적 관동맥 성형수술
(b) 승모판 성형수술
(c) 대동맥판 치환수술
(d) 지소피라미드
(e) β차단약

Key Words 운동시 헐떡임, 실신, 구출성 수축기 잡음, 돌연사의 가족력

● 심에코도에 앞서서

일반적으로 일과성인 의식 소실 발작은 심장 유래라고는 할 수 없다. 간질이나, 고령자에서는 감염증 · 탈수에 동반하는 의식 장해도 있다. 전후의 상황, 맥의 촉진 여부, 회복까지 시간, 경련 · 사지 마비나 요실금 유무 등 주의 깊은 문진이 중요하다. 돌연 발증하고 곧바로 회복되는 실신 발작에서 심원성 실신을 의심하는 경우에는 부정맥을 의심하는 것이 많지만, Clinical Point 18과 같은 심에코도로 진단할 수 있는 심질환도 잊어서는 안된다. 본 증례에서는 운동할 때 생긴 실신인 것도 힌트가 된다.

● 심에코도 판독의 포인트

(1) Echo-1에서는 심실중격이 후벽에 비해 비후되어 있다(ASH : 비대칭성 중격비후).중격, 후벽과도 양호하게 수축하고 있어서 좌심실 수축기능은 좋다고 생각할 수 있다. 승모판은 너풀거리는 기색으로 수축기에 전방 운동(SAM)을 보이고(▲▲), 중격에 접촉되어 있다. 대동맥판은 충분히 개방되어 있다. 폐색성 비대형 심근증의 소견이다. 좌심실 계측에서는, LVDd/LVDs 45/27 mm, IVS/LVPW 16/10 mm였다.

(2) 컬러 도플러그림에서는 좌심실유출로에서 혈류가 가속되어 모자이크 시그널로 관찰되고 있다. Echo-3의 파형은 좌심실유출로의 가속혈류를 파악한 것이다(MR파형과의 감별은 Echo Point 18을 참조).베르누이의 간이식을 이용하여 압교차는 75.6 mmHg로 추정되었다.

(3) 폐색성 비대형 심근증의 왼쪽 실내압교차를 저감시키는 치료로 약물 요법(음성변력작용을 가지는 약제 : β차단약 혹은, 항부정맥약으로 알려진 지소피라미드, 시벤조린), DDD 페이스 메이커 이식방법, PTSMA(중격가지쪽의 알코올 주입에 의한 카테터성 중격심근 소작술), 중심근 절제수술(Myectomy), 승모판 치환수술등이 행해진다. 승모판 성형수술은 MR의 외과적 치료법이며 좌심실 유출로압교차의 치료에는 되지 않고 오히려 악화시키기도 한다.

Clinical Point ⑱ 실신의 진단

(1) 실신인가, 혈압이 유지된 의식 장해인가를 구별한다.
(2) 부정맥 : 서맥(동기능부전 증후군, 방실블록), 빈맥(심실세동, 심실빈박 등).
(3) 심에코도로 진단할 수 있는 실신의 원인 질환 :
- 폐색성 비대형 심근증, 좌심실유출로 협착(S자 모양중격 등), 대동맥판협착증.
- 폐고혈압증/폐색전증, 급성 대동맥 해리.
- 부정맥의 원인 질환(진구성 심근경색, 확장형 심근증, 살코이도시스 등).

(4) 그 외 : 신경 조절성 실신, 기립성 저혈압 등.

Echo Point ⑱ 폐색성 비대형 심근증의 심에코도 포인트

(1) 30 mmHg 이상의 좌심실 유출로압교차는 증상(헐떡임, 실신, 가슴 진통)의 원인이 되어 예후 불량 인자이기도 하다.
(2) 도플러법으로 좌심실 유출로압교차를 추정(MR파형과 구별).
- 수축기 후반에 피크.
- MR보다 압교차가 작고, 지속 시간이 짧다.

(3) 좌심실 유출로압교차는 조건이나 치료에 따라 변화한다.
- 운동, 탈수, 발살바 부하(負荷), 기외 수축 뒤끝, 약물 등.

(4) 압교차는 통상 SAM에 동반해 생기지만 건삭이나 심실중부 폐색이 원인이 되기도 한다.

Answers: Q1 (a), (e) **Q2** (d), (e)

증례 20 발열과 뇌경색을 나타낸 37세 여성

- **호소** : 발열, 구음(構音) 장해, 오른쪽 반신불수.
- **현병력** : 반년 정도 전부터 미열이 나타나고, 그 후 사지에 점점이 출혈얼룩을 볼 수 있게 되었다. 2개월 전에 구음 장해가 출현해서 가정의가 뇌경색이라고 진단하여 치료를 받았다. 1개월 후에 돌연 오른쪽 반신불수가 출현해 새로운 뇌경색으로 인정했다. 그 후도 발열, 염증 반응 높은 수치가 계속되기 때문에 본원에 전원이 되었다.
- **현증** : 신장 163 cm, 체중 56 kg, 혈압 110/80 mmHg, 맥박 120/분, 정맥, 체온 38.0℃ 눈꺼풀 결막에 점점이 출혈, 심첨부에 Levine II/VI의 범수축기 잡음과 III음, 양폐야에 습성라음이 들린다. 종아리부종 없음. 사지에 점상 출혈얼룩.
- **심전도** : 동조율, 정상 범위.

머리부분 MRI(T2 강조영상)

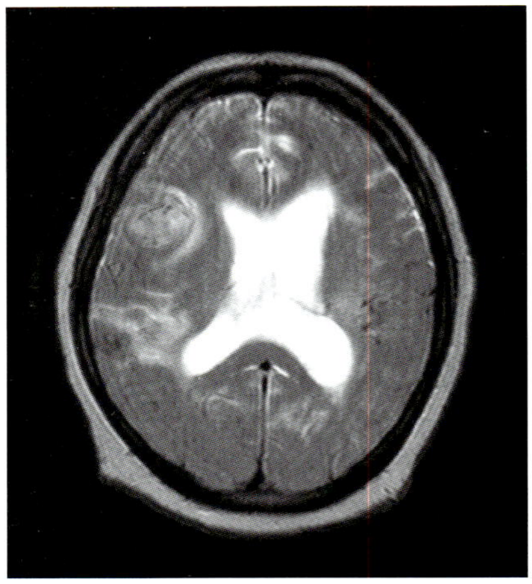

● 심에코도

Echo-1 : 흉골좌연 장축 단층도(수축기)

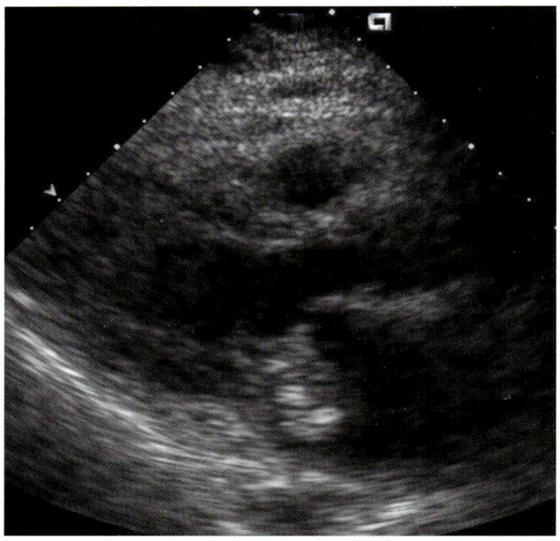

Echo-2 : 좌심실 M모-드 그림

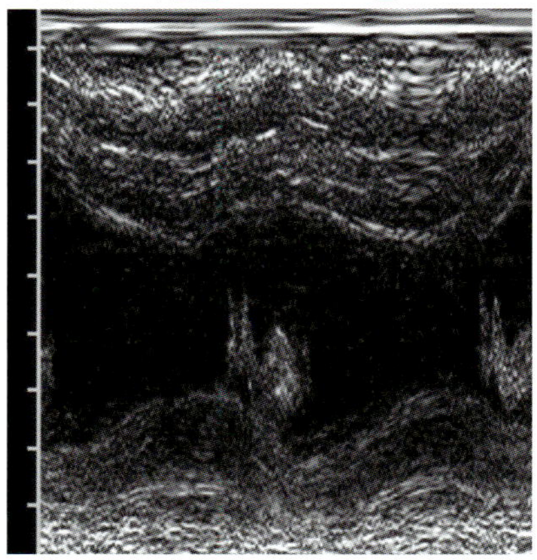

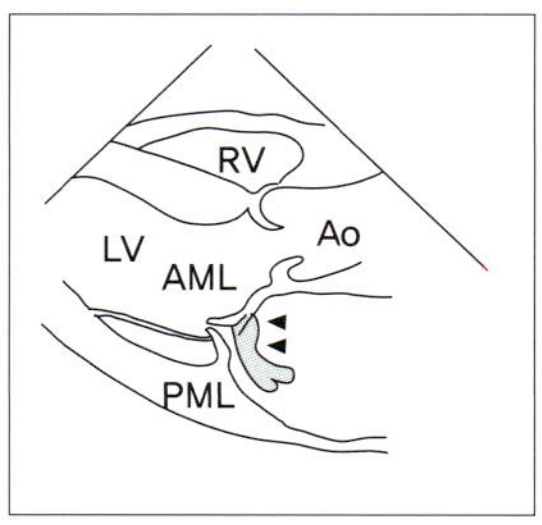

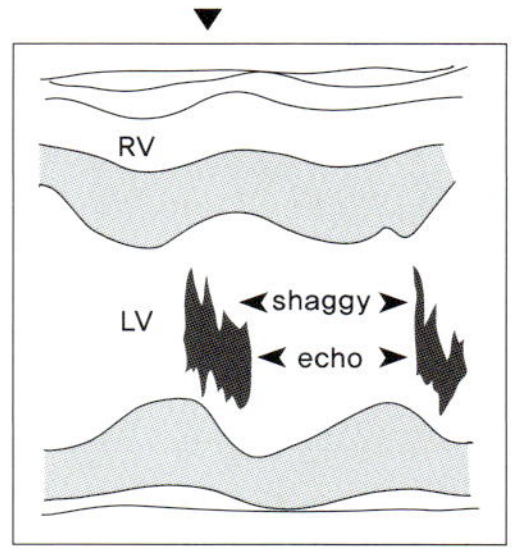

Question 1 본 증례의 병의 용태로 생각할 수 있는 것을 3가지 선택하시오.

(a) 울혈성 심부전
(b) 뇌색전증
(c) 다발성 근육 염증
(d) 감염성 심내막염
(e) 만성 심근염

Question 2 본 증례에 합치되는 것을 모두 선택하시오.

(a) 좌심실 수축기능 저하를 볼 수 있다.
(b) 승모판에 이상 에코가 인정된다.
(c) 대동맥판에 이상 에코가 보인다.
(d) 이상(異常) 에코는 확장기에는 좌심실로 이동한다.
(e) 조기에 수술을 실시해야 하는 것이다.

Key Words 발열, 뇌경색, 점상 출혈, 범수축기 잡음, III음, 습성 라음(rale)

● 심에코도에 앞서서

지속되는 발열과 염증 반응, 젊어서 뇌경색, 사지의 점상 출혈, 병적 심잡음의 청취로 보아서 감염성 심내막염(IE)이 강하게 의심되는 환자이다. 습성 라음과 III음이 청취되어서 울혈성 심부전의 합병이 의심된다. 병력으로 보아서 적어도 2회는 뇌색전을 일으킨 가능성이 있고 머리 부분 MRI에서는 왼쪽 대뇌피질에 적어도 2개소의 경색부위가 인정된다. 즉시 심에코 검사를 해서 증식(vegetation)의 유무나 판막 상태를 평가한다. 아래에 IE의 진단 기준을 적는다. 가장 중요한 것은 혈액 배양과 심에코 소견이다.

● 심에코도 판독의 포인트

(1) 흉골좌연 장축 단층도에서는 좌심방 속에 아마 승모판 전첨에 부착된 것으로 생각되는 덩어리진 상태의 에코가 인정된다. M모-드 그림에서는 좌심실 지름이 확대되는 확장기에 있고, 세동(細動) 하는 이상 에코를 보이고 장축 단층도로 수축기에 보인 덩어리진 상태 에코가 확장기에는 왼쪽 심실내로 이동하고 있다고 추측된다. 이러한 shaggy 에코는 IE의 증식물로 잘 인정되는 소견이다. M모-드 그림에서는 좌심실벽의 움직임은 양호하다.

(2) IE의 치료는 원인균에 대한 충분한 양(量)과 더구나 다제 항균약 투여를 기본으로 하지만 병의 용태가 심해서 합병증을 동반하면 수술 치료가 고려된다(Clinical Point 20). 본 증례에서는 심부전과 재발성 색전증, 거대 증식물이 동반되는 것에서 응급 수술 적응이라고 생각되어서 승모판 치환수술을 했다.

Clinical Point ⑲ 감염성 심내막염(IE)의 진단(Duke 임상적 진단 기준)

대기준 2, 또는 대기준 1개로 소기준 3, 또는 소기준 5.

대기준 (1) 혈액 배양이 지속 양성(특히 IE에 특징적인 균).
(2) IE의 심에코 소견(진동성 증식물, 농양, 새로운 인공판막열개(裂開)) 또는 새로 생긴 판막폐쇄 부전.

소기준 (1) 원인이 되는 심장질환 또는 정맥주사약물 상용.
(2) 38.0℃ 이상의 발열.
(3) 혈관 현상 : 주요 혈관색전, 패혈증성 경색, 감염성동맥류, 두개내 출혈, 안구결막출혈, Janeway 발진.
(4) 면역학상의 현상 : 사구체신염, Osler 결절, Roth얼룩, 류머티즘 인자.
(5) 혈액배양 양성이지만 대기준을 만족시키지 않는경우, 또는 IE에 합치하는 활동성 염증의 증거.

Clinical Point ⑳ 감염성 심내막염의 수술 적응

(1) 심부전이나 폐고혈압을 동반하는 급성판막역류.
(2) 변륜부농양, 가성 대동맥류(瘤), 방실전도로 장해의 출현.
(3) 항균약 저항성의 감염으로 심에코도에서 병변을 수반한 것.
(4) 10 mm 이상의 가동성 증식물(증대 경향 또는 색전증 발증).
(5) 진균류성 심내막염.

Echo Point ⑲ 감염성 심내막염(IE)의 심에코도에서 주의점

(1) 전회의 심에코도와 반드시 동영상으로 비교한다.
(2) 반복해서 심에코도를 실시한다.
(3) 4개의 판막을 모두 자주(잘) 관찰한다.
(4) 증식물(크기를 계측)은 여럿이 발견되는 일이 있다.
(5) 판막주위도 관찰한다(판륜부농양이나 판류, 중격천공).
(6) 한편에 치우친 판역류, 판복(弁腹)에서의 판역류(판막천공의 혐의)에 주의한다.
(7) 급성 판역류는 정도에 비하여 심부전을 일으키기 쉽다.
(8) 경흉벽 심에코도로 확정할 수 없을 때는 경식도 심에코도를 실시한다.

Answers: Q1 (a), (b), (d) **Q2** (b), (d), (e)

증례 21 입원중에 혈압 저하를 일으킨 76세 남성

- 호소 : 혈압 저하.
- 현재 병력 : 1개월전부터 숨쉬기 힘들고 폐암 진단으로 호흡기 내과에 입원해 치료를 받고 있었다. 야간에 혈압 저하가 출현해서 심에코 검사를 했다.
- 현증 : 신장 164 cm, 체중 58 kg, 혈압 80/60 mmHg, 맥박 96/분, 정맥, 체온 35.8℃ 경정맥 노장 있음. 심장 잡음 없음. 좌하폐쪽 호흡음 저하. 말초 냉감을 보인다.
- 심전도 : 동조율, 비특이적 ST-T변화.
- 흉부 X선(입위정면상) : 좌폐 종류(腫瘤)그림자, 왼쪽 흉수 저류가 인정된다.

● 심에코도

Echo-1 : 흉골좌연 장축 단층도(확장기)

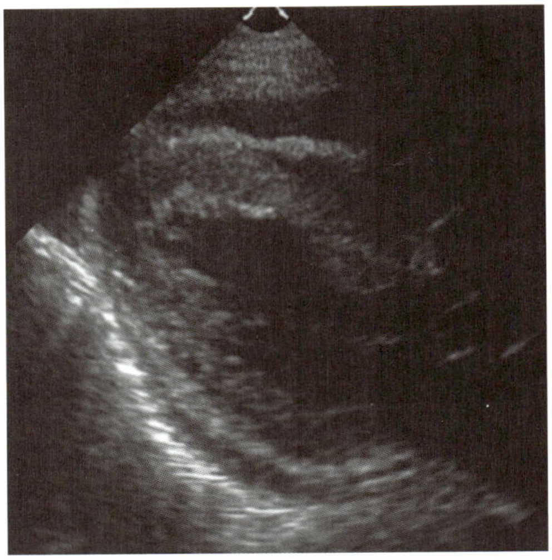

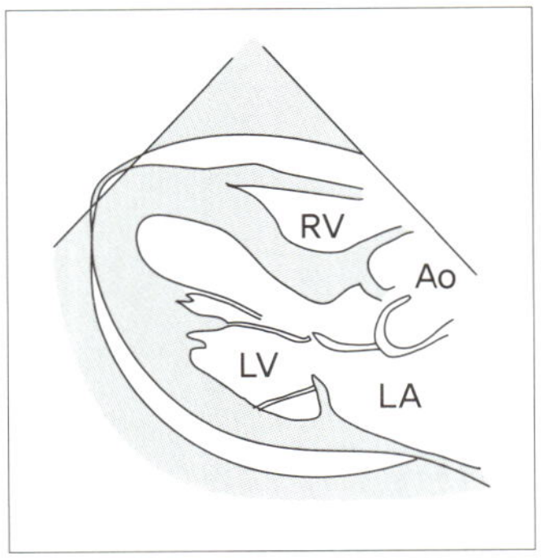

Echo-2 : 좌심실 M모-드 그림

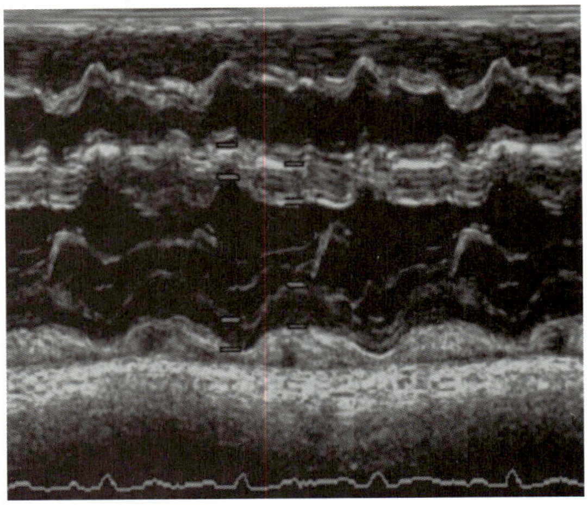

Question 1 적절한 심에코도 소견을 다음 중에서 1가지 선택하시오.
(a) 고도의 좌심실수축기능 저하
(b) 우심실 확대
(c) 좌심실 확대
(d) 심막액 저류
(e) 좌심실의 허탈

Question 2 본 증례의 병의 용태로 가장 적절한 것을 1개 선택하시오.
(a) 폐색전증 (b) 심낭압전
(c) 출혈성 쇼크 (d) 비대형 심근증
(e) 급성 심근경색

Key Words 혈압 저하, 말초 냉감, 경정맥 노장

● 심에코도에 앞서서

혈압 저하와 말초 냉감을 나타내는 증례로 쇼크 병의 용태가 의심된다. 쇼크 환자로 심에코 검사를 실시하는 경우 상세한 계측은 실시하지 않고 외형으로 쇼크의 원인을 대략적으로 추정하는 것이 중요하다. 심원성인가 아닌가를 신속히 판단하고 치료를 실시한다. 본 증례에서는 경정맥 노장이 있는 것에서 출혈같은 hypovolemic shock는 생각하기 어렵다. 심에코도의 체크 포인트를 아래에 나열한다. 또한 좌심실의 수축이 좋은 경우에도 좌심실이 작으면 충분한 심박출을 얻을 수 없는 것이 있다.

Clinical Point 21 쇼크의 감별 진단

(1) 심에코도의 체크 포인트
- 좌심실 수축기능의 심한 저하 → 급성심근경색, 급성 심근염
- 우심실은 확장되어 있지 않는가 → 폐색전증
- 비정상 모자이크혈류 → 대동맥판 협착증, 좌심실 유출로협착, 유두근단열, 심실중격천공
- 심막액 저류 및 확장 조기의 우심실 허탈(early diastolic collapse) → 심낭압전
- 하대정맥지름은 큰가, 작은가?

(2) 심에코도에 심박출이 유지되고 있는 경우(좌심실은 과수축인 것이 많다.)
- hypovolemic shock(하대정맥지름은 허탈)
- distributional shock(패혈증 등)
- neurogenic shock(아나필락시 등)

● 심에코도 판독 포인트

Echo-2 : 모식도

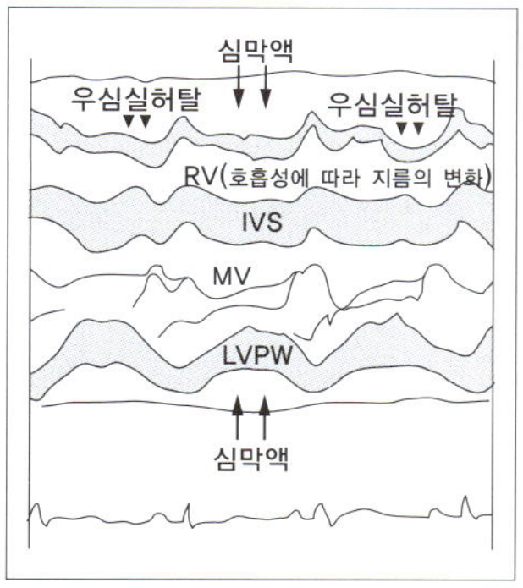

(1) 흉골좌연 장축 단층도에서는 좌심실 지름은 약간 작고 비대도 인정되지 않는다. M모-드 그림에서는 좌심실의 수축은 양호하다. 심전도로 ST상승도 보지 못하고, 심 잡음도 인정되지 않는 것으로 보아서 심에코 소견과 맞춰서 급성 심근경색이나 급성 심근염, 비대형 심근증 등 좌심실 유래의 쇼크는 부정적이라고 생각된다. 우심실부하 소견도 인정되지 않고, 폐색전증에 의한 쇼크도 생각하기 어렵다. 한편, 심장 주위(우심실 전면>좌심실 후면)에는 에코 프리 스페이스를 보이고 있어 심막액 저류가 의심된다.

(2) M모-드 그림에서는 확장 조기에 우심실이 펴지지 않고 후방으로 압배되는 소견이 보여서 확장 조기의 우심실허탈이다. 심낭압전의 싸인이므로 심낭 드레나지 등 응급 대응이 필요하다. 우심실사이즈에는 호흡성 변동이 보이고, 이러한 변동에 따라 심박출이 증감하기 때문에 기맥을 일으킨다. 그 밖에 심낭압전로 볼 수 있는 소견에 우심방의 수축기 허탈이 있는데 감도는 높지만 특이도는 낮다(비교적 조기에 출현한다). 덧붙여 왼쪽 심실내압은 높기 때문에 허탈이라고 생각하기 어렵다. 본 증례는 폐암의 심막 침윤에 의한 심낭압전였다.

(3) 좌심실 수축기능이 유지되어 심낭압전, 우심실확대 · 폐고혈압, 심내 이상혈류도 인정되지 않는 경우에는 다른 원인에 의한 쇼크를 생각해야 하는 것이다. 특히 하대정맥이 허탈되어 빈맥과 심실과수축(過收縮)을 동반하는 경우에는 출혈성 쇼크를 포함한 hypovolemic shock의 가능성을 생각해 급속 수액을 해야한다.

Answers: Q1 (d) **Q2** (b)

증례 22 흉통을 자각한 75세 여성

- 호소 : 흉통.
- 현병력 : 고혈압으로 근처의원에 통원중이었다. 1주일전에 흉통이 출현해 3일 정도만에 걷혀 들어갔다. 정밀 조사를 희망해 내원 했다.
- 현증 : 신장 142 cm, 체중 38 kg, 혈압 160/80 mmHg, 맥박 80/분, 정맥, 체온 36.4℃ 의식 청명. 흉골좌연 제 3 늑간에 Levine II/VI의 구출성 수축기 잡음이 청취된다. 폐잡음 없음. 종아리 부종 없음.
- 심전도 : 동조율, 의미가 있는 ST-T변화 없음.

흉부 X선(선자세 정면상) : (왼쪽 : 2년전, 오른쪽 : 입원시)

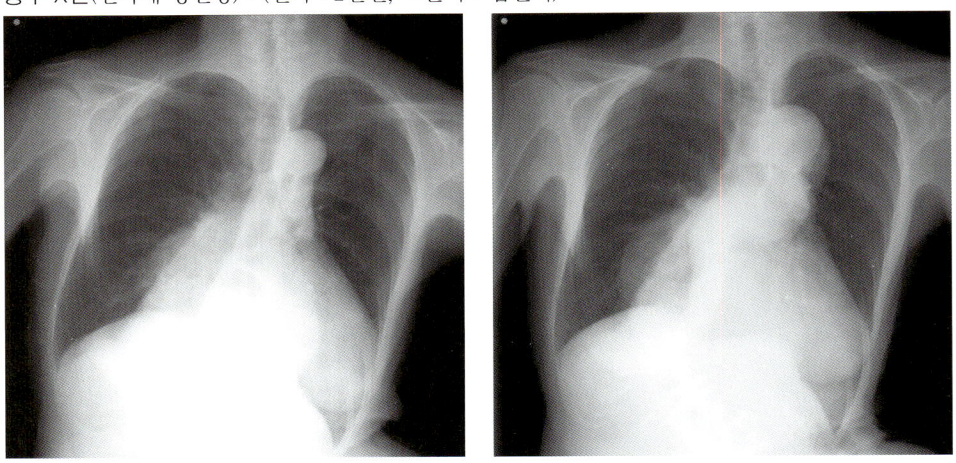

● 심에코도

Echo-1 : 흉골좌연 장축 단층도(확장기)

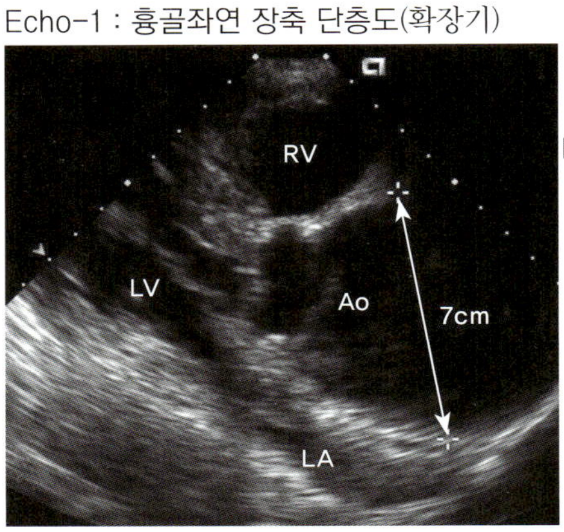

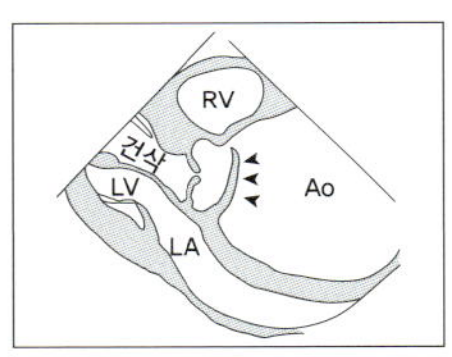

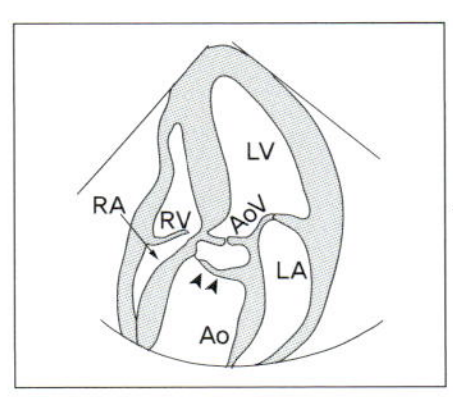

Echo-2 : 심첨부 5강 단층도

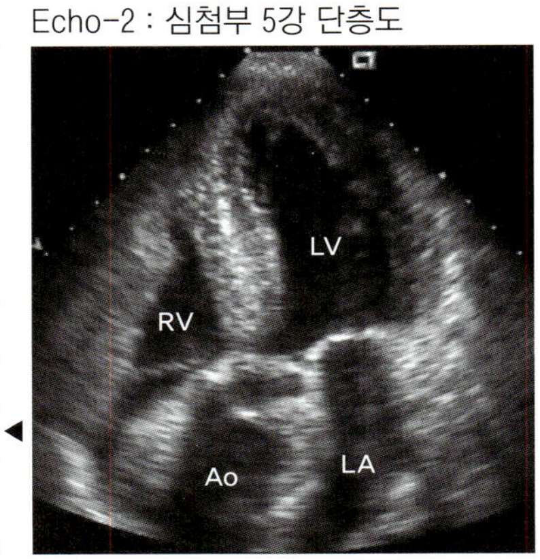

Question 1 본 증례의 진단으로 생각되는 것을 2가지 선택하시오.
(a) 흉부 대동맥류(瘤) (b) 급성 심근경색 (c) 대동맥 해리 (d) 폐색전증 (e) 기흉

Question 2 본 질환에 합병될 수 있는 병의 용태를 모두 선택하시오.
(a) 심 탐포나데 (b) 뇌경색 (c) 가성 심실류
(d) 급성 심근염 (e) 대동맥판폐쇄 부전

Key Words 흉통, 대동맥 확대, 고혈압

● 심에코도에 앞서서

흉통 환자이지만 심전도에 특기해야 할 이상이 없다(급성 심근경색은 부정적이지만, 안정시의 심전도이므로 협심증은 부정할 수 없다). 일반적으로 가슴 진통 환자에서는 긴급 질환을 우선 감별 하는 것이 중요하고, 병력 · 심전도 · 흉부 X선 · 혈액검사에 더해서 심에코 검사가 유용하다. 심에코 검사로 Clinical Point 22(1)에 나타내는 이상이 인정되는 경우에는 시급하게 입원시켜 치료를 서두를 필요가 있다. 본 증례에서는 흉부 X선에서의 대동맥 음영의 확대가 열쇠가 된다. 원래 사행되어 있지만 2년 전부터 확대되어 있어서 흉부 대동맥류을 의심한다. 오른쪽 2궁(弓)과 같이 보이는 곳은 대동맥의 그림자일 가능성도 있다. 기흉은 흉부 X선상 인정되지 않는다.

● 심에코도 판독 포인트

(1) 좌심실 확대나 심막액 저류는 없고, 심첨부 5강 단층도에서는 우심실 확대도 인정되지 않는다. 상행 대동맥의 확대를 보여서 흉부 대동맥류(瘤)라고 생각할 수 있다. 상행 대동맥내를 횡단하는 선상의 구조물(flap : ▲▲▲)가 보여서 상행 대동맥 해리가 의심된다. emergency이다.

(2) 급성 대동맥 해리는 치사율이 높은 응급 질환이며 특히 상행 대동맥에 해리를 가지는 Stanford A형은 수술 적응이다. 심 탄포나데나 류(瘤)파열, flap의 관동맥에의 진전에 따르는 급성 심근경색, 급성 대동맥 폐쇄 부전에 의한 심부전 등 치사적인 병의 용태를 자주 나타낸다. 두경부쪽 혈류(대동맥궁(弓)에서 분지)가 저해(阻害)되면 뇌경색이나 실신을 일으키기도 한다.

흉부CT-1 (조영)

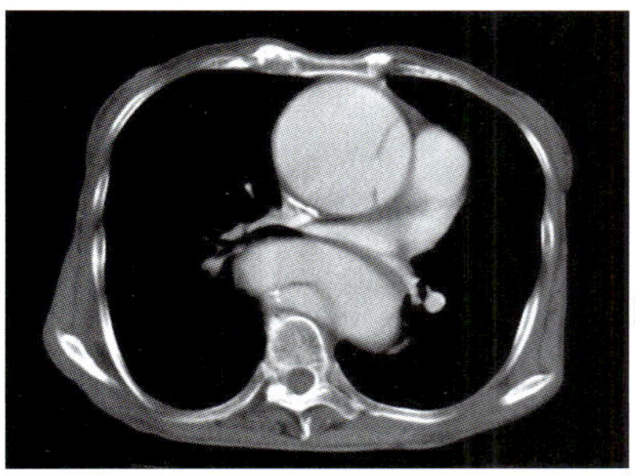

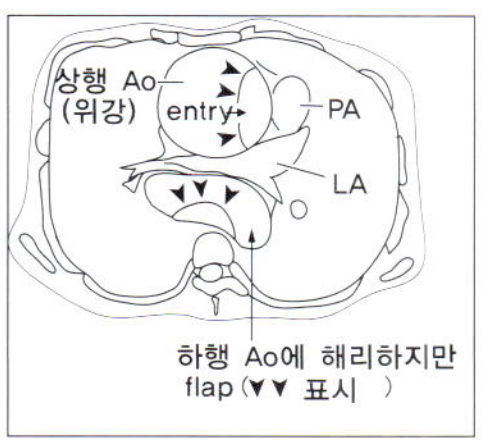

상행 대동맥과 사행(蛇行)한 하행 대동맥에 위강(僞腔)이 인정된다.

흉부CT-2 (조영)

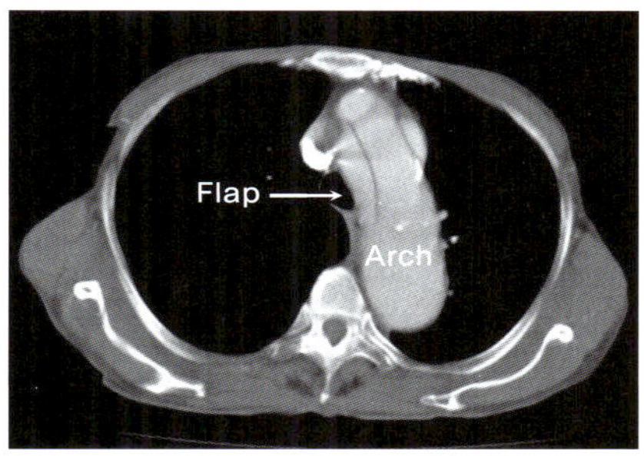

대동맥궁(弓)내에 flap이 보인다.

Clinical Point ㉒ 흉통 환자의 감별 진단

(1) 심에코도로 진단할 수 있는 emergency.
- 좌심실벽운동 이상 → 급성관상동맥증후군, 급성 심근염, 문어단지형 심근 장해.
- 심막액 저류, 확장 조기의 우심실허탈 → 심 탐포나데.
- 상행 대동맥 확대, flap의 존재 → 대동맥 해리.
- 급성 우심실부하 → 폐색전증.

(2) 심에코도로 진단할 수 있는 심장질환.
대동맥판협착증, 비대형 심근증, 승모판 일탈증, 심막염.

(3) 심에코도(안정시)으로 진단이 어려운 질환.
운동성 협심증, 부정맥, 소화기 질환, 호흡기질환(기흉 등), 경추증, 흉벽에서 오는 아픔(대상 포진, 늑골 골절, 늑간신경통 등), 갑상선 기능 항진증, 심장신경증, 정신 질환 등.

Answers: Q1 (a), (c) **Q2** (a), (b), (e)

증례 23 서맥으로 입원한 42세 여성

- 호소 : 발열, 기립성 현기증.
- 현재 병력 : 2일전부터 발열, 다음날에는 기립성 현기증이 출현했기 때문에 근처의사의 진찰을 받고 고도 서맥이 발견되어서 당원에 소개되었다. 입원 후 심실빈박이 출현했다.
- 환자의 과거 병력 : 특기 해야 할 것 없음. 흡연력 없음.
- 현증 : 신장 146 cm, 체중 47 kg, 혈압 86/64 mmHg, 맥박 36/분, 정맥, 체온 35.8℃ 의식 청명, 심첨부에서 Ⅲ음이 청취된다. 심잡음 없음. 폐잡음 없음. 말초 냉감 있음.
- 혈액검사 : WBC 9400/μL(4000~8000), CRP 5.5 mg/dL(<0.3), GOT 259 U/L(10~35), GPT 71 U/L(5~40), CPK 2224 U/L(60~300), LDH 781 U/L(110~220)(괄호내는 정상치)

● 심전도

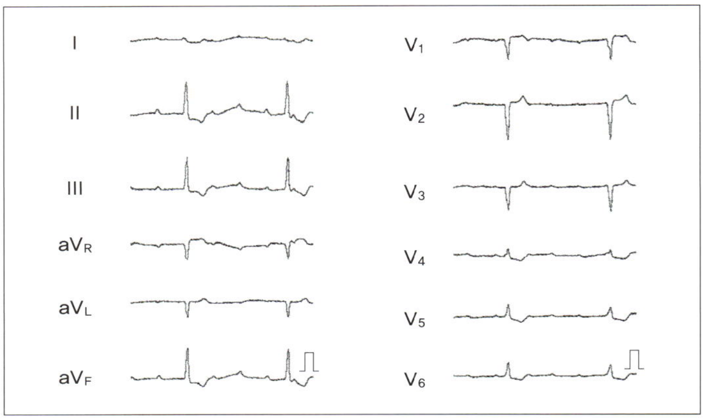

● 심에코도

Echo-1 : 흉골좌연 장축 단층도 (확장기)

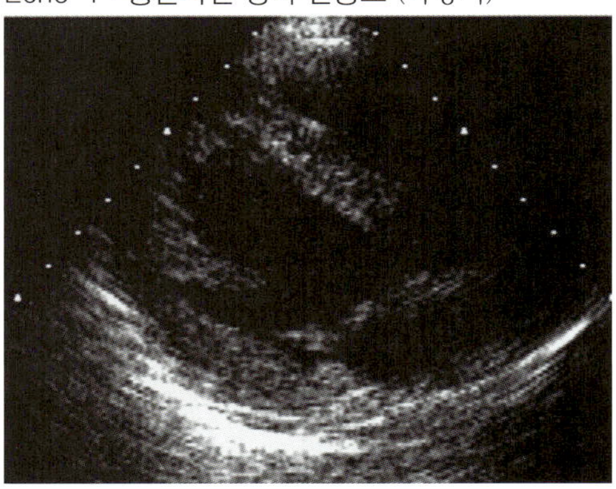

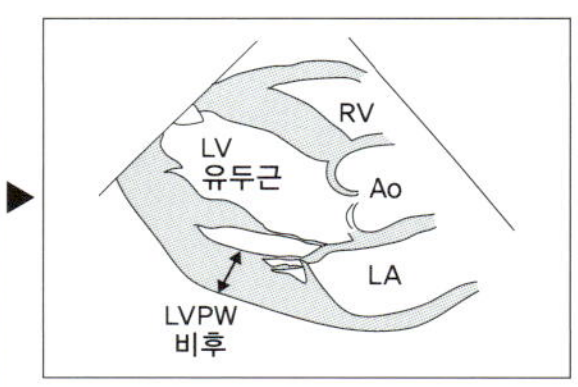

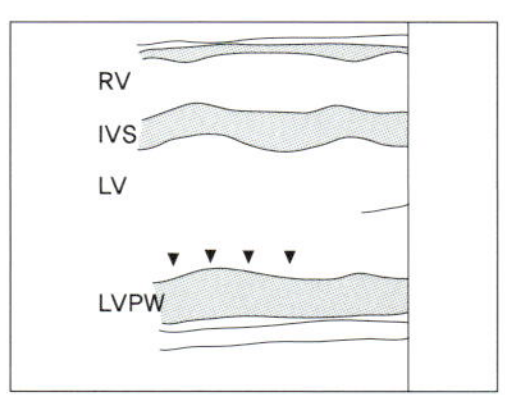

Echo-2 : 좌심실 M모-드

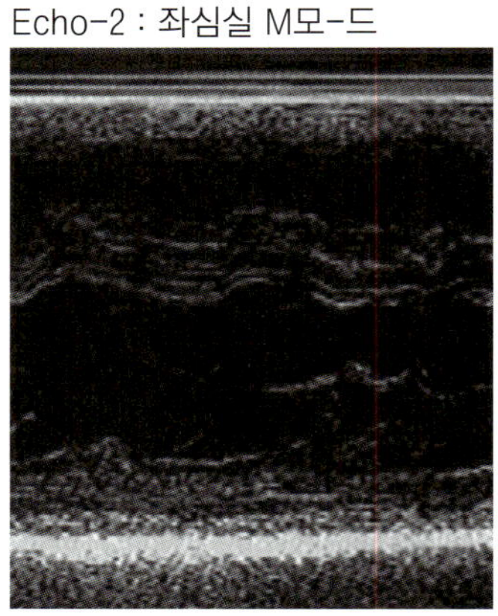

Question 1 심전도 소견을 말하시오.

Question 2 가장 적절한 진단을 1가지 선택하시오.
(a) 심 탐포나데 (b) 급성 심근염 (c) 폐색성 비대형 심근증
(d) 고혈압성 심질환 (e) 급성 하벽심근경색

Key Words 고도 서맥, 심실빈박, 말초 냉감, 저혈압

● 심에코도에 앞서서

고도 서맥으로 소개된 환자인데 저혈압, 서맥, 말초 냉감을 보여서 쇼크 상태이다. 심실빈박의 합병도 있어 상당히 심한 상태이다. 심전도에서는 II, III, aVF 유도에서 P파를 등(登)간격으로 볼 수 있으면서 QRS파와의 관계는 일정하지 않다. 완전 방블록이라고 생각할 수 있다. 급성에 완전 방블록을 초래하는 질환의 하나에 급성하벽경색이 있지만 본 증례에서는 하벽의 ST상승은 볼 수 있지 않았다. 혈액검사로는 CPK 등 심근 일탈 효소의 상승이 인정되어 심근 장해가 시사된다. 부정맥을 초래하는 심질환에는 여러 가지의 것이 있지만 선행되는 발열로 보면 급성 발증인 것, 관위험(冠危險) 인자가 없는 비교적 젊은 여성인 점에서 급성 심근염일 가능성을 생각해야 하는 것이다.

● 심에코도 판독 포인트

(1) 흉골좌연 장축 단층도와 좌심실 M모-드 그림에서는 좌심실 확대는 없고, 좌심실벽의 비후, 좌심실 후벽의 벽운동 저하, 좌심실 수축기능 저하를 보이고 있어서 급성으로 심한 임상소견, 심전도와 합해 급성 심근염을 가장 생각할 수 있다. 좌심실 벽비후는 고혈압성 심질환이나 비대형 심근증으로도 볼 수 있지만 심근염의 급성기에는 심근의 염증 · 부종을 반영하고 있다. 급성 심근염에서는 심근 부종에 의한 확장 장해의 관여도 있고, 좌심실구출율 저하가 경도~중등도에서라도 쇼크, 저심박출량 증후군, 심부전 등 임상병의 용태가 심각한 일이 있다. 같은 좌심실 구출율 30%에서도 좌심실확장 말기 용적 300 mL의 확대심장(예 : 확장형 심근증)에서는 90 mL의 1회 박출량을 얻을 수 있지만, 좌심실용적 100 mL에서는 불과 30 mL의 저심박출량 상태가 된다 (심박수 60/분에 1.8 L/분).

흉부X선 (PCPS 4일째)

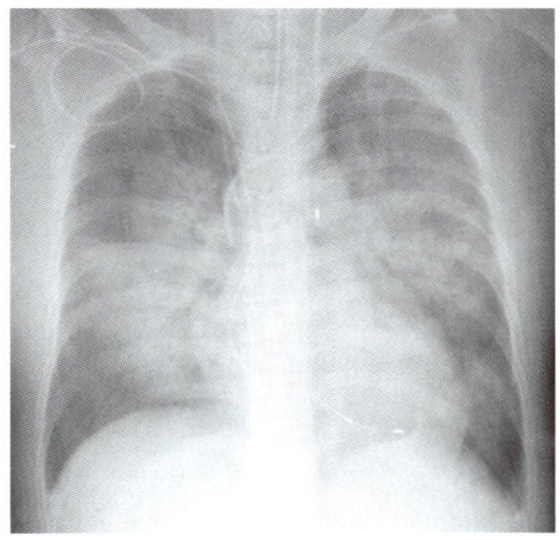

(2) 본 증례에서는 곧바로 일시적 페이싱을 해서 IABP(대동맥내 벌룬펌핑), PCPS(경피성 심폐 보조 장치)가 삽입되었다. 심기능장해는 급속히 진행하여 폐수종(우측 그림 : 흉부 X선) 상태가 되었다. 심에코도에서는 심장은 거의 수축을 보이지 않게 되었다. 이와 같이 급성 심근염은 급속히 진행하기 때문에(극증형) 서둘러 진단해서 보조 순환을 중심으로 하는 집중 치료를 신속히 실시하는 것이 중요하다.

Clinical Point 23 부정맥의 환자에서 심에코도로 감별해야 할 심장 질환

(1) 완전 방실블록
- 급성 심근경색(특히 하벽)
- 급성 심근염
- 심장 살코이도시스, 심장 아밀로이도시스

(2) 심실빈박(頻拍)
- 허혈성 심장질환(특히 진구성 · 급성 심근경색)
- 심근증(비대형, 확장형, 구속형, 부정맥원성 우심실심근증)
- 심장 살코이도시스, 심장 아밀로이도시스
- 판막증(심근 장해를 동반하는 것)
- 심근염

Answers: Q1 완전방실블럭, 심실보충조율, V_1~V_3, $_aV_L$의QS 패턴 **Q2** (b)

증례 24 호흡 곤란으로 입원한 80세 여성

- **호소** : 전흉부 교액감, 호흡 곤란.
- **현재 병력** : 1주일전에 밭일중 30분 정도의 앞가슴 교액감을 자각했지만 안정하고 나서 개선되었다. 다음날부터 취침중에 가슴이 답답함을 자각하게 되고 낮에도 호흡 곤란감이 증강해 왔기 때문에 가정의사 진찰 후 심근경색의 진단으로 입원이 되었다.
- **환자의 과거 병력** : 당뇨병(15년 전부터).
- **현증** : 신장 146 cm, 체중 47 kg, 혈압 96/64 mmHg, 맥박96/분, 정맥, 체온 35.8℃ 심첨부에 Levine IV/VI의 범수축기 잡음과 소리가 청취된다. 양측 하폐에서 습성라음이 청취된다. 종아리 부종이 인정된다.
- **흉부 X선(와위정면상)** : 양측 흉수, 심 확대, 폐울혈.

● 심전도

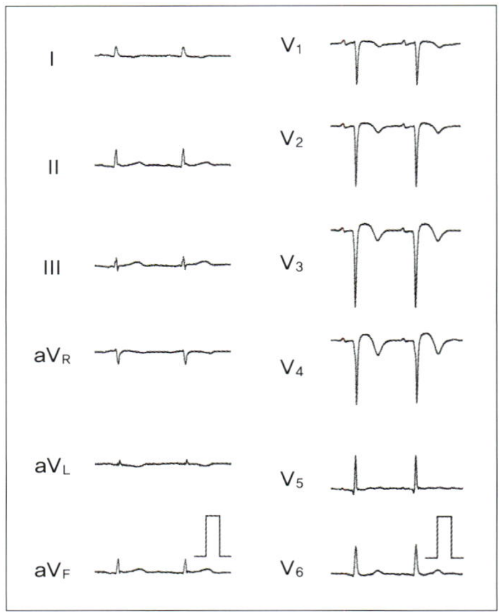

● 심에코도

Echo-1 : 심첨부 5강 단층도(수축기)

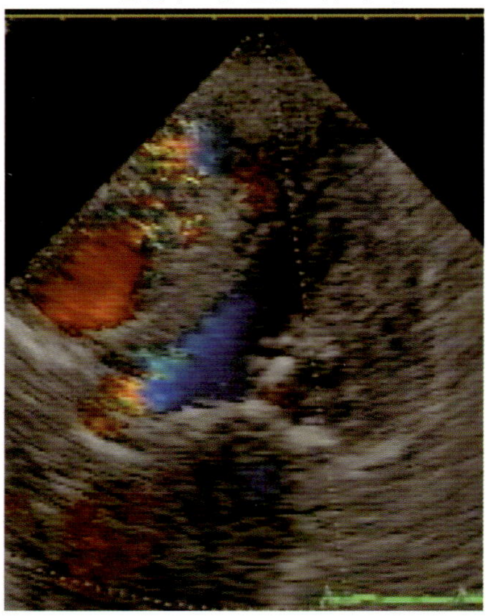

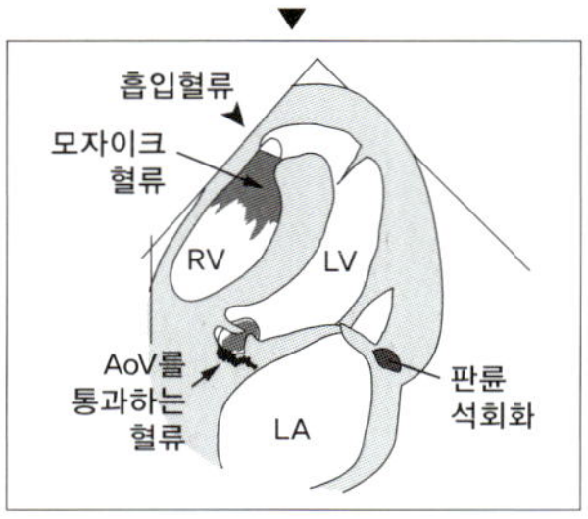

Echo-2 : Echo-1 모자이크혈류부위의 연속파 도플러상

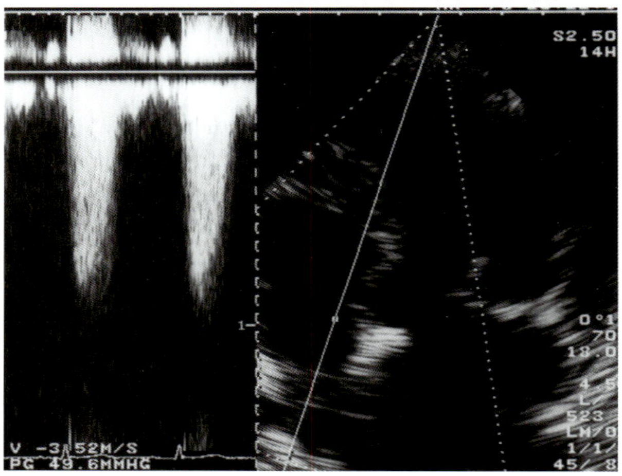

Question 1 이 증례에 합치하는 것을 모두 선택하시오.

(a) 전벽중격의 심근경색 (b) 하벽심근경색
(c) 측벽 심근경색 (d) 유두근(筋) 단열
(e) 심실중격 천공 (f) 좌심실 자유벽파열

Key Words 전 흉부교액감, 호흡 곤란, 범수축기 잡음, Ⅲ음, 습성라음, 폐울혈

● 심에코도에 앞서서

1주일 전부터 흉부 증상이 출현한 심근경색 환자이다. 심전도상에서도 V_1~V_4유도로 이상 Q파가 완성되고 T파의 음성 전화(轉化)가 인정된다. 초급성기는 이미 지나간 전벽중격의 심근경색이라고 생각할 수 있다. 호흡 곤란과 흉부 X선에서 흉수, 폐울혈을 보이는 것에서 급성 심근경색 후에 생긴 울혈성 심부전의 감별이 필요하다. 급성 심근경색 후에 범수축기 잡음을 청취했을 경우에는 심실중격천공 혹은 승모판 폐쇄 부전(유두근 단열 등)의 합병을 의심한다. 심근경색 급성기에는 여러가지 합병증이 생겨 조기에 진단하여 치료 방침을 결정하는 것이 극히 중요하다. 의심하고도 심에코도를 찍지 않으면 놓쳐 버리기도 한다. 아래에 어떠한 경우에 무엇을 의심해야할 것인가, 심에코 검사를 실시할 때의 주의점을 정리했다.

Echo Point 20 급성심근경색의 합병증

급성기 합병증	심근경색 부위	임상의 포인트	심에코도의 포인트
펌프 실조	광범 전벽, 여러 분지, 재발 예	심부전, 쇼크	고도의 좌심실 수축기능 장해
우심실경색	하벽(오른쪽 관동맥근위부)	저혈압, 경정맥 노장	우심실의 확대 또는 벽운동 저하, 하대정맥 확대
좌심실자유벽파열	한개분지에 병변이 많다	갑작스런 쇼크, 심장정지	심막액 저류, 심 탐포나데, 벽 비박화
심실중격천공	전벽중격 또는 하벽	범수축기 잡음, 심부전	우심실내 모자이크혈류, 중격 비박화, 폐 고혈압
유두근 단열	하벽 > 측벽	갑작스런 쇼크, 폐 수종 범수축기 잡음(약 반수)	승모판 일탈, 가동성 덩어리진 상태 에코 승모판 역류, 정상 심근은 과수축
심실류	전벽 심첨부에 많다	지속성 ST상승	전심 주기에 걸치는 좌심실 팽륭, 벽비박화, 경계점, 왼쪽 심실내 혈전

● 심에코도 판독 포인트

Echo-3 : 흉골좌연 단축 단층도
(왼쪽 : 확장 말기, 오른쪽 : 수축 말기)

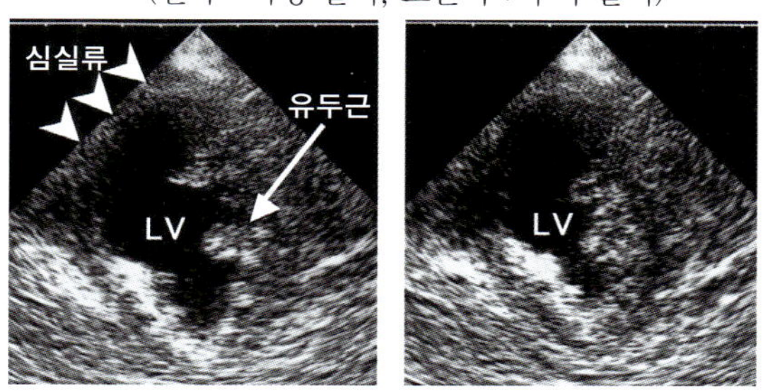

심첨부 5강 단층도에서는 좌심실 확대는 없고 경도의 좌심방 확대와 승모판륜 석회화가 인정된다. 주목해야 할 것은 좌심실 · 우심실 심첨부 부근(화살표)에 모자이크혈류가 보이는 것이다. 이 이상혈류는 심실중격의 좌심실측에 흡입혈류(모자이크의 주위에 청색이 부채꼴 모양으로 보인다)를 수반해서 좌심실에서 우심실로 션트혈류라고 생각할 수 있다(심실중격천공). 연속파 도플러법으로, 좌심실우심실압교차가 50 mmHg인 것에서 우심실수축기압 =좌심실수축기압(수축기 혈압) -50 = 96 - 50 = 46(mmHg) 이라고 추정되었다. 심실중격천공의 내과적 치료에 따른 예후는 극히 불량하며 진단하면 가능한 한 조기에 수술을 해야 한다. 덧붙여 본증례의 단축 단층도에서는 심실중격은 비박화되고 류(瘤)모양의 변화를 나타내고 있었다(Echo-3).

Answers: Q1 (a)(e)

증례 25 건강 진단에서 심전도 이상이 지적된 56세 남성

- 호소 : 심전도 이상의 정밀 조사.
- 현재 병력 : 이전부터 건강했으나 직장의 건강 진단으로 심전도 이상이 지적되어 당원을 찾아왔다. 자각 증상은 인정되지 않는다.
- 가족력 : 특기 할 것 없음.
- 환자의 과거 병력 : 대장 폴립절제. 고혈압의 기왕 없음.
- 현증 : 신장 162 cm, 체중 58 kg, 혈압 144/86 mmHg, 맥박 60/분, 정맥, 체온 35.8℃ 심잡음 없음. 심첨부에서 IV음이 청취된다. 폐잡음 없음.

● 심전도

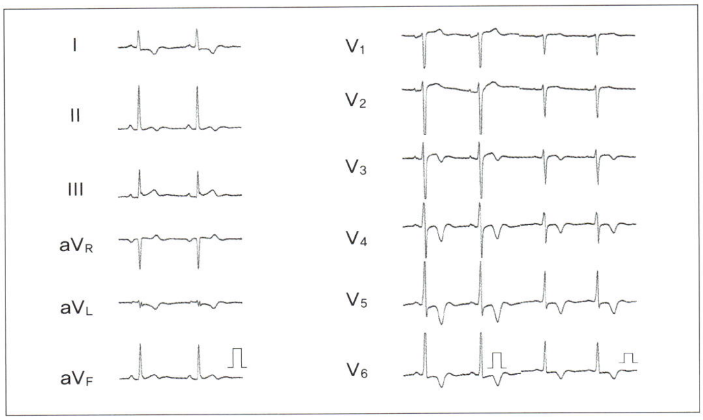

● 심에코

Echo-1 : 흉골좌연 장축 단층도(확장 말기)

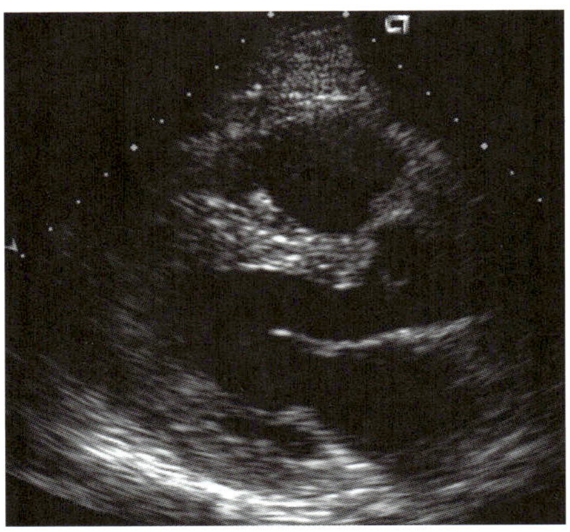

Echo-2 : 심첨부 4강 단층도(확장 말기)

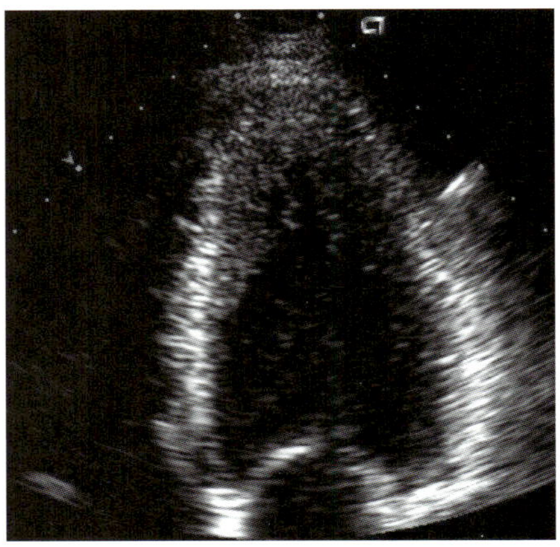

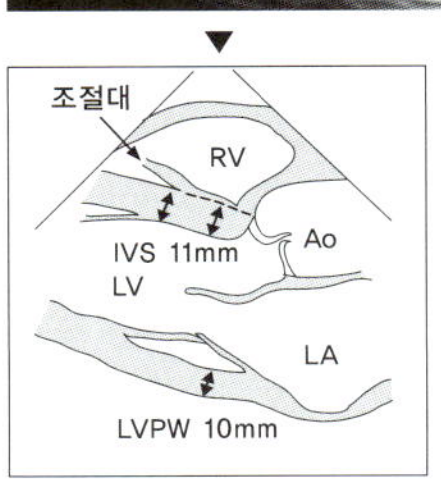

Question 1 심전도 소견을 설명하시오.

Question 2 본 증례에 대해 올바른 것을 1가지 선택하시오.

(a) 좌심실은 확대되어 있다.
(b) 비대칭성 중격비후를 보인다.
(c) 심첨부의 비후가 의심된다.
(d) 급성 심근경색이 의심된다.
(e) 우심실부하가 의심된다.

Key Words 심전도 이상, 음성 T파

● 심에코도에 앞서서

「건강 진단에서의 심전도 이상」은 자각 증상이 없는 환자가 병원에 찾아와서 심에코 검사를 실시하게 되는 계기의 하나이다. 그 중에는 심에코도로 이상을 보이지 않는 경우도 있지만 깊은 음성 T파를 보았을 경우에는 어떠한 심 질환이 숨겨져 있을 가능성을 생각해서 주의 깊게 심에코 화상을 관찰할 필요가 있다. 음성 T파 가운데 특히 좌측 흉부 유도에 10 mm 이상의 깊이를 보이고 전위가 동반된 것은 거대 음성 T파(GNT)로 불려 심첨부 비대형 심근증(apical HCM) 발견의 계기가 되는 것이 많다.

ECG Point ⑧ 심전도 흉부 유도에서 깊은 음성 T파를 인정했을 때의 심에코도

심에코 소견

- 심전도로 고전위 있음 특히 V_4–V_6의 음성T파
  - 흉골좌연 단층도로 좌실벽 비후 소견있음 → 비대형심근증 / 고혈압성심비대 / 대동맥판협착증
  - 흉골좌연 단층도로 좌실벽 비후 소견없음 → 심첨부비후에 주의 (심첨부 비대형심근증)
- 심전도로 고전위 없음 특히 V_1–V_3의 음성T파
  - 좌전하행지영역이나 심첨부의 벽운동이상 → 급성관증후군 / 문어 단지형 심근장해
  - 우심실부하소견 → 폐색전증 / 폐고혈압증

기타 : 전해질이상, 각블록

● 심에코도 판독 포인트

흉골좌연 장축 단층도에서는, 중격 · 후벽 모두 비후가 없다. 좌심실 지름도 정상 범위여서 우심실 확대도 보이지 않는다. GNT가 있는데 흉골좌연 단층도로 분명한 이상이 보이지 않는 경우에는 apical HCM를 의심해서 심첨부를 잘 관찰한다. 심첨부의 이상(벽비후나 벽운동 이상)은 통상의 어프로치에서는 간과하기 쉽고, 저위(제4, 5) 늑간에서 심첨부의 단축 단층도를 그려내는 심첨부 어프로치로 심첨부에 초점을 맞춰서 관찰하는 tissue harmonic imaging(☞p.3 Side Memo 1)을 이용하는 등의 궁리가 필요하다. 본 증례에서는 심첨부 4강 단층도로 심첨부에 국한 된 벽비후를 보여서 apical HCM이라고 진단되었다. 단축 단층도를 아래에 제시했다.

Echo-2

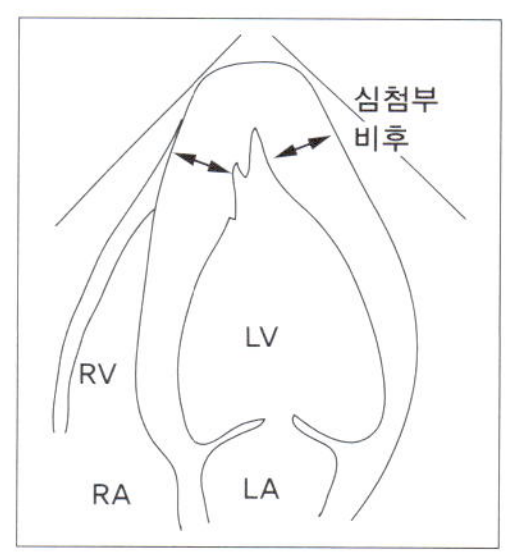

Echo-3 : 흉골좌연단축단층도(심기부, 확장말기)

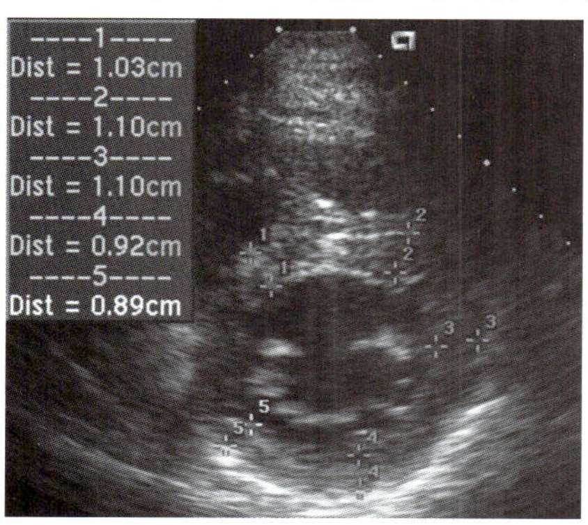

Echo-4 : 심첨부단축단층도(심첨부, 확장말기)

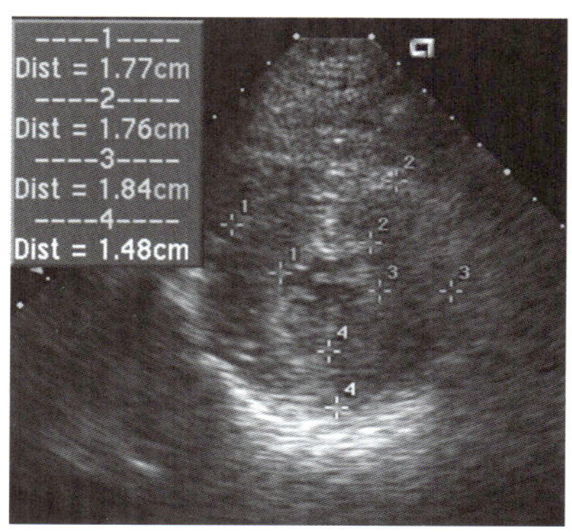

Answers: Q1 동조율, 좌실비대, 거대음성T파 **Q2** (c)

증례 26 부종과 야간 호흡 곤란을 호소한 56세 여성

- **호소** : 부종, 야간 호흡 곤란.
- **현재 병력** : 3년 전에 양하지의 부종을 보여서 네프로제 증후군, 다발성 골수종이라고 진단되었다. 3일 전부터 야간의 호흡 곤란, 기좌호흡을 호소하여 입원했다.
- **환자의 과거 병력** : 고혈압 없음.
- **현증** : 신장 159 cm, 체중 48 kg, 혈압 130/80 mmHg, 맥박 84/분, 정맥, 체온 36.7℃ 심장 잡음 없음. 심첨부에서 III, IV음이 청취된다. 양하폐에서 습성라음이 청취된다. 경정맥 노장, 양종아리 부종이 인정된다.
- **흉부 X선(입위정면상)** : 심확대, CTR 68%. 양측 흉수와 Kerley's B line이 인정된다.

● 심전도

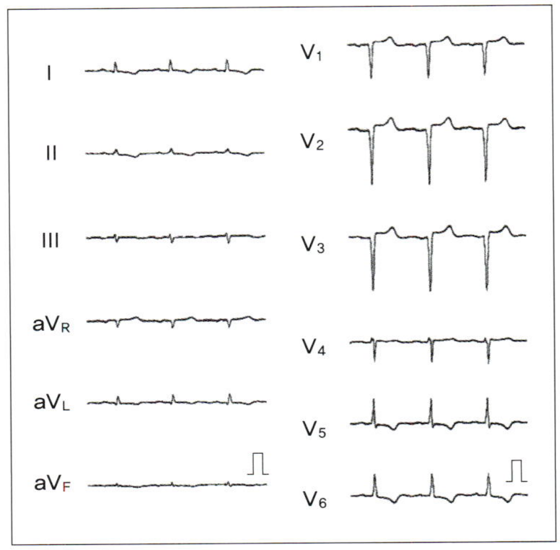

● 심에코도

Echo-1 : 흉골좌연 장축 단층도(왼쪽 : 확장 말기, 오른쪽 : 수축 말기)

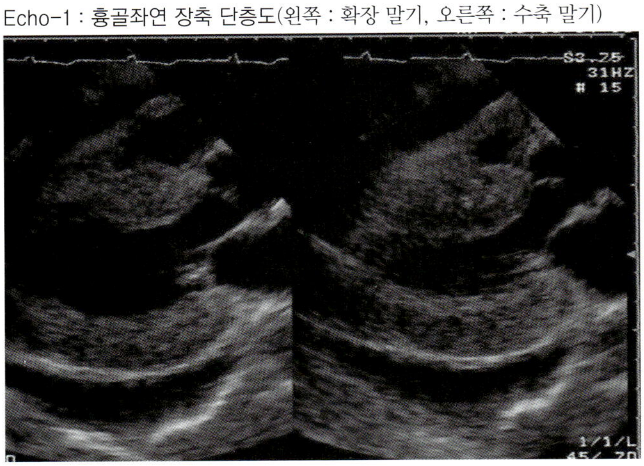

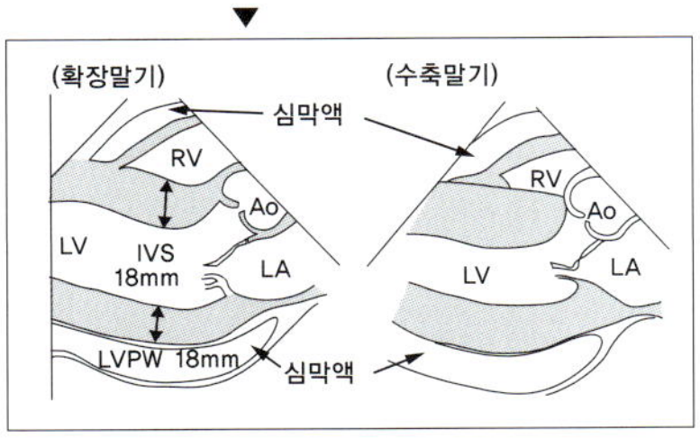

Echo-2 : 흉골좌연 단축 단층도(확장기)

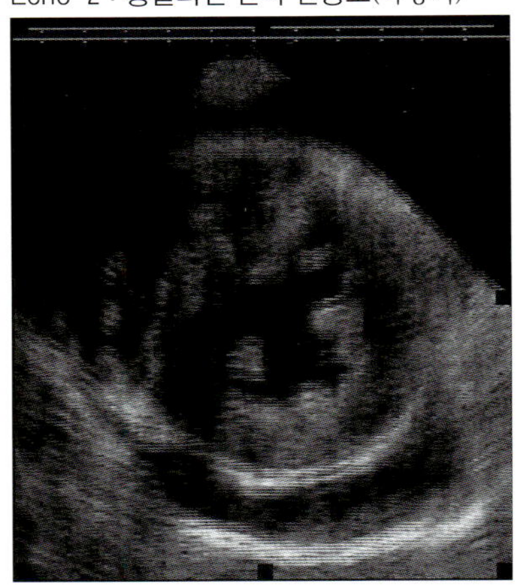

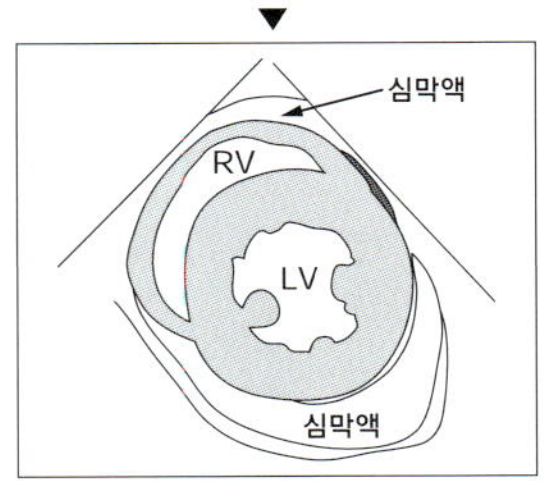

Question 1 심전도 소견을 말하시오.

Question 2 본 증례의 진단으로 가장 생각되는 것을 1가지 선택하시오.

(a) 확장형 심근증 (b) 비대형 심근증 (c) 심장 아밀로이도시스
(d) 전벽중격의 심근경색 (e) 심장 칼시노이드

Key Words 부종, 네프로제 증후군, 다발성 골수종, 기좌호흡, 심장확대

● 심에코도에 앞서서

부종과 야간 호흡 곤란, 기좌호흡을 나타내는 환자로 신체 소견에서는 III음, IV음과 습성라음, 체액 저류를 보이고 흉부 X선에 심 확대와 Kerley's B line를 볼 수 있는 것으로 울혈성 심부전이라고 진단하는 것은 용이하다. 심전도는 동조율에 V_1 V_3로 QS pattern을 보이고, I, II, aVL, V_5, V_6에서 음성 T파를 보인다. 이 심전도는 왼쪽 흉부 유도의 고전위는 없지만 좌측 유도의 스트레인형 ST-T변화와 전 흉부 유도의 Poor R progression에서 좌심실 비대라고 해석할 수 있다(물론 허혈성 심장질환의 가능성은 부정할 수 없다).

● 심에코도 판독 포인트

(1) 흉골좌연 장축 단층도에서는 LVDd/LVDs 38/24 mm로 좌심실 지름의 확대는 없고, LVFS 37%로 좌심실 수축기능도 정상 범위라고 생각된다. 18 mm정도로 심한 벽비후가 심실중격과 좌심실 후벽에 인정되어 우심실 전면과 좌심실 후면에 에코 프리 스페이스가 있어서 심막액 저류라고 생각할 수 있다. 단축 단층도에서는 좌심실 벽비후는 미만성인 것을 알 수 있다. 우심실벽의 비후도 인정된다.

(2) 본 증례는 고도의 전주성(全周性)좌심실 벽비후를 나타내고 있는데도 불구하고 심전도에서 전위는 높지 않다. 이러한 경우 심장 아밀로이도시스를 대표로 하는 축적성 심근질환을 의심한다. 비대칭성중격비후(ASH)를 보이지 않는 등 본 증례는 비대형 심근증으로서는 전형적이지 않다. 심장 아밀로이도시스의 진단에는 심근 생검이나 소화관 점막 생검 등이 필요하고 의심하지 않으면 진단에 결합되지 않는 것도 많다. 또 AL 아밀로이도시스의 예후는 극히 불량이며, 다발성 골수종을 합병하거나 화학요법을 실시하는 등 치료 방침도 크게 다르다. 따라서 Echo Point 21과 같은 특징을 나타내는 증례에서는 심장 아밀로이도시스를 의심해야 하는 것이다. 심전도상으로는 전벽중격의 진구성 심근경색일 가능성도 있지만 흉골좌연 장축 단층도에서는 앞부분중격의 움직임은 양호하여 합치되지 않는다. 덧붙여 칼시노이드는 주로 판막의 비후(삼첨판 등)를 나타낸다.

ECG Point ⑨ 고전위가 눈에 띄지 않는 좌심실비대의 심전도

- 심근 기전력(起電力)의 저하(심근경색, 심근 섬유화, 축적성 심질환)
- 심막액 저류 합병
- 심장 확대에 동반되는 좌측쪽으로의 심장편위(V_7, V_8에서는 고전위)
- 폐기종, 고도 비만, 전신 부종

등의 합병.

Echo Point ㉑ 심장 아밀로이도시스를 의심하는 경우

원인 불명의 미만성 좌심실 벽비후를 보이는 증례로

- 좌심실 수축기능에 비해서 부종이나 심부전 증상이 강하다.
- 심전도의 전위에 비교해 심에코도에서 벽비후가 강하다.
- 심에코도에서 심근이 번쩍번쩍거려 보인다(Granular sparkling pattern).
- 우심실벽이나 심방중격에도 비후가 인정된다.
- 심막액 저류가 동반된다.
- 다발성 골수종의 합병

Answers: Q1 동조율, 좌심실비대, 지유도저전위, V_1~V_3의 QS패턴 **Q2** (c)

증례 27 발열, 전신 권태감으로 입원한 73세 여성

- **호소** : 발열, 전신 권태감.
- **현재 병력** : 1년전에 중증 대동맥판 협착증에 대해서 인공판 치환수술(St. Jude Medical판 19 mm)을 받고 가까운 병원에 통원하고 있었다. 10일 전부터 발열, 전신 권태감이 보여 담당의사의 처방으로 항생 물질 투여를 받았지만 개선되지 않아서 본원에 입원이 되었다.
- **현증** : 혈압 100/64 mmHg, 심박 116/분, 정맥, 체온 38.7℃ SpO_2 93%(O_2 5 L 마스크), 호흡 고민스럽고 흉골좌연 제 3 늑간에 Levine II/VI의 구출성 수축기 잡음, 양측 폐야에 습성 라음이 청취된다. 종아리 부종 없음.
- **심전도** : 동조율, II, III, aVF로 ST상승, V_2 V_6로 ST저하.
- **흉부 X선(와위 정면상)** : 심 확대, 폐울혈.

● 심에코도

Echo-1 : 흉골좌연 장축 단층도(수축기)

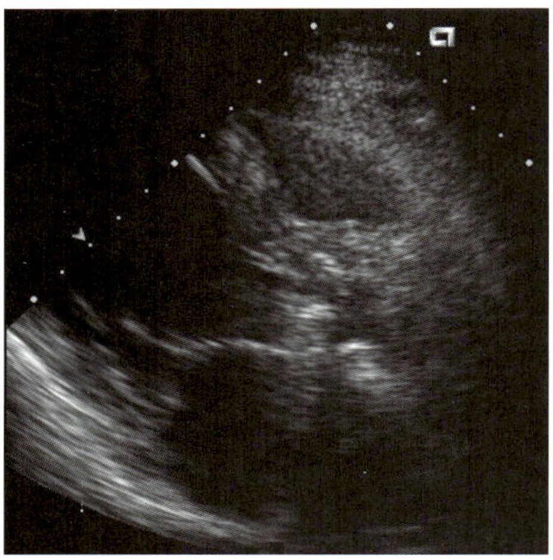

Echo-2 : 대동맥판 레벨 단축 단층도(확대)

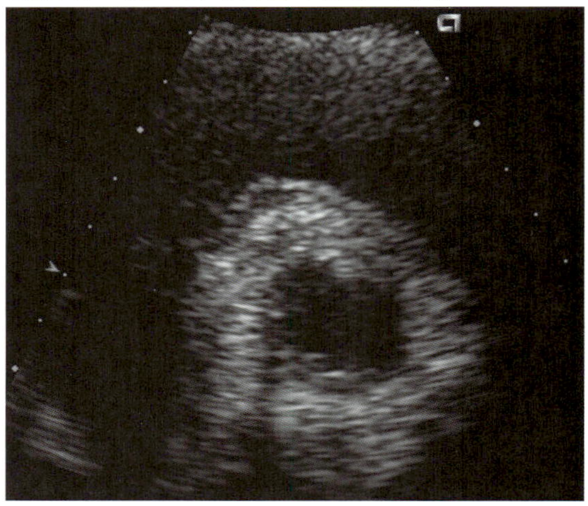

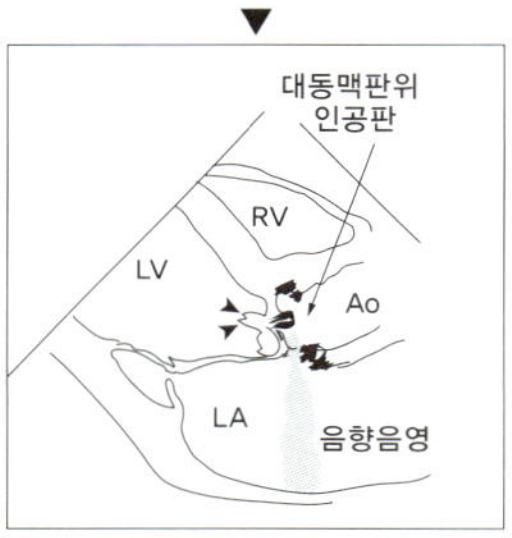

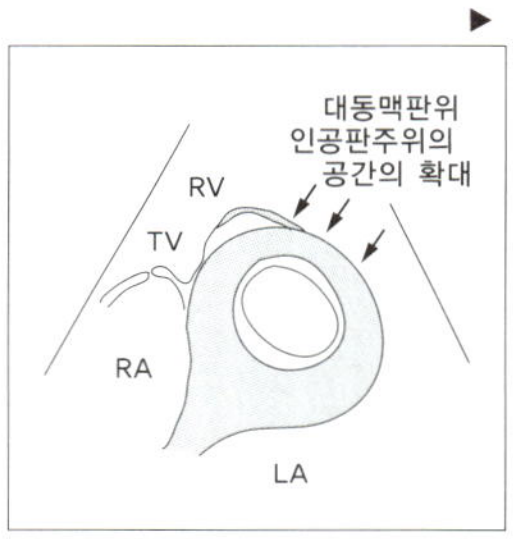

Echo-3 : 대동맥판 통과 혈류속파형(연속파 도플러법)

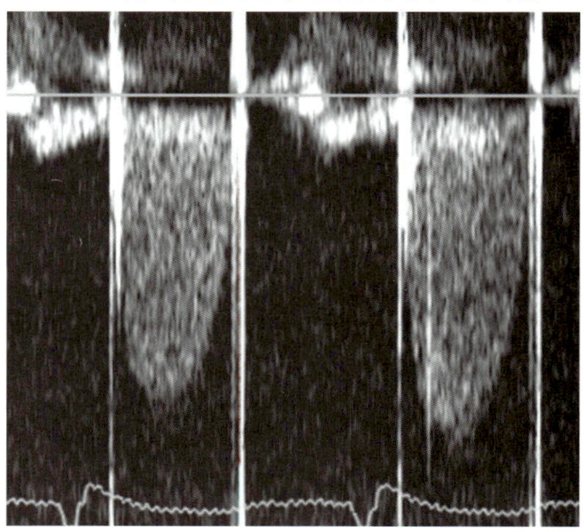

Question 1 본 증례에서 의심되는 것을 모두 선택하시오.

(a) 증식물
(b) 인공판협착
(c) 판륜부농양
(d) 감염성 심내막염
(e) 심부전

Key Words 발열, 인공판 치환 수술후, 저산소혈증, 습성 라음

● 심에코도에 앞서서

인공판 치환 수술후 증례로 지속되는 발열을 보였을 경우 감염성 심내막염의 가능성을 잊어서는 안된다. 본 증례는 10일 전부터 발열을 보이고 있고, 저산소혈증과 폐잡음이 들리므로 심부전을 합병한 감염성 심내막염일 가능성을 고려한다(물론 폐렴 등의 감별도 필요). 심전도로 ST상승을 보이는 것으로 급성 심근경색 혹은 급성 심근염이 의심된다.

● 심에코도 판독 포인트

Echo-4 : 경식도 심에코도(장축 단층도)

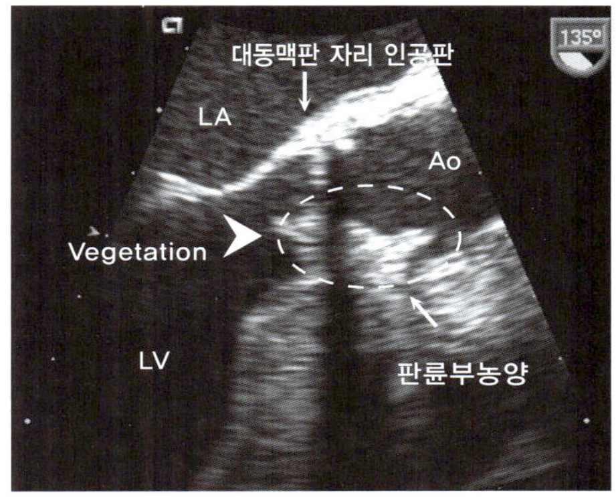

(1) 흉골좌연 장축 단층도에서는 수축기에도 불구하고 좌심실 지름이 크고 벽운동 저하가 시사된다. 대동맥판주위는 휘도가 높고, 인공판(본 증례에서는 기계판)의 관찰은 용이하지 않지만 판하부(좌심실유출로)에 이상 에코를 보이는 증식물이 의심된다. 단축 단층도에서는 대동맥판륜에 전주위성으로 폭넓은 스페이스가 보여서 판륜부농양이 의심된다. 덧붙여 급성기라 염증이 강하고 에코 프리 스페이스로는 그려지지 않는다. 이상의 심에코도와 병력으로 보아서 인공판 감염성 심내막염을 의심하여 즉시 경식도 심 에코도를 해보면 Echo-4와 같이 좌심실유출로에 돌출되는 증식물(vegetation)(화살표 머리)이 보여서 좌심실에서 구출되어 나오는 혈류를 방해하고 있었다. 판륜부농양은 관동맥 입구부에도 역시 관혈류를 저해하여 급성 심근경색을 일으켰다고 생각할 수 있었다.

(2) 대동맥판자리의 인공판 통과 혈류속도는 통상 3 m/sec까지인데 작은 사이즈(19 mm)의 인공판(기계판)이 사용되고는 있지만 4 m/sec를 넘는 유속은 비정상이다. 인공판협착이라고 생각할 수 있다. 인공판협착의 평가에는 어떠한 종류 · 사이즈의 인공판이 이식되었는지를 파악하는 것과 동시에 지난번 수치에서 변화가 없는가 비교하는 것도 중요하다. 혈전판이나 육아조직의 증생으로 인공판협착을 초래하는 경우도 있지만 본 증례에서는 증식물에 의해 판기능이 장해되었다고 생각할 수 있다.

Echo Point 22 인공판 치환 수술 후 증례의 심에코도에서 주의점

(1) 단층법의 포인트(화질에 따라서 판단 곤란한 일이 있다.)
- 판막이식 둘레자리의 가동성의 유무
- 인공판 disk의 개방 상태
- 이상 에코 : 혈전, 증식물, 육아조직, 남은 판막주위 조직, 수술바늘실 등
- 비정상 스페이스 : 농양, 가성류(瘤), 혈종 등

(2) 도플러법의 포인트(이전의 값이나 화상과 비교)
- 인공판경판(經弁)역류(기계판에서는 정상으로도 소량 인정된다.)
- 판주위 역류
- 인공판 통과 혈류속도, 유효판구 면적(연속의 식)
- Pressure half-time(승모판위치인 경우)

(3) 수술후 일반 주의
- 아티팩트(음향 음영, 다중 반사)로 보이지 않는 부분이 있다.
- 수축성 심내막염이나 삼첨판 폐쇄 부전(閉鎖不全)에도 유의한다.

Answers: Q1 (a), (b), (c), (d), (e)

증례 28 빈혈과 호흡 곤란을 보이는 판치환 수술 후의 79세 남성

- **호소** : 빈혈, 호흡 곤란.
- **현재 병력** : 58 세에 승모판 협착증, 대동맥판 폐쇄부전증으로 진단되어 65 세에 대동맥판 및 승모판 치환수술(St. Jude Medical판)을 받았다. 반년 정도 전부터 빈혈을 인정했지만 상부 · 하부 소화관 내시경 검사에서는 출혈원은 없었고, 그 후 빈혈의 진행과 운동시 호흡 곤란을 보여서 본원에 입원이 되었다.
- **현증** : 신장 160 cm, 체중 67 kg, 혈압 120/58 mmHg, 맥박 72/분, 부정맥, 체온 36.2℃ 인공판 클릭음은 깨끗. 심첨부를 최강점으로 하는 Levine II/VI의 범수축기 잡음, 양하 폐야에 fine crackles가 청취된다.
- **심전도** : 심방세동, V5 V6에 경도 ST저하.
- **혈액검사** : WBC 4400/μL, Hb 6.4 g/dL(13.9~18.1), CRP 0.2 g/dL(<0.3), LDH 1028 U/L(110~220), T-Bil 1.6 mg/dL(0.3~1.1), PT-INR 2.4, 합토그로빈<7 mg/dL(19~170)(괄호내는 정상치)

흉부 X선 (선자세)

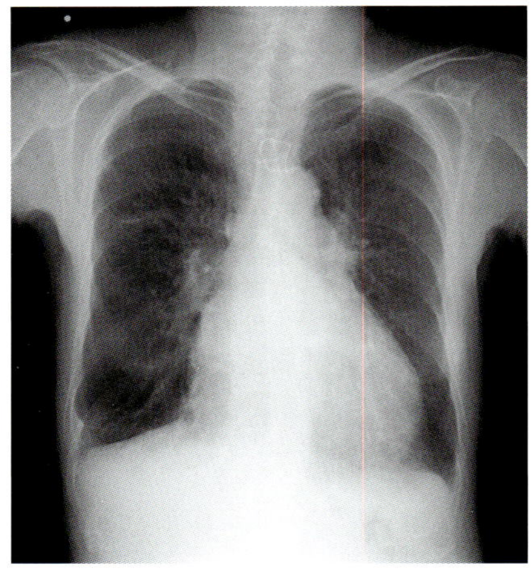

● 심에코도

Echo-1 : 흉골좌연 단축 단층도(수축기)

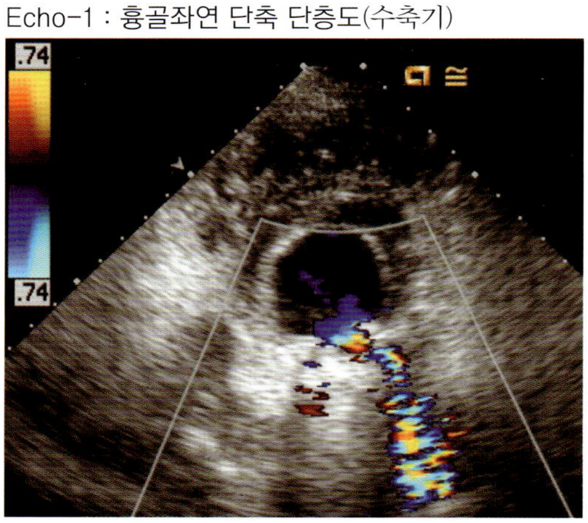

Echo-2 : 좌심실 유입 혈류속파형
(연속파 도플러법)

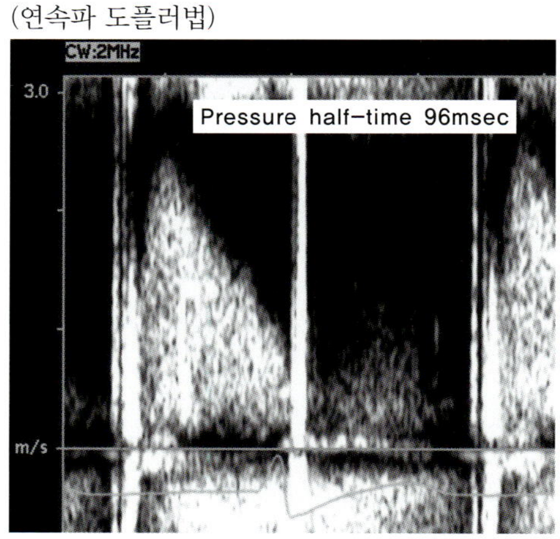

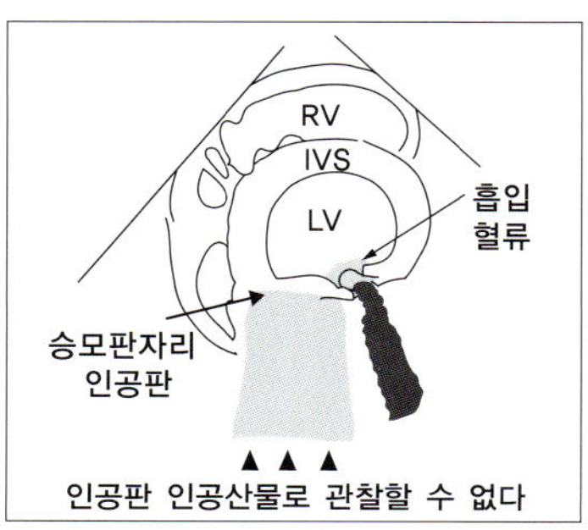

Question 1 이 증례에서 특별히 의심되는 것을 2가지 선택하시오.
(a) 인공판협착
(b) 인공판 주위 역류
(c) 좌심실 유출로협착
(d) 용혈성 빈혈
(e) 감염성 심내막염

Key Words 범수축기 잡음, 심장 확대, 빈혈, LDH 상승

● 심에코도에 앞서서

빈혈과 운동시 호흡 곤란을 동반한 인공판 치환 수술 후의 환자이다. 대동맥판치환 수술 후에 구출성 수축기 잡음은 청취해도 괜찮지만 승모판 치환수술 후에 범수축기 잡음이 들리는 것은 비정상이다. 흉부 X선에서는 폐섬유증의 합병도 있지만 폐혈관 음영 증강, 폐동맥 확대 등에서 심부전의 합병이 의심된다. 빈혈은 LDH 상승, T-Bil 상승, 헤모글로빈저하를 동반해서 용혈성 빈혈을 의심한다. 한편 PT-INR 2.4로 항응고 요법의 컨트롤은 나쁘지 않고, 인공판 클릭음도 깨끗하므로 적극적으로 혈전판을 의심할 상황은 아니다. 발열이나 염증 반응 높은 수치도 없고, 감염성 심내막염의 가능성도 높지는 않을 것 같다. 이상에서 승모판위치인공판에 역류를 일으켜 용혈성 빈혈과 심부전을 합병하고 있을 가능성을 생각한다. 경흉벽 심에코도에 보인 인공판 기능 부전의 진단은 인공산물 등 용이하지 않은 것도 많아, 청진이나 병력으로 보아 의심하는 것이 중요하다.

● 심에코도 판독 포인트

Echo-3 : 경식도 심에코도(장축 단층도)

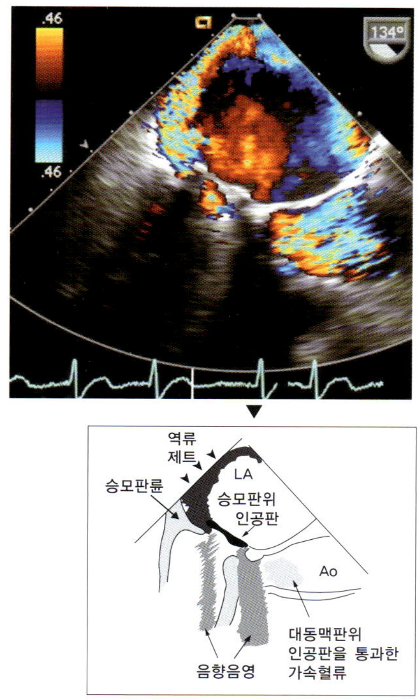

(1) 흉골좌연 단축 단층도에서는 승모판자리인공판의 좌심실측에 빨려드는 혈류를 보이고 거기에서 외측으로 향하는 모자이크혈류(승모판자리인공판 역류)를 보인다. 정상 기계판에는 생리적 역류가 소량 보이지만 본 증례처럼 흡입혈류나 모자이크혈류를 동반하는 것은 비정상이다. 인공판 disk의 폐쇄가 제한되어 생기는 판구에서의 역류(판역류)와 판주위 조직의 틈새를 통한 인공판 주위 역류의 감별은 이 그림만으로는 곤란하지만 경식도 심에코도에서는 인공판 외측에서 좌심방벽에 따라서 한쪽에 밀려 부는 인공판 주위 역류를 볼 수 있다.

(2) 좌심실 유입혈류속파형에서 E파 최고 유속은 2.5 m/sec로 증대되어 있지만 pressure half-time은 정상적이어서 인공판협착은 생각하기 어렵다. 빈혈 또는 역류에 따르는 좌심실유입혈류량의 증대를 반영하고 있다고 생각된다(Echo Point 23).

Clinical Point 24 인공판 기능부전을 의심하는 경우

(1) 새로운 심잡음의 청취.
(2) 색전증의 발증 또는 인공판막 클릭음(기계판)의 감약 (특히 항응고 요법이 조절 불량인 경우).
(3) 심부전의 신규 발증.
(4) 원인이 확실치 않은 발열.
(5) 용혈성 빈혈.
(6) 장기(10년 이상)간 경과한 생체판막.

Echo Point 23 승모판자리인공판막 기능 부전의 진단(지난번 검사치와 비교가 중요)

	E파 최고 혈류속도	Pressure half-time
협착	증대	연장
역류	증대	불변 또는 단축
고심박출상태(빈혈등)	증대	불변

Answers: Q1 (b), (d)

증례 29 식은 땀과 의식 장해로 진찰받은 71세 남성

- 호소 : 식은 땀, 의식 장해.
- 현재 병력 : 2년 전에 알츠하이머형 인지증(認知症)이라고 진단되어 간호를 받고 있었다. 그저께 왼쪽 어깨의 아픔을 호소하고 어제는 평상시의 반 밖에 식사를 하지 않았다. 오늘 아침부터 식은 땀과 의식 저하를 보여서 본원진찰이 되었다.
- 환자의 과거 병력 : 당뇨병, 고혈압, 인지증(認知證).
- 가족력 : 아들이 심근경색.
- 현증 : 신장 164 cm, 체중 57 kg, 의식 레벨 JCS II-10, 혈압 100/70 mmHg, 맥박 104/분, 정맥(整脈), 체온 36.6℃ 심 잡음 없음. 폐잡음 없음. 종아리 부종 없음.
- 혈액검사 : GOT 120 U/L(10~35), LDH 987 U/L(110~220), CPK 933 U/L(60~300), Glu 308 mg/dL(70~110)(괄호내는 정상치).

● 심전도

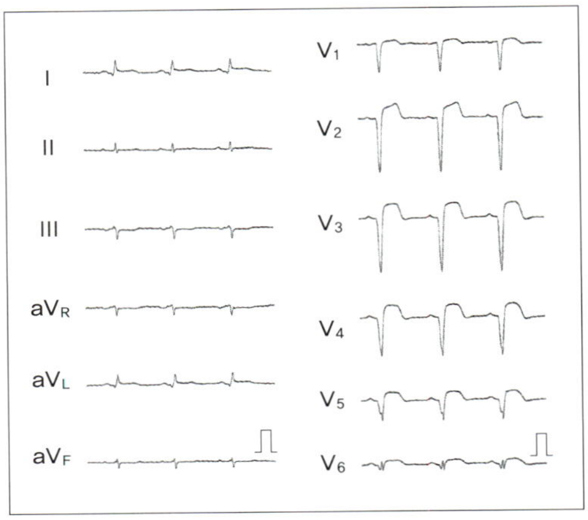

● 심에코도

Echo-1 : 심첨부 4강 단층도(확장기)

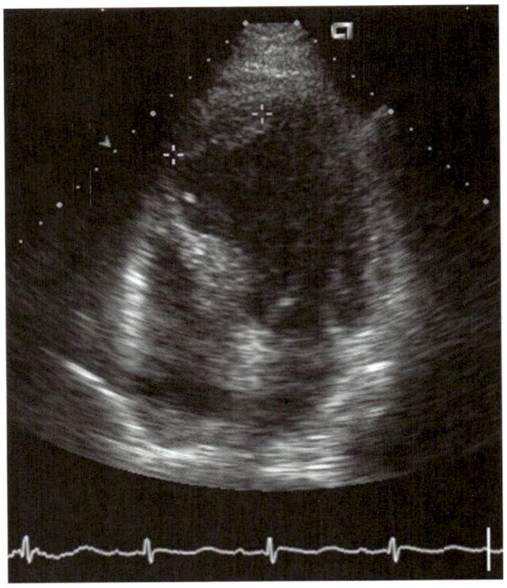

Echo-2 : 심첨부 2강 단층도(수축기)

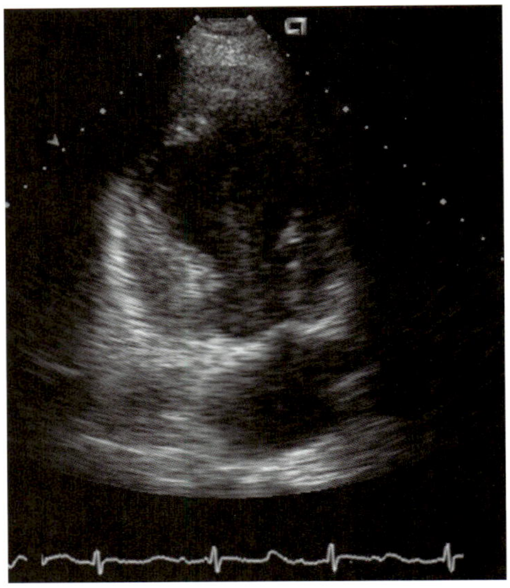

Question 1 본 증례에 합치되는 것을 모두 선택하시오.

(a) 심근경색에 의한 의식 장해가 의심된다.
(b) 전벽경색이라고 생각할 수 있다.
(c) 하벽경색이라고 생각할 수 있다.
(d) 좌심실류가 의심된다.
(e) 좌심실내 혈전이 인정된다.

Key Words 認知症, 冷汗, 左肩の痛み

● 심에코도에 앞서서

고령자의 심근경색은 의식 장해나 심부전 등 비전형적인 증상으로 발병하는 것이 적지 않다. 본 증례에서는 인지증이 있어서 가슴 진통이 확실치 않았지만 왼쪽 어깨의 아픔은 심근허혈의 방산통일 가능성도 부정할 수 없다. 특히 식은 땀을 동반하는 흉부 증상인 경우는 중대한 심장 발작의 가능성을 생각해 두어야 하는 것일 것이다. 심전도에서는, I, aVL, V_2~V_6로 ST상승을 보여서 전벽심근경색이 의심되지만 벌써 이상 Q파를 형성하고 있어서 시간이 경과되었다고 추측된다. 혈액검사에서도 GOT, LDH가 꽤 상승하고 있어서 이것에 합치된다.

● 심에코도 판독 포인트

(1) 심에코도에서는 왼심실내강이 심첨부에서 부터 확대되고 그 범위는 중격으로부터 심첨부, 전벽에 및 왼쪽 앞하행가지의 지배 영역에 합치하고 있다. 심장 근부에서의 후부중격(4강 단층도)과 하벽(2강 단층도)은 벽두께가 유지되어 무수축 영역과의 경계에 hinge point를 보여서 좌심실류 상태라고 생각할 수 있다. 덧붙여 심실류를 형성한 증례에서는 심근경색 만성기라도 ST상승을 보이는 일이 있고, 본 증례에서도 원래 심근경색이 있던 것에 새롭게 재경색을 일으킨 가능성은 남는다.

(2) 4강, 2강 단층도 모두 경색부위인 심첨부에 벽을 따라서 낮은 에코의 덩어리(3×1 cm 정도)를 보여서 좌심실내 혈전이라고 추측된다. 심실류를 형성한 전벽경색에서는 자주 혈전을 보이지만 진정한 심첨부의 관찰이 어려운 경우도 있으므로「혈전을 찾아내러 간다」라고 하는 자세가 중요하다. 왼심실내 혈전을 합병한 증례에서는 색전증 예방을 위해 항응고 요법을 실시한다.

Echo-1

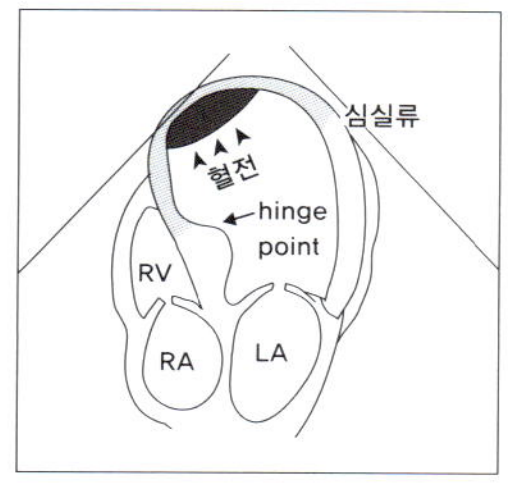

Echo-2

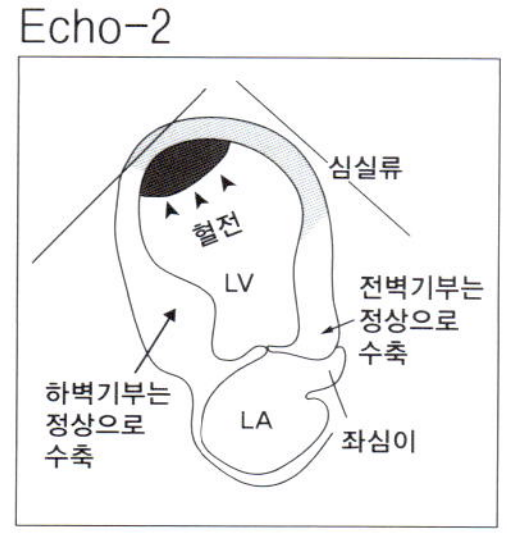

Clinical Point 24 고령자의 심근경색의 특징

- 비전형적 증상(구토, 명치부 불쾌감, 의식 장해 등)이 많다.
- 심부전이나 폐수종으로 발병하기도 한다.
- 진찰이나 진단이 늦는 것도 적지 않다.
- 원내 사망률이 높고 중증 합병증(쇼크, 심 파열)도 많다.
- 중증 관동맥병변(여러 분지 병변, 석회화 · 미만성 병변).
- 다발장기에 걸치는 합병 질환을 가지는 경우가 많다.

Echo Point 23 좌심실내 혈전을 찾을 때의 주의점

(1) 급성 및 진구성 심근경색(특히 전벽, 심첨부).
- 고도 좌심실 수축기능장해 : 심근염, 확장형 심근증, 확장시상 비대형 심근증 등.
- 심실류 : 심실 중부 폐색성 비대형 심근증, 심 살코이도시스.
- 혈액 · 응고계의 이상.

(2) 심에코도의 특징
- 무수축 또는 비박화된 부위에 벽에 따라서 보인다.
- 가동성인 것, 공같은 것, 에코 휘도가 낮고 불균일한 것은 색전증일 리스크가 높다.

(3) 심에코도의 찍는 방법
- 육주, 가성건삭, 아치팩트와의 감별.
  (게인 및 포커스의 설정을 궁리해서 컬러 도플러 표시로 혈류의 유무를 본다.)
- 심첨부를 겨냥한 단면 설정, 다단면에서의 관찰.
- tissue harmonic imaging이나 콘트라스트 에코의 이용.

Answers: Q1 (a), (b), (d), (e)

증례 30 심 확대와 심 잡음을 나타내는 69세 남성

- **호소** : 운동시 헐떡임.
- **현재 병력** : 학동기에 심잡음이 지적되었던 적이 있었지만 정밀 조사했던 적은 없었다. 반년 정도 전부터 운동시 숨찬 것을 자각하게 되어 의사의 진찰, 흉부 X선으로 심장 확대가 지적되어 본원에 소개가 되었다.
- **환자의 과거 병력** : 특기 할 것 없음 .
- **현증** : 신장 153 cm, 체중 44 kg, 혈압 120/48 mmHg, 맥박 72/분, 정맥, 체온 36.4℃ 흉골좌연 제 4 늑간에 Levine VI/VI도의 연속성 잡음이 청취된다. 폐잡음 없음. 종아리 부종 없음.
- **심전도** : 동조율, 고전위, 좌심방부하.

흉부X선 (선자세)

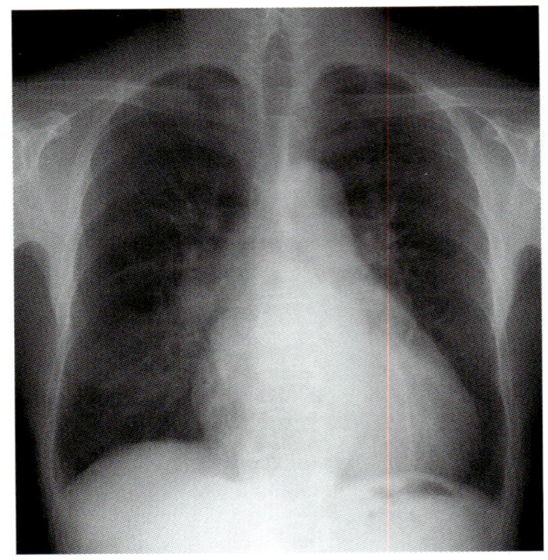

● 심에코도

Echo-1 : 흉골좌연 장축 단층도(확장 말기)

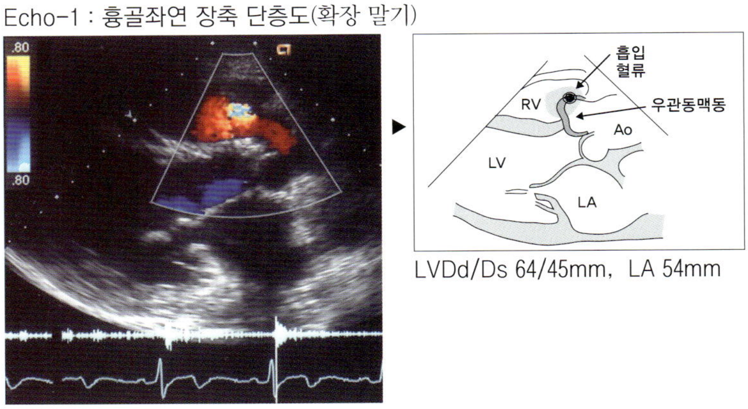

LVDd/Ds 64/45mm, LA 54mm

Echo-2 : 흉골좌연 단축 단층도(확장기)(왼쪽 : 단층도, 오른쪽 : 컬러 도플러법)

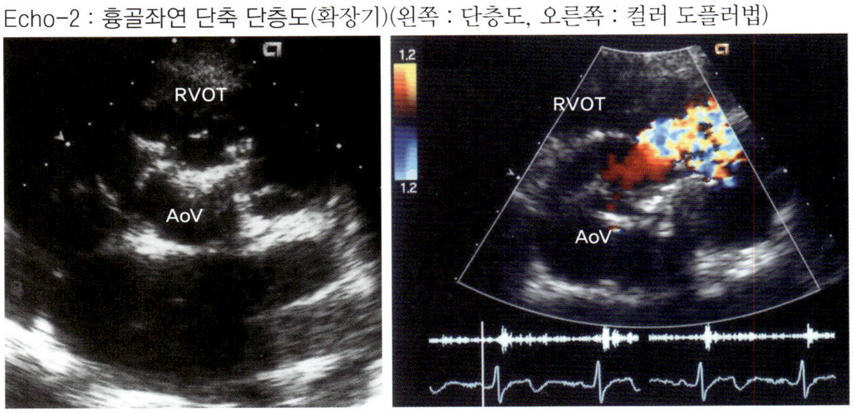

AoV : 대동맥판
RVOT : 우심실유출로

Question 1 이 증례의 진단을 1가지 선택하시오.

(a) 대동맥판 폐쇄 부전 (b) 팔로4징증 (c) 엡스타인 기형
(d) 동맥관 개존증 (e) 발살바동 동맥류 파열

Key Words 연속성 잡음, 심 확대

● 심에코도에 앞서서

운동시 숨이 찬것을 느껴왔고 연속성 심잡음이 청취되는 환자로 흉부 X선에서는 심장 확대, 좌심방 확대(기관 분기각 개대(開大), 이중 음영), 폐동맥 확대, 폐혈관 음영 증강이 인정된다. 연속성 잡음으로 보아서 동맥관개존증, 발살바동 동맥류 파열, 관동맥루 등에 의해 심부전이 왔을 거라고 가능성을 의심한다. 심내의 이상혈류를 찾을 생각으로 심에코의 탐촉자를 댄다.

흉부X선

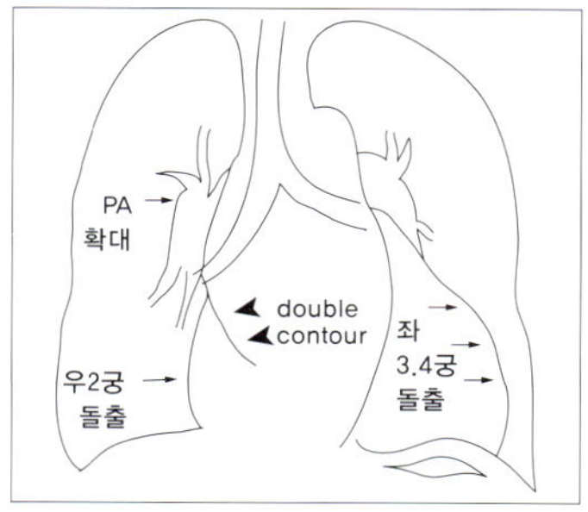

Echo Point 25 연속성 잡음의 감별

질환명	모자이크 혈류의 장소	합병소견
동맥관개존증	폐동맥내(좌우폐동맥분지부)	폐고혈압이나 좌실확대
관동맥루	동맥루개구부 부근 (폐동맥, 좌심실, 우심실, 우심방 등)	관동맥기시부의 확대 비정상인 강(腔) 혹은 통 모양의 echo-free space
발살바동 동맥류 파열	우심실 또는 우심방 (발살바동에 빨려드는 혈류)	발살바동의 팽륭, 팽륭부 선단(先端)의 에코 결손현상(불려 흘러나오는 모양), VSD 합병

※그 외 VSD+AR, 폐동정맥루, 대동맥축착증 등에도 주의한다.

● 심에코도 판독 포인트

흉골좌연 장축 단층도에서는 좌심실 · 좌심방의 확대가 보이고 용량부하가 시사된다. 컬러 도플러법으로 우관동맥동과 우심실의 경계선에 빨려드는 혈류가 보인다. 단축 단층도에서는 시계 1시의 방향으로 빨려드는 혈류를 보이고 우심실유출로에 모자이크혈류가 인정된다. 오른쪽 관동맥동(발살바동)에서 우심실로 가는 션트이며 발살바동 동맥류 파열이라고 진단된다. 대동맥조영(오른쪽그림) 에서도 우심실유출로에 조영제 유입이 확인되어 심장 카테터에 의한 산소 포화도 측정으로 산출한 션트율은 64%였다.

대동맥조영(우측전방 경사체위영상)

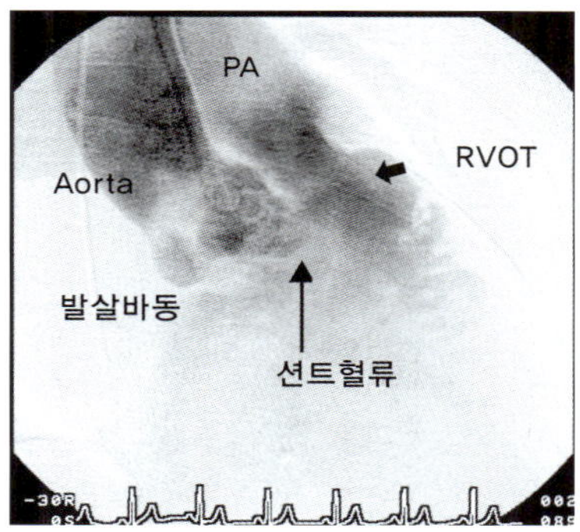

Echo-2

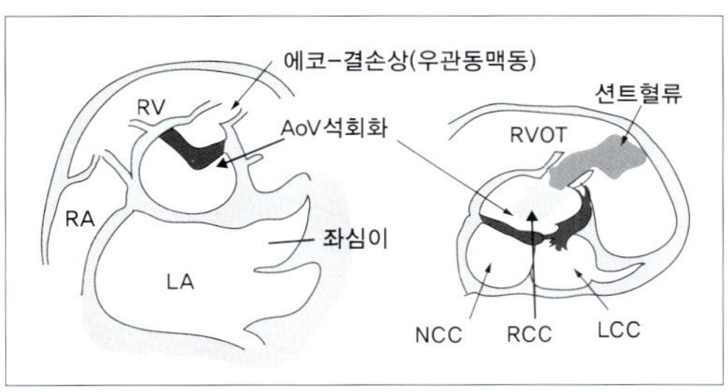

한글 색인

ㄱ

가성건삭 189
가성류 55
가슴이 답답함 163
간정맥 16
감별 진단 127
감염성 심내막염 65, 80, 82, 87, 141, 171, 185, 187
감염성동맥류 171
강반사체 86
거대 음성 T파 93, 181
거리 분해가능 31
거짓 정상형 147
거짓 정상화 파형 49
건삭 19, 59
건삭·유두근육 단열 56
건삭단열 68, 82, 147
검사 의뢰 목적 125
경계점 179
경사면 28
경승모판 48
경식도 심에코도 62, 106, 145, 147, 155, 159, 185, 187
경정맥노장 162, 173, 182
경피·경정맥성 승모판교련렬개술 155
경피적 승모판교련절개수술 64
고도 삼첨판폐쇄부전증의 지표 83
고령자 147, 189
고전위 181
고전위차 128
고혈압 96, 129, 159, 181
고혈압성 심질환 163
관동맥루 141, 191
관상동맥 지배 영역 54
관상동맥 139
관상정맥동결손 115
광대역 주파수 3
교련부 유합 59
교원병 149
구속형 심근증 95, 137
구속형 좌심실 유입혈류속파형 95
구속형 파형 50
구속형 89, 163
구심성 리모델링 97
구심성 비대 97
구심성 좌심실비대 72, 96
구출성 수축기 잡음 128, 141, 145, 151, 187
구출시간 52
궁부 대동맥 18
근성부 결손 118
급성 심근경색 55, 56, 177, 179, 185
급성 심근염 175, 177
기계판 85
기관 분기각 개대 191
기관 분기각 157
기능성 삼첨판 역류 82
기능성 승모판 역류 69, 95
기능성 역류 82
기능성 폐동맥판 역류 84
기맥 104, 173
기이성 색전증 109
기이성 운동 54, 151
기절 심근 165
기좌호흡 183
기질성 역류 82
깔때기부 중격 결손 118
깔때기부 협착 84

ㄴ

난류 29
난원공개존 109,167
내막플랩 113
내분비질환 97
노령 135
뇌·말초색전증 129
뇌경색 167, 171, 175
뇌색전 167,171
능동적 좌심실 이완 48

ㄷ

다단면 42
다발성골수종 183
다중반사 86
단축 단층도 5, 7, 19, 21
단층 심에코도 3
단층 심에코법 3
대동맥 궁부 113, 114
대동맥 근부 113
대동맥 레벨 단축 단층도 23
대동맥 지름 24, 25
대동맥 질환 113
대동맥 판구면적 75
대동맥 폐쇄 부전 175
대동맥 해리 18, 45, 101, 113, 175
대동맥 6
대동맥기승 119
대동맥류 114
대동맥염 증후군 78, 80
대동맥축착증 18
대동맥판 경화증 75
대동맥판 레벨 단축 단층도 7, 23
대동맥판 수축중기 반폐쇄 90
대동맥판 에코 25
대동맥판 오른쪽관첨 143
대동맥판 치환수술 187
대동맥판 통과 최대 혈류량 40
대동맥판 폐쇄 부전증 78, 80, 141
대동맥판 폐쇄 부전증의 중증도 81
대동맥판 7, 21, 25
대동맥판 · 좌심방 M 모-드 그림 25
대동맥판 · 폐동맥판 폐쇄 부전증 41
대동맥판륜 확장증 78, 80, 113
대동맥판상협착 77
대동맥판역류
——혈류속도파형압반감 시간 81
——확장말기 혈류속도 38

대동맥판역류 113
대동맥판역류증 78
대동맥판위치 인공판 85
대동맥판하협착 77
대동맥판협착증 72, 76, 96, 141, 145, 147, 181
대동맥판협착증의 중증도 75
대동맥협착 후 확장 72
덩어리진 상태 에코 57
도밍 59, 155
도부타민 56
도플러 병 43
도플러 심에코법 29, 33
도플러 효과 29
돈꾸러미 형성 108
동맥 경화성 145
동맥 관개존증 44, 121, 141, 191
동맥 관개존증의 폐 · 체혈류비 121
동맥관 121
동면 심근 165
두근거림 157
등용 수축 시간 52
등용 이완 시간 52
디스크 85

ㄹ
류머티즘성 승모판 폐쇄 부전증 65
류머티즘성 판막증 157
류머티즘성 72, 78, 80, 82, 145
류머티즘열 59

ㅁ
막양부 심실중격류 118
막양부 중격 결손 118
말판 증후군 113
맥각 드파민 아고니스트 70
모자이크 시그널 31
무관동정맥 7
무관첨 7, 21
무수축 54
문어잡이통형 심근 장해 98, 175
뭉게뭉게 에코 106, 108
미만성 낮은 수축 94

ㅂ
반복 주파수 34
발살바동 동맥류 122
발살바동 동맥류파열 122, 191
발살바동 7, 122
발열 171, 185
방블록 177
배액 101
범수축기 잡음 56, 128, 141, 147, 153, 179, 187
베르누이의 간이식 29, 34, 35, 39, 145, 161, 169
벽 비박화 53, 179
벽운동 스코아 지수 54
벽운동 이상 139
벽운동 저하 54
벽측 심외막 99
변성 72
복부 대동맥 해리 113
복부 대동맥 113, 114
부정맥 유발성 우심실 심근증 89, 96, 137, 151
부종 127, 153, 162, 183
부하 심에코법 56
불안정 협심증 135
불완전 우각블록 129
비대칭성 89
비대칭성중격비후 90, 169, 183
비대형 심근증 84, 89, 137, 181, 183
비대형 89
비류머티즘성 승모판 폐쇄 부전증 65
비류머티즘성 64, 72
비박화 165
비폐색성 89
빈혈 187

ㅅ
삼첨판 부착부위의 우심실측 편위 120
삼첨판 역류 59, 120, 163
삼첨판 역류속도 35
삼첨판 역류증 82
삼첨판 이개 82
삼첨판 전첨 22
삼첨판 중격첨 7, 22, 119, 120
삼첨판 폐쇄 부전증 82, 141, 147, 153
삼첨판 후첨 14, 22, 120
삼첨판 7, 22
삼첨판류 119
삼첨판협착증 82
상대적 좌심실벽후 97
상실성 기외수축 133
상행 대동맥 해리 113
상행 대동맥류 18, 78, 80, 114
색전원 129
샘플 볼륨 31, 34
생리적 판막역류 43
생체판 85
서맥 177
석회화 승모판륜 65, 69
선천성 승모판첨 균열 65, 70
선천성 심질환 115
선천성 판막 이상 78, 80
세컨드 · 하-모닉 이메징법 3
션트 191
션트혈류 141, 151, 179
속도 레인지 71
쇼크 98, 101, 128, 173, 177
수동적 좌심실 신장 48
수술 적응 143, 145, 147, 171, 175
수축기벽비후 증가 53
수축기혈압 47
수축성 심막염 99, 102, 104
수축중기 절반폐쇄 91
수축중기 클릭 66
순간 최대압교차 77
스완-간츠 카테터 108
스텐트 85
승모판 건삭단열 65, 68
승모판 균열 115
승모판 레벨 19
승모판 레벨의 단축 단층도 7
승모판 수축기 전방 운동 90
승모판 역류 최대 혈류량 38
승모판 역류 56, 64
승모판 역류량 70, 71
승모판 역류증 64
승모판 일탈 65, 68
승모판 전첨 7, 19, 25, 68
승모판 전첨의 확장기 진동 79
승모판 질환 59
승모판 치환수술 155, 171, 187
승모판 폐쇄 부전 147, 179
승모판 폐쇄 부전증 64, 141
승모판 폐쇄 부전증의 중증도 70
승모판 협착 157, 167
승모판 협착증 59, 106, 108, 141, 155
승모판 협착증의 중증도 63
승모판 후첨 7, 19, 25, 147, 155, 157
승모판 M 모-드 그림 25
승모판 score index 64
승모판 6, 19
승모판 · 삼첨판 폐쇄 부전증 41
승모판구 면적 40, 63

승모판구 19
승모판륜 석회화 179
승모판륜 속도 51, 163
승모판륜부 69
승모판륜의 확장조기속도(E') 51
승모판압교차 64
승모판위치인공판 85
시간 속도 적분 34
신경근질환 97
신부전 72
실신 128, 169, 175
심 살코이도시스 96, 177
심 아밀로이도시스 96, 177, 183
심강내 유치 카테터 108
심강내 이상 에코 105
심강내 종괴 105
심근 사르코메아 유전자 이상 89
심근 생존 56
심근경색 53, 189
심근염 99
심근증 89, 137
심낭압전 57, 99, 101, 173, 175, 179
심내 션트 혈류 44
심내막상결손증 70, 115, 117, 118
심막 99, 102
심막강 내압 101
심막강 99
심막비후 102
심막액 저장 57, 99, 101, 149, 163, 173, 183
심막액 101
심막액/심낭액 99
심막염 149
심막질환 99
심막천자 101
심박출량 저하 101
심박출량의 계측 38
심방 확대 99
심방세동 59, 82, 106, 129, 147, 157, 159, 167
심방수축기파 31, 49
심방중격 7, 19, 167
심방중격결손증 44, 115, 141, 151
심방중격류 109
심부 정맥혈전 161
심부전 50, 123, 137, 147, 163, 165, 171, 177, 179, 183, 185, 187, 189, 191
심슨 변법 47, 48
심실 리모델링 165
심실 중부 폐색 93
심실 중부 폐색성 비대형 심근증 189
심실류 54, 55, 106, 179, 189
심실빈박 177
심실성 기외수축 129, 133
심실중격 기이성 운동 83, 116
심실중격 벽후 28
심실중격 8, 10, 19
심실중격결손증 44, 118, 119, 141
심실중격의 수축기 편평화 111
심실중격의 확장기 편평화 115
심실중격천공 44, 56, 179
심외막하 지방조직 99
심잡음 128, 141, 143, 171, 191
심장 종양 105, 167
심장기능 평가 47, 127
심장기능 123
심장내압 104, 123
심장이외의 수술의 수술전 검사 129
심전도 이상 128, 133, 181
심첨부 4강 단층도 22
심첨부 레벨 19
심첨부 비대형 심근증 89, 93, 181
심첨부 어프로치 5강 단층도 12
심첨부 어프로치 3, 4, 5, 10
심첨부 어프로치에서의 3 단층도 13
심첨부 장축 단층도 10
심파열 101
심확대 149, 183, 191
심흉곽비 129, 149

ㅇ

아티팩트 33, 85, 185, 187, 189
안지오텐신 변환 효소(ACE) 저해약 165
안지오텐신 수용체 대항약 165
안쪽판첨깃발 19, 68
알코올 섭취 96
압교차 39
압교차의 계측 34
압력반감시간 40
야간 호흡 곤란 183
약제성 판막 질환 70
에코 젤리 125
에코 프리 스페이스 99
에코투량상 99
엡스타인(Epstein) 기형 82, 120, 151
역류 제트의 도달도 41
역류 제트의 진폭 43, 81
역류량 70, 81
역류판구 면적 70, 81
연속성 잡음 128, 191
연속의 식 40, 75, 76
연속파 도플러법 29, 32, 39
예후 평가 124
오른쪽 관동맥 7, 139
오른쪽 관동맥동 7, 191
오른쪽 관첨 7, 21
오른쪽 심부전 153
오른쪽축편위 151, 153, 161
와파린 157, 159
완전형 심내막상결손증 117
외측 가리비주름 19, 68
왼앞경사위(left anterior oblique; LAO)상 10
왼쪽 관동맥 주간부 7
왼쪽 관동맥 7
왼쪽 관동맥동 7
왼쪽 앞 하행가지 139, 161, 165, 181, 189
용혈성 빈혈 187
우각블록 133, 151, 161
우심방 확대 157
우심방 7, 23
우심방압 16, 35, 115
우심방압상승 103
우심방압의 추정 36, 123
우심실 기능 47, 52
우심실 벽운동 이상 96
우심실 비대 111, 119, 153
우심실 수축기압 35
우심실 수축부전 96
우심실 용량부하 82, 83, 115, 116
우심실 용량부하 118
우심실 유입혈류속파형의 호흡성 변동 104
우심실 유출로 단면적 39
우심실 유출로 장축 단층도 14, 22, 23, 120
우심실 유출로 38, 191
우심실 허탈 173
우심실 확대 96, 115, 151, 161
우심실 확장 말기지름 28
우심실 6, 23
우심실(폐동맥) 수축기압 111
우심실 · 우심방간 압교차 35
우심실경색 57, 151, 179
우심실기능 저하 82

우심실기능 평가 123
우심실내 육주 105, 109
우심실부하 59, 115
우심실압 부하 82, 111
우심실이형성증 96
우전사위(right anterior oblique; RAO)상 11
원발성 폐고혈압증 111, 153
원심성 비대 97
위강 113
유두근 단열 56, 65, 69, 179
유두근 레벨 19
유두근 59
유두상 탄성섬유종 159
유속 레인지 34
유효 역류판구 면적 70, 71
음성 T파 128, 161, 181, 183
음향 음영 86, 187
의뢰 목적 127
의뢰 목적별 체크 항목 127
의식 소실 발작 169
의식 장애 189
이상 수축기 전방 운동 91
이상 Q파 128, 165, 179, 189
이완 장해 파형 49, 135
이중 음영 157, 191
이첨판 72, 78, 80, 145
인공판경판역류 185
인공판막 기능 부전 85, 187
인공판막 85, 86, 185
인공판협착 85, 185
일과성 뇌허혈발작 167
일차구멍 결손 115, 117
일차성 역류 82
일탈 · 건삭단열 부위 진단 68
임상 소견 127

ㅈ

자유벽 파열 57
장축 단축도 5, 6, 10
장측 심외막 99
저혈압 128
적혈구 응집 108
전 부하 47
전교련 19
전교련부 7
전기적 교호맥 99
전벽 8, 19
전벽심근경색 189
전벽중격 심근경색 179
전신성 홍반성난창 149
전유두근 8
전체 확장기 역류혈류속파형 81
점액종 105
점액종모양 변성 65
정맥동결손 115
정맥동판유잔 105, 108
정맥압 16, 36, 115
정상 벽운동 54
정상 승모판 운동 26
정상 파형 49
정성석 평가 43
조직 도플러법 51, 163
좌각블록 133, 137
좌관첨 7, 21
좌심방 - 좌심실간 평균압교차 64
좌심방 점액종 159, 167
좌심방 지름 24, 25, 48
좌심방 확대 59, 60, 65, 89, 157, 191
좌심방 6, 19, 25
좌심방내 뭉게뭉게 에코 159
좌심방내 폐정맥 개구부 에코 105, 108
좌심방내 혈전 59, 60, 106, 155, 159, 167
좌심방압 상승 50, 59
좌심방압 47, 49, 51, 163
좌심방압의 추정 123
좌심실 계측법 27
좌심실 구출 혈류속파형 32
좌심실 구출율 47, 48, 123, 147, 165, 177
좌심실 국소벽운동이상 48
좌심실 리모델링 165
좌심실 비대 97, 143, 145, 159, 183
좌심실 수축기능 47
좌심실 수축말기 용적 47
좌심실 수축말기 지름 27
좌심실 수축부전 94
좌심실 신장기능 50
좌심실 심근 중량 계수 97
좌심실 심근 중량 97
좌심실 심근의 종대 99
좌심실 심내막면의 안쪽 운동 53
좌심실 심첨부 레벨의 단축 단층도 9
좌심실 앞벽 11
좌심실 유두근 레벨의 단축 단층도 8
좌심실 유입혈류속파형 E파의 호흡성 변동 104
좌심실 유입혈류속파형 31, 47, 48, 95, 123, 135, 147, 163, 187
좌심실 유입혈류속파형의 호흡성 변동 104
좌심실 유출로 단면적 39
좌심실 유출로 19, 38
좌심실 유출로압교차 91, 169
좌심실 유출로직경비율 81
좌심실 유출로협착 77, 98
좌심실 이완기능 49
좌심실 자유벽파열 55, 179
좌심실 장해 137, 179
좌심실 저하 94, 165
좌심실 전체의 벽운동 저하 94
좌심실 지름 24
좌심실 평가 123
좌심실 확대 65, 78, 94, 121
좌심실 확대에 따른 승모판 견인 65, 69
좌심실 확장·수축 말기 용적 48
좌심실 확장기능 평가 123
좌심실 확장기능 48, 51
좌심실 확장기능장해 49, 50
좌심실 확장기압 49
좌심실 확장말기 용적 47
좌심실 확장말기 지름 27
좌심실 확장말기압·좌심방압의 추정 37
좌심실 확장장해 89
좌심실 후벽 두께 28
좌심실 후벽 10, 19
좌심실 M모-드 그림 27
좌심실 6, 19
좌심실과 대동맥의 수축기압력의 차이 77
좌심실내 가성건삭 105, 109
좌심실내 지름(분획) 단축율 47, 123
좌심실내 혈전 57, 106, 179, 189
좌심실류 108, 189
좌심실벽 비대 72
좌심실벽 비후 72, 89, 97, 143, 145, 177, 181, 183
좌심실벽 종대 99
좌심실벽운동 이상 47, 53
좌심실벽운동 증가 65, 78
좌심실벽운동 평가 139
좌심실벽운동 53
좌심실압력부하 72, 96
좌심실용량 부하 64, 65, 78, 118, 121

좌심실의 sucking 작용 50
좌심이 7, 19, 60, 106
좌우 관동맥 55
좌-우 션트 115, 118
좌우 폐동맥 16
주폐동맥 16
줄기 105
중격천공 171
중격편평화 151, 153
중심부형 중격결손 115
중앙판첨깃발 19, 68
증식물 87, 88, 105, 108, 159, 167, 171, 185
직시하 승모판교련절개방법 155
진구성 심근경색 139, 165
진성 심실류 55
진자심장 99

ㅊ
청진 29, 125
체혈류량 45
초음파빔 입사각도 33
최대압교차 75
축류부 70, 81
측벽 8, 19
층류 29
치료 효과 판정 123

ㅋ
카르치노이드 183
카르치노이드증후군 82
카와사키병 55
카테터성 중격심근 소작술 169
칼라 게인 33
칼라 스케일 71
칼라 영역 29
칼러 도플러법 29
컴플라이언스 50

ㅌ
탐촉자 3, 4, 5
투석 72
특발성 폐동맥 확장증 84
특발성 폐동맥성 폐고혈압 111
특정 심근증 89, 96
티슈 하-모닉 이메이징 3

ㅍ
판(막)류 88
판구면적 계수 75
판구면적 40, 76, 155, 157
판륜부농양 88, 171, 185
판막 성형술 68, 147
판막 역류 모자이크 시그널의 퍼짐·도달도 41
판막 역류 85
판막 역류의 검출과 중증도 평가 41
판막 역류의 정량적 중증도 평가 43
판막 주위 역류 85, 185, 187
판막 치환수술 145, 147, 157, 185, 187
판막 협착의 검출과 중증도 평가 39
판막 후퇴 속도 저하 62
판막경화 72
판막류 171
판막변성 78, 80
판막선단부의 개방제한 59
판막일탈 78, 80, 82
판막질환 59
판막천공 78, 80, 88
판막통과역류 85
판막파괴 88
판막하부병변 59, 60
판상협착 84
판엽 85
판좌 85
판첨깃발 68
판하조직 19
팔로4징증 119
펄스 도플러법 29, 31
페이스 메이커 리드 108
편위 42
평균 좌심방압 37
평균압교차 40, 75, 77
폐 · 체혈류비 45, 115, 141
폐 · 체혈류비(Qp/Qs)의 계산 117
폐고혈압 59, 83, 115, 147, 155, 157, 163, 171
폐고혈압증 84, 111, 151, 153, 181
폐고혈압증의 중증도 111
폐동맥 분기부 121
폐동맥 수축기압 35
폐동맥 수축기압의 추정 123
폐동맥 쐐기압 37
폐동맥 협착 119
폐동맥 7, 14
폐동맥성 폐고혈압증 153
폐동맥판 폐쇄 부전증 84, 141
폐동맥판 7, 23
폐동맥판성협착 84
폐동맥판역류 확장말기 혈류속도 37
폐동맥판역류증 84
폐동맥판협착증 84, 141
폐색성 비대형 심근증 77, 91, 141, 169
폐색성 89
폐색전증 111, 151, 161, 181
폐울혈 59
폐정맥 혈류속파형 50
폐정맥압 상승 59
폐정맥압 37, 104
폐체혈류비 141
폐혈류량 45
프로브 3
필터의 설정 33

ㅎ
하대정맥 지름 16, 103, 163
하대정맥 확장 99
하대정맥 16, 35, 36
하대정맥의 크기 123
하벽 8, 11, 19
하행 대동맥 16, 18, 121
항응고 요법 155, 157, 159, 187
해리 78, 80
허혈성 심질환 53
헐떡임 145, 153, 155, 157, 165, 191
혈류량의 계측 34
혈류반전 현상 30, 71
혈압 저하 98, 101
혈액 배양 171
혈전 55, 105, 106, 189
혈전적제술 159
혈전판 185, 187
협심증 53, 135
호흡곤란 127, 161, 179, 187
호흡성 직경변동 16, 123
확장 장해 102
확장 조기의 우심실 허탈 101
확장 조기파 31, 48
확장기 럼블 154, 157
확장기 잡음 128, 157
확장기 후퇴 속도 157
확장기능 47
확장시상 비대형 심근증 93
확장형 심근증 89, 94, 106, 151, 163
확장형 심근증의 예후 예측 95
회전 타원체 48
후부하 47

후교련 19
후교련부 8
후벽 8, 19
후유두근 8
후첨의 중앙 판막주름 19
흉강 내압 104
흉골상와 어프로치 18, 113, 114
흉골좌연 4강 단면 35
흉골좌연 4강 단층도 14, 22
흉골좌연 단축 단층도 16, 19, 23
흉골좌연 어프로치 3, 4, 5, 6, 113
흉골좌연 장축 단축도 19, 21
흉골하 4강 단층도 16, 22
흉골하 어프로치 16, 113, 114
흉부 대동맥류 18, 175
흉부 압박감 134, 145
흉부 X선 149, 151, 157, 163, 175, 187, 191
흉수 101, 149, 179
흉통 128, 175
흡기시의 좌심실 축소 102
흡입혈류 42, 68, 71

기타

1회 박출량 47
1회 심박출량 45
2강단층도 5, 11
2차구멍 결손 115
2차성 역류 82
2차성 폐고혈압증 111
2차성 폐동맥판 역류 84
Ⅲ음 147, 163, 171, 183
4강 단층도 5, 11
4첨판 78, 80
A파 49
Amyloidosis 97
E파 감속시간 49
E파 속도의 호흡성 변동 103
E파 31, 49
II음 고정성 분열 151
M모-드 빔 24
M모-드 심에코도 24
M모-드 심에코법 24
Planimetry 법 63
S자 모양 중격 77, 98, 135
Sarcoidosis 97
ST상승 189

영문 색인

A
A파 31, 49
AAE 78, 80, 113
abnormal Q wave 128
abnormal relaxation파형 49
acceleration flow 42, 71
acoustic shadow 86
acute myocarditis 99
akinesis 54
aliasing 30, 71
AML 7, 25
aneurysm 54
angina pectoris 53
annuloaortic ectasia 78, 80, 113
anterior mitral commissure 8
anterior mitral leaflet 7, 25
anterior papillary muscle 8
anteior tricuspid leaflet 7
anterior wall 8
Ao 6
aorta 6
aortic aneurysm 78, 80, 114
aortic dissection 78, 80, 113
aortic regurgitation 78
aortic stenosis 72
aortic valve 6, 21
aortic valve area 75
aortic valve sclerosis 75
aortitis syndrome 78, 80
AoV 6, 21
apical approach 5, 10
apical five-chambers view 12
apical four-chambers view 5, 11
apical HCM 93, 181
apical hypertrophic cardiomyopathy 93
apical long-axis view 5, 10
apical position 4
apical two-chambers view 5, 11
AR 78, 141, 143
arrhythmogenic right ventricular cardiomyopathy 96
artifact 85
ARVC 96
AS 72, 141
ASD 115, 141, 151
ASH 90
assessment of ventricular function 47, 127
asymmetric left ventricular hypertrophy 89
asymmetric septal hypertrophy 90
ATL 7
atrial fibrillation 129
atrial septal defect 115
AVA 75

B
before non-cardiac operation 129
bicuspid valve 72
BNP치 163
box-like appeearance 25

C
cardiac tamponade 101
cardiac tumor 105
cardiothoracic ratio 129
cerebral-peripheral embolism 129
chest pain 128
Chiari 망 108
cleft 117
coarctation of aorta 18
color Doppler imaging 29
concentric hypertrophy 72
congenital heart disease 115
congenital remnant of the sinus venosus 108
constrictive pericarditis 102
contmmty equation 75, 76
contInuousmunnur 128
continuous wave Doppler 29, 32
coronary sinus venousus defect 115
CP 102
CTR 확대 129
CW 29, 32

D
DCM 94
DDR 62
deceleration time 49
degeneration 72
D-HCM 93
diastolic descent rate 62
diastolic fluttering 79
diastolic murmur 128
diffuse hypokinesis 94
dilated cardiomyopathy 94
dilated phase of hypertrophic Cardiomyopathy 93
dip and plateau pattern 102
disease of aorta 113
Doppler Echocardiography 29
double contour 157
Duke 임상적 진단기준 171
dyskinesis 54
dyspnea 127

E
E파 31, 49
E파 감속시간 49
E파 속도의 호흡성 변동 103
E/A 비 49
early diastolic collapse 101
Ebstein's anomaly 120
ECD 115

echo-free space 99
edema 127
effective regurgitant orifice 70, 71
ejection systolic murmur 128
ejection time 52
electrical alternans 99
electrocardiographic abnormality 128
endocardial cushion defect 115
epipericardial fat 99
ERO 70, 71
ET 52
Eustachian 판108

F
false lumen 113
fluttering 143
free wall rupture 57
functional mitral regurgitation 69

G
GNT 181

H
HCM 89
heart failure 123
heart murmur 128
hepatic vein 16
hibernation 165
high voltage 128
hinge point 55
HOCM 91, 141
HV 16
hypertension 96, 129
hypertrophic cardiomyopathy 89
hypertrophic obstructive cardiomyopathy 91
hypokinesis 54
hypotension 128

I
IAS 7
ICT 52
idiopathic pulmonary arterial hypertension 111
IE 65, 87
incomplete right bundle branch block 129
infective endocarditis 65, 87
inferior vena cava 16
inferior wall 8
interatrial septal aneurysm 109
interatrial septum 7
interventricular septum 28
intimal flap 113
intracardiac masses 105
IPAH 111
IRBBB 129
IRT 52
ischemic heart disease 53
isovolumic contraction time 52
isovolumic relaxation time 52
IVC 16
IVS 8, 28

K
Kirklin분류 118

L
LA 6, 19
LAA 7
LAO 10
lateral scallop 19, 68
lateral wall 8
LCA 7
LCC 7
left anterior oblique 10
left atrial appendage 7
left atrium 6, 19
left coronary artery 7
left coronary cusp 7
left coronary sinus 7
left main trunk 7
left ventricle 6, 19
left ventricular asynergy 53
left ventricular diastolic function 48
left ventricular ejection ejection 47
left ventricular end-diastolic dimension 27
left ventricular end-systolic dimension 27
left ventricular fractional shortening 47
left ventricular hypertrophy 72, 97
left ventricular inflow 48
left ventricular mass 97
left ventricular outflow tract 19
left ventricular posterior wall 28
left ventricular systolic function 47
left ventricular thrombus 57
left ventricular wall motion abnormality 53
LMT 7
low-cut filter 33
LV 6, 19
LVDd 27
LVDs 27
LVEF 47, 165
LVFS 47
LVH 72, 97
LVOT 19
LVPW 28

M
M모-드빔 24
M모드 심에코도 24
M모드 심에코법 24
MAC 65, 69
M紅fan syndrome 113
maximal gradient 75
mean gradient 64, 75
medial scallop 19, 68
mid systolic closure 90
middle scallop 19, 68
mid-systolic buckling 66
mid-ventricular obstruction 93
mitral annular calcification 65, 69
mitral annular velocity 51
mitral annulus 69
mitral chordal rupture 65, 68
mitral cleft 65, 70, 115
mitral regurgitation 64
mitral stenosis 59
mitral valve 6, 19
mitral valve area 63
mitral valve disease 59
mitral valve prolapse 65
mitral valve repair 68
M-mode Echocardiography 24
moderator band 109
modified Simpson's method 48
MR 64, 141
MS 59, 141, 157
MV 6, 19
MVA 63
MVP 65
MVR 155
myocardial disease 89
myocardial infarction 53

myocarditis disease 99
myxoma 105
myxomatous degeneration 65

N
NCC 7
negative T wave 128
non-coronary cusp 7
non-coronary sinus 7
non-obstructive 89
non-rheumatic mitral regurgitation 65
normal파형 49
normokinesis 54
NYHA기능분류 163, 165

O
obstructive 89
OMC 155

P
PA 7
parrsystolic bowing 66
pansystolic munnur 56, 128
papillary muscle rupture 65, 69
paradoxical embolism 109
paradoxical motion 116
parasternal approach 5, 6
parasternal four chambers view 14
parasternal long-axis view 5, 6
parasternal position 4
parasternal short-axis view 5, 7
paravalvular leakage 85
patent ductus arteriosus 121
patent foramen ovale 109
PDA 121
PE 111
peak to peak gradient 77
percutaneous transvenous mitral commissurotomy 64
perforation 78, 80
pericardial effusion 99
pericardium 99
PFO 109
PHT 40, 64, 81, 157
PISA 70, 71, 81
PML 7, 25
Pombo법 47
posterior mitral commissure 8
posterior mitral leaflet 7, 25
posterior papillary muscle 8
posterior tricuspid leaflet 14
posterior wall 8
post-stenotic dilatation 72
PPH 111
PR 84, 141
premature ventricular contraction 129
pressure half-time 40, 64, 81, 157, 187
pressure overload 72
PRF 34
primary pulmonary hypertension 111
primum defect 115
probe 3
prognosis예측 95
prosthetic or artificial valve 85
proximal isovelocity surface area 70, 71
PS 84.141
pseudo or false tendon 109
pseudoaneurysm 55
pseudonormal파형 49
PTL 14
PTMC 64.155
PTSMA 169
pulmonary artery 7
pulmonary embolism 111
pulmonary hypertension 111
pulmonary (pulmonic) regurgitation 84
pulmonary (pulmonic) stenosis 84
pulmonary (pulmonic) valve 7, 23
pulmonary venous flow파형 50
pulse repetition frequency 34
pulsed-wave Doppler 29, 31
PV 7, 23
PVC 129
PW 29, 31

Q
Qp 45
Qp/Qs 45, 115
Qs 45
qualitative analysis 43
quantitative analysis 43

R
RA 7, 23
RAG 11
RCA 7
RCC 7
RCM 95
regurgitant volume 70, 71
remodeling 165
restrictive파형 50
restrictive cardiomyopathy 95
rheumatic fever 59
rheumatic mitral regurgitation 65
right anterior oblique 11
right atrium 7, 23
right coronary artery 7
right coronary cusp 7
right coronary sinus 7
right ventricle 6, 23
right ventricular enddiastolic dimension 28
right ventricular infarction 57
right ventricular inflow view 14
right ventricular outflow view 14
ring abscess 88
Roger형 118
RV 6, 23
RVDd 28

S
s자 모양 중격 77, 98, 135
SAM 90, 91, 169
sample volume 31
scallop 68
sclerosis 72
second harmonic imaging 3
secundum defect 115
segmental wall motion abnormality or segmental asynergy 48
septal bounce 102
septal tricuspid leaflet 7
shaggy 에코 87
shock 128
sigmoid septum 98
sinus of Valsalva 7
sinus of Valsalva aneurysm 122
sinus venousus deflect 115
SLE 149
smoke-like echo or spontaneous echo contrast 108
source of embolism 129
specific cardiomyopathy 96
ST상승 185, 189
STL 7
stress echocardiography 56

ST-T change 128
stunning 165
subepicardial fat 99
subxiphoid or subcostal
approach 16
suprasternal approach 18
swinging heart 99
syncope 128
systolic anterior motion 90
systolic wall thickening 53

T
T/F 119
takotsubo cardiomyopathy or ampulla cardiomyopathy 98
TEE 62
Tei index 52, 123
Teichholz법 47
tethering 69
tetralogy of Fallot 119
Thebesian판 108
thrombus 106
time-velocity integral 34
tissue Doppler imaging 51
tissue harmonic imaging 3, 181, 189
TOF 119
total ejection isovolume index 52
TR 82, 141, 151, 157, 161
transesophageal echocardiography 62
transmitral flow 48
transvalvular leakage 85
tricuspid pouch 119
tricuspid regurgitation 82
tricuspid stenosis 82
tricuspid valve 7, 22
TS 82
TV 7, 22
TVI 34
Two-dimensional Echocardiography 3

U
unrecognized myocardial infarction 139

V
Valsalva1동 동맥류파열 59, 88, 108, 141
valve aneurysm 88
valvular heart disease 59
vegetation 108
vena contracta폭 70, 81
ventricular aneurysm 55
ventricular septal defect 118
ventricular septal perforation 56
viability 56
volume overload 65, 78
VSD 118, 141, 191
VSP 56

W
wall motion score index 54
WMSI 54

新 심에코도 판독 POINT

정가 45,000원

ISDN 978-89-7043-784-2

2011년 1월 3일 1판 인 쇄
2011년 1월 7일 1판 발 행

저 자 : Yoshihisa Matsumura
Makoto Okawa
Yoshinori Doi
역 자 : 김 형 묵
발 행 자 : 최 병 진
발 행 처 : 도서출판 **고 려 의 학**
(136-821) 서울 성북구 성북동1가 115-24 보문빌딩 3층
Tel. 765-0333, 0337
Fax. 743-2288
등록번호 : 제 1-519호 1978. 6. 29.